JN452104

골반 움직임 해부학

The Female Pelvis ANATOMY & EXERCISES

Le périnée féminin et l'accouchement Éléments d'anatomie Applications pratiques

골반 움직임 해부학

The Female Pelvis

ANATOMY & EXERCISES

Le périnée féminin et l'accouchement

고 영 익 외

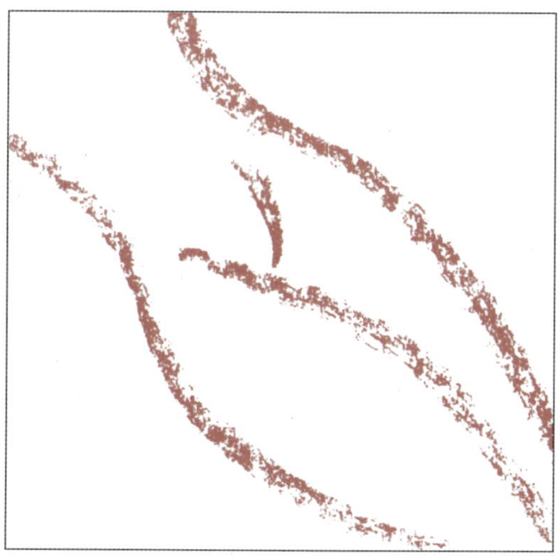

Blandine Calais-Germain,

Préface du Docteur Joan Meléndez Rusiñol

영 문 출 판 사

■ 감역자

고영익 미체원 여성크리닉 원장, 의학박사/산부인과 전문의

■ 옮긴이 (가나다순)

김범수 성신여자대학교 레저스포츠학과 교수
김성수 인제대학교 작업치료학과 겸임교수
김효철 중국 요녕 중의약대학교 객좌교수
문성기 대전보건대학 물리치료과 교수
성기석 경희대 체육대학원 대체요법과정 주임교수
송명수 원광보건대학 물리치료과 교수
송운하 양산대학교 재활스포츠의학과 겸임교수
안창식 을지대학교 물리치료학과 교수
엄기매 여주대학 물리치료과 교수
유병규 신구대학 물리치료과 교수
이건철 경남정보대학 물리치료과 교수
조현래 마산대학 물리치료과 교수
정형국 안산1대학 물리치료과 교수
황현숙 제주한라대학 물리치료과 교수

Le périnée féminin et l'accouchement

Éléments d'anatomie Applications pratiques

by Blandine Calais-Germain

골반 움직임 해부학

2009년 4월 6일 초판인쇄
2009년 4월 13일 초판발행

지은이 : **Blandine Calais-Germain**
옮긴이 : 고 영 익 외
발행인 : 박 병 조
발행처 : 도서출판 영문출판사
등 록 : 1987년 12월 21일 제2-419호
주 소 : 서울시 강남구 삼성동 69-1
전 화 : (02) 514-5590, 776-5590
팩 스 : (02) 756-8943
E-mail : yeongmunsa@empal.com
정 가 : 18,000원
ISBN 978-89-7224-202-4 93510

J'oublais … Par des fleurs,
Par des saules cache,
Jalousement gardé,
Un puits, soif et fraîcheur,
Qui s'exalte à la pluie,
Draine leas forces vives,
De l'ume à l'autre rive
Et fait jaillir la vie …

I had forgotten… A well
hidden amongst flowers
and willows,
jealously guarded.
A well of freshness and thirst
that exults and swells with rain,
pulling toward itself
from each bank
vital forces which
burst into life…

—Bernard Haillant
extract from the song *Ma province*

이 책은 아래와 같은 3가지 유형의 정보를 제공하고 있다:

- ***설명 단락***(pp. 15-101)은 골반 영역의 기능해부학을 설명하고 있고, 분만시 골반이 어떻게 반응하는지를 설명하고 있다.
- ***운동 단락***(pp. 103-148)은 골반 영역에 대한 자기발견, 유연성, 근력강화 및 협응에 대한 운동을 소개하고 있다.
- ***가이드라인***(pp. 149-157)은 여성의 생애주기 중 특정 기간의 골반에 초점을 맞추고 있다.

차 례

4 회음부에 접해 있는 근육들 The Muscles Bordering the Perineum

5 움직임 분석 Analysis of Certain Movements

6 회음과 분만 Perineum and Delivery

7 자주 발생하는 작은 골반의 질병들 Some Pathologies Common to the Lesser Pelvis

8 운 동 Exercises

9 가이드라인 Guideline

서 문

이 책은 여성들의 모든 생애 단계, 특히 회음이 중요한 시기인 임신과 출산에 대해 쓰여 졌다. 여러분은 이 책을 통해 여러분의 신체 일부가 종종 무시되고 잘못 인식되어 온 것을 발견하게 될 것이고, 이런 이유 때문에, 종종 잘못 치료되어져 온 것을 알게 될 것이다.

출산과정 동안, 여성의 회음은 심한 신장과 압박을 받게 된다. 비록 출산 과정이 짧다면 짧은 시간이지만, 중요한 효과와 지속적인 결과를 가질 수 있는 경험이다. 그러나 작은 지식과 주의를 기울이면, 회음 부위를 잘 관리할 수 있다. 출산 전, 출산 동안, 출산 이후에, 반드시 해야 할 것과 반드시 피해야 할 것이 있다.

나중에, 특히 폐경기 동안 중요한 변화들이 골반의 형태와 기능을 다시한번 변화시킬 수 있다. 그러나 우리는 이것을 준비할 수 있고, 이런 준비를 통해 그런 변화들로부터 긍정적인 경험을 할 수 있다.

나는 다양한 독자들에게 다가갈 수 있는 언어와 주제를 선택하고 있다. 나는 의학적으로 정확한 용어를 사용하고 있고, 또 일상적으로 사용하는 단어와 표현을 선택해 왔다.

이 책은 의사, 물리치료사, 조산사, 그리고 관련 보건전문가들을 위해 쓰여졌는데, 이런 의도는 다른 교재들에 비해 장점이라고 생각한다. 이 책은 설명해 줄 시간이 적은 개업의들에게 정보를 제공하고 공유할 목적으로 만들어졌다. 여성을 치료할 때 도움을 주기 위해, 개업의들은 신체 움직임을 가르쳐 온 경험으로 이루어진, 이런 실제 교수법을 찾고 있었을 것이다.

이 책은 비뇨기과, 부인과, 항문과 등의 최근 연구들을 다루고 있다. 그리고 이 책은 일반 사람들이 쉽게 접근할 수 있는 해부학적 지식에 근거된 신체 인지 접근법을 권장하고 있다.

회음 치료는 전체적으로 보았을 때 신체에 대한 치료 안에 통합되고, 회음 자체의 건강과 기능을 강화시킬 수 있는 신체 관리의 유형을 이끌어낸다.

이 책의 제한점은 특히 운동에 관해 명확하게 이해되어야 한다. 추천된 모든 운동들은 건강한 여성(질병이 없는 여성)에게 한정되어 있다. 특별한 경우를 제외하고는, 전반적으로 대부분의 운동은 위험하지 않을 것이다. 그러나 자신의 신체에 친숙하지 않는 여성이나 질병이나 손상으로 고생하는 여성들은 이들 운동을 수행할 수 없거나, 혹은 좋은 결과를 얻지 못할 것이다. 즉, 이런 경우는 의학이나 치료 분야에 속하기 때문에 이 책에서 다루지 않을 것이다.

이 책을 정독하는데 걸리는 시간은 그리 길지 않겠지만, 의학적 문제를 가지지 않은 여성이 2~3개월 동안 하루에 15분간 운동을 수행하면, 매우 좋은 결과를 얻을 수 있을 것이다.

추천의 글

몇 달 전에, 나는 한 명의 환자를 진료했다. 환자가 말하기를, 분만 이후, 여성의 역할을 제대로 할 수 없다는 것이다. 그 이유는 무엇이었는가? 그녀의 회음은 찢어졌고, 요실금으로 고생하고 있었다. 수술이 소용없었다는 그녀의 생각이 옳았다. 반흔조직이 성 관계를 할 때 통증을 일으켰기 때문에, 그녀 부부의 관계는 더욱 나빠졌다.

산부인과의사로서, 나는 많은 환자들이 분만 준비나, 임신기간 동안 회음에 대한 준비를 잘못하여 발생하는 문제들로 고생하고 있다고 확신한다.

의사, 산부인과의사, 물리치료사, 조산사, 교사, 보건교육자, 보건복지 프로그램에 참여하는 다른 전문가들은 회음의 중요성을 인식하고 있어야 한다고 나는 믿는다. 좋은 외음절개술과 다른 수술절차가 골반 내부 구조물을 보호할 수 있다는 생각은 잘못된 것이다. 우리는 회음에 관련된 근육, 인대, 뼈에 대한 지식은 물론, 회음의 기능에 대한 지식도 더 많이 알고 있어야 한다.

건강관리전문가자로서, 우리는 여성들이 회음에 대한 실제적인 지식을 습득할 수 있도록 더 많은 노력을 해야 한다.

Blandine Calais-Germain은 해부학, 기능 및 형태학에 대한 깊은 지식을 가지고 있다. 해부학과 움직임에 대한 그녀의 지식은 학교와 대학에서 학생들을 가르쳐 온 경력에서 나온 것이다. 그녀는 흥미로운 이 책을 통해, 우리들에게 골반과 회음에 대한 정확하고 심각한 문제의식을 던지고 있다.

Calais-Germain의 훌륭한 접근법은 지식과 감각을 통해 여성들이 점차 자신의 회음을 알아가도록 하고 있다. 나는 이 책이 흥미와 교육을 모두 줄 수 있다는 것을 믿고 있고, 종종 무시되어져 온 자신의 신체에 대한 지식을 여성들에게 알려 주고 있다는 것을 믿는다.

Dr. Joan Melendez Rusinol
Obsterician Gynecologist
Department Chair, Santa Caterina Hospital
Gerona, Spain

역자 서문

개인적으로 Blandine Calais-Germain가 저술한 4종류의 책을 모두 읽어 보았고, 또 모두 한국어판으로 번역하는 작업에 참여해 왔다. 그 중, 호흡에 대한 교재가 여러 이유로 아직 출판되지 않았지만, 곧 출판되리라 믿는다. "Breathing" 교재는 물리치료사에게 많은 도움이 될 것이다. 많은 사람들이 꼭 "Breathing"를 읽어 보기 바란다. "Breathing" 못지 않게, 이 책도 매우 흥미로운 책이다. 이 책을 통해 여성에게만 일어나는 문제들을 정확하게 인식할 수 있게 되었고, 그 문제들을 해결하는 운동방법들도 산부인과 물리치료 분야에서 꼭 필요한 필수과정이라고 생각된다. 4종의 한국어판 Blandine Calais-Germain의 책이 어떻게 서로 연결되어 출판될지 모르지만, 틀림없이 물리치료사나, 의사, 접골사, 카이로프락터, 물리치료사, 마사지사, 간호사, 체육관련자, A/T, 트레이너 등에게 좋은 교재로써 작용할 것이다.

이 책은 골반에 대한 해부학, 기능, 운동 등을 상세히 설명하고 있다. 구용어 대신에, 신용어로 번역하는데, 오역없도록 노력했지만, 무지와 실수로 오역이 되었다면, 많은 지도편달을 바란다. Blandine Calais-Germain의 책을 통해 언제나 알 수 있듯이, 이 책도 여러분께 실망시키지 않을 것으로 확신한다. 임상적으로, 학문적으로 여러분께 많은 도움이 되었길 바란다.

끝으로 이 책을 출판하는데 많은 도움과 어려운 점을 해결해 준 영문출판사 박병조 사장님과 직원분들에게 감사드리며.....

2009년
역자 일동

사의를 표하신 분들

Julie Benazech
Docteur Pierre Busque
Docteur Bernard Canac
Joséphine Contreras
Marie Devynck
Marnie Géran
Bernard Haillant
Brigitte Hap
Docteur Joan Melendez
Docteur Michel Mouret
Docteur Françoise Recoque
Nuria Vives

제 1 장

회음부의 뼈 구조물
(The Bony Structures of the Perineum)

몸통의 가장 아래 부분인 회음부(perineum)는 골반(pelvic)이라 불리는 뼈틀(bony frame)에 연결되어 있고, 부분적으로 골반의 안정성에 기여한다. 보다 정확하게 표현하기 위해, 골반의 아래 부분을 작은 골반(소골반)이라 부른다.

비교적 견고하고 고정된 뼈 구조물(작은 골반)은 회음부의 장기와 근육을 전체적으로 둘러싸고 있고, 그들의 견고성은 그들 내용물(장기와 근육)의 큰 가동성(mobility)과 뚜렷하게 대조를 이룬다. 동시에 골반의 뼈들은 자기들 끼리 혹은 이웃한 뼈들에 대해 약간씩 움직일 수 있는데, 이런 움직임으로 인해, 골반의 형태에 작은 변화가 일어난다.

이들 요소(골반의 형태와 약간의 적응성)는 회음부의 특성과 기능을 이해하는데 중요하며, 특히 출산과 관련될 때 더욱 그러하다. 다음 페이지에서, 골반 형태와 출산 사이의 관계가 자주 설명되고 거론될 것이다.

골 반(The pelvis)

골반은 회음부를 지지하는 뼈이다.

골반은 4개의 뼈로 구성되어, 고리형태의 뼈 구조물을 형성한다〔골반이 골반 벨트(pelvic belt)로도 알려져 있다〕.

This ring has a very sculptured appearance.

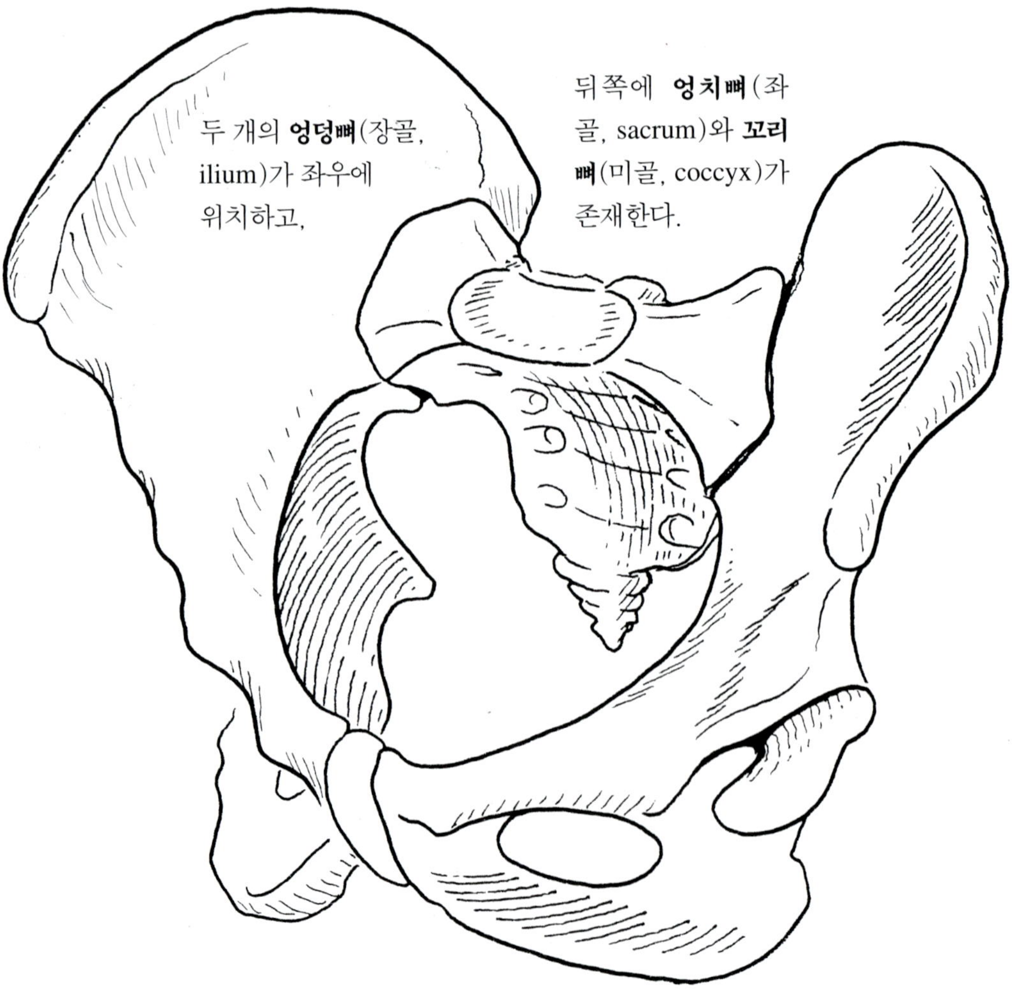

골반은 골반장기가 들어 있는 **골반내면**(endopelvic surface)이라는 안쪽면을 가지고 있다. 안쪽면의 바닥이 회음부이다. 골반의 가쪽면 — **골반외면**(exopelvic surface)은 엉덩관절에 해당한다. 본 책의 관심은 골반내면이다.

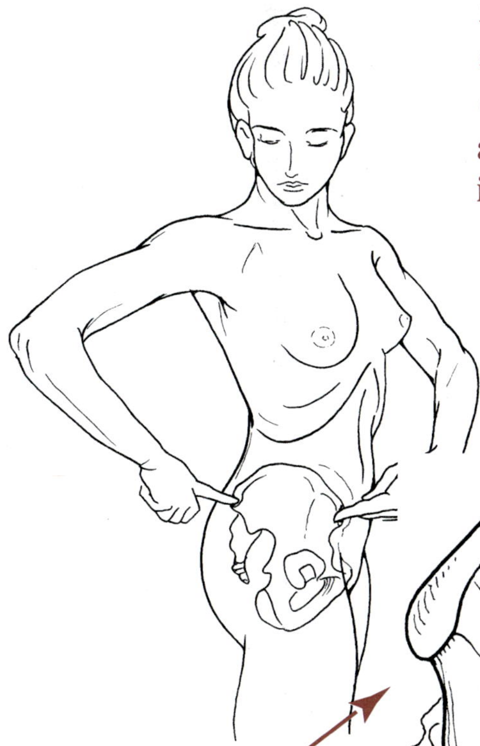

독자들은 골반의 특정 부위가 어디에 위치하는지를 자신의 골반을 통해 상상해 보자. (Certain parts of the pelvis can be located, allowing the reader to form a mental image of her own pelve)

여러분은 골반의 좌우 한쪽에서 **엉덩뼈**(ilium)를 느낄 수 있다. 엉덩뼈 상단에 있는 **엉덩뼈능선**(iliac crest)은 그림에서 양쪽 손가락 사이의 뼈 부위로써, 곡선을 이루고 있다.

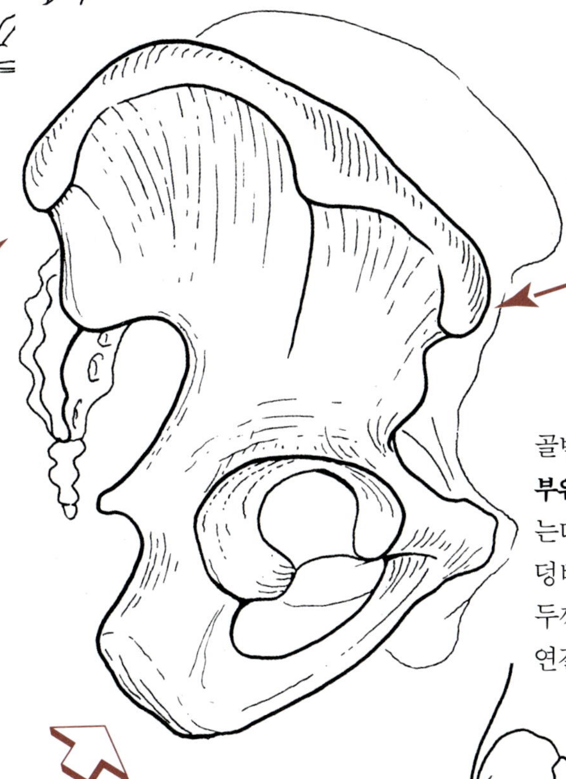

엉덩뼈능선은 앞쪽으로 **위앞엉덩뼈가시**(anterior-superior iliac spine, ASIS)에서 끝난다.

엉덩뼈능선은 뒤쪽의 **위뒤엉덩뼈가시**(posterior-superior iliac spine, PSIS)에서 끝난다.

골반의 앞아래쪽에, **두덩부위**(pubic region)가 있는데, 이 부위는 2개의 두덩뼈(좌우의 두덩뼈)가 두꺼운 섬유연골에 의해 연결되어 있다.

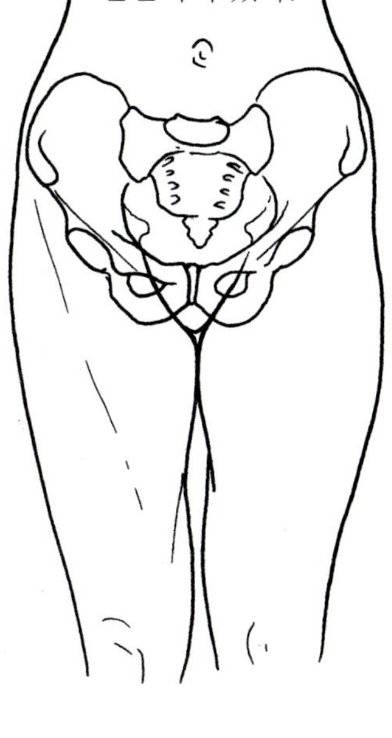

골반의 뒤아래쪽에는 **궁둥뼈**(ischium)가 위치하며, 이 뼈는 무릎을 꿇고 앉았을 때, 발에 닿는 부위이다.

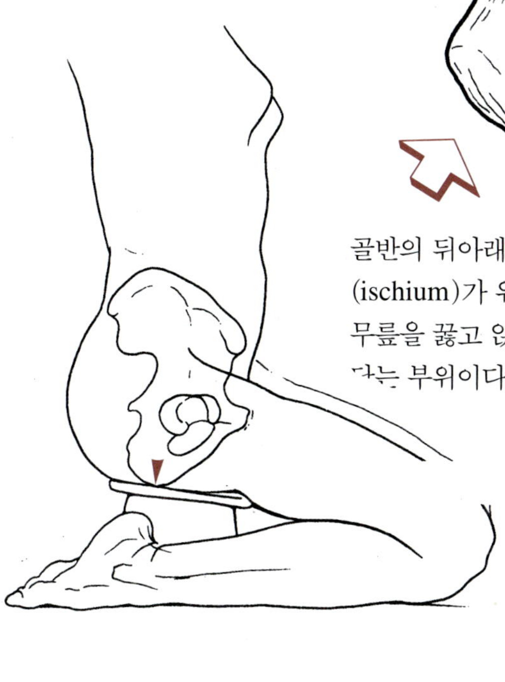

여러분은 골반 뒤쪽에서, **엉치뼈**(sacrum)를 촉진할 수 있다.

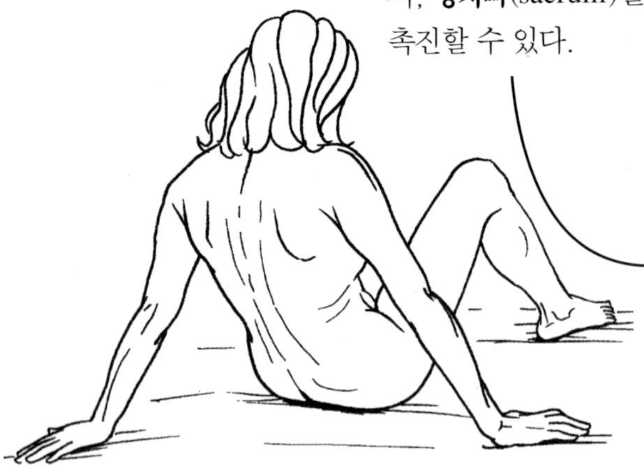

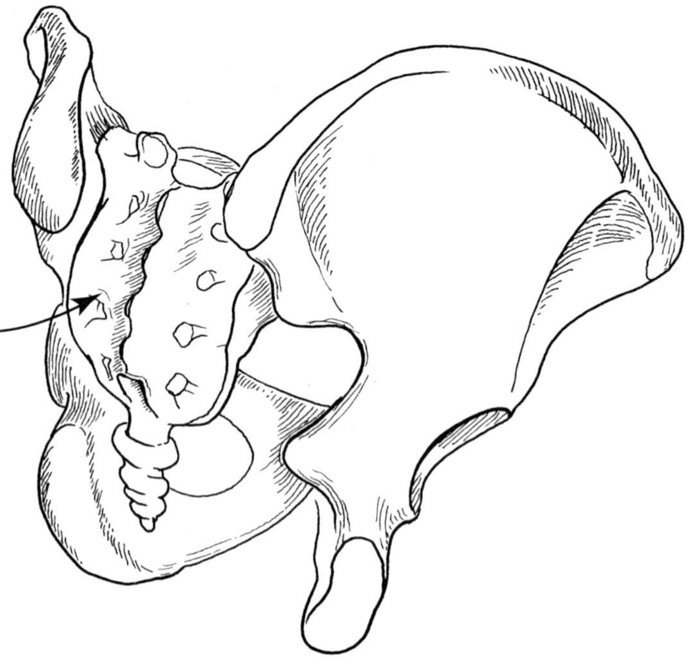

엉덩이를 바닥에 붙이고 앉은 다음, 골반을 뒤쪽으로 굴리면 엉치뼈를 쉽게 느낄 수 있다. 그리고 양 손을 짚으면, 골반을 부드럽게 굴릴 수 있다.

먼저, 맨 아래쪽에 있는 **꼬리뼈**(coccyx)를 촉진한 다음, 위쪽으로 정중선을 따라 약간 튀어나온 **엉치뼈능선**(crest of the sacrum)을 촉진할 수 있다.

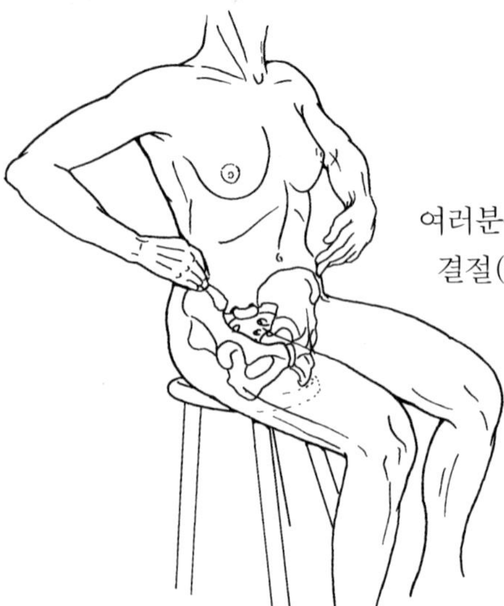

여러분은 양 손을 엉덩뼈능선 위에 놓고 궁둥뼈결절(ischial tuberosity)로 의자에 앉아, 골반뼈 높이를 느껴본다. 그리고 위에서 아래쪽으로 깔때기 모양을 상상을 해본다.

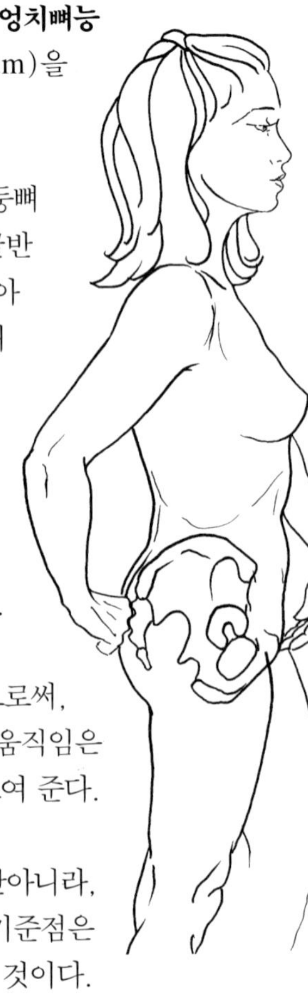

한 손은 엉치뼈에 놓고, 다른 손은 두덩뼈에 놓은 다음, 골반의 앞면에서 뒤면까지의 거리를 느껴본다.

여러분은 골반을 여러 방향으로 움직여봄으로써, 골반의 치수를 느껴본다. 이런 골반의 움직임은 여러분께 골반이 단일체로써 움직인다는 것을 보여 준다.

이들 기준점은 골반의 외부 치수를 알려 줄 뿐만아니라, 골반의 내부 치수를 알려준다. 다른 특정 기준점은 다음 페이지에서 설명될 것이다.

골반 뼈의 관절들(The articulations of the pelvic bones)

골반 뒤쪽에서, 엉치뼈가 좌우 엉덩뼈와 관절을 이루어, **엉치엉덩관절**(sacroiliac joint, SIJ)을 형성한다.

엉치뼈의 관절면은 오목한 형태로써, "L"자가 거꾸로 그려진 모양이고, 엉치뼈의 귀(auricular of the sacrum) 라고 불린다.

엉덩뼈에도 볼록한 귀모양의 관절면이 있는데, 이것도 "L"자가 거꾸로 그려진 모양이다.

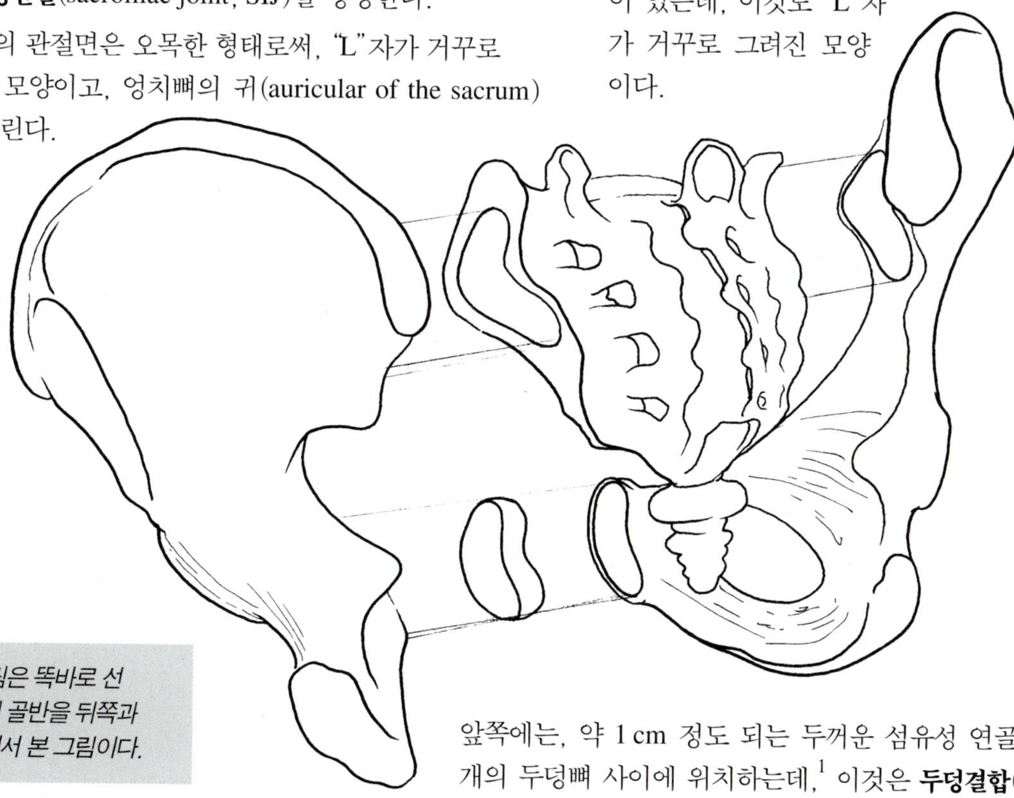

이 그림은 똑바로 선 자세의 골반을 뒤쪽과 왼쪽에서 본 그림이다.

앞쪽에는, 약 1 cm 정도 되는 두꺼운 섬유성 연골이 두 개의 두덩뼈 사이에 위치하는데,[1] 이것은 **두덩결합**(pubic symphysis)이라고 불리는 관절을 형성한다.

정상 상황에서, 이들 관절의 움직임은 거의 없다. 그리고 관절면의 형태와 많은 인대들[2]은 이 책에서 다루지 않는다.

그러나 인대들은 골반뼈의 움직임을 약간 허용한다(p. 31–32 참고).

임신 동안(그리고 월경 동안)에는, 호르몬의 분비가 관절 움직임을 증가시키고, 두 뼈 사이를 신장시킨다. 즉, 골반의 직경을 증가시킨다.

분만 과정에는 이 관절의 움직임이 커져, 아기의 분만을 촉진시킨다.

이런 관절 움직임은 분만의 최종 단계에서 손가락 하나를 이용해 두덩뼈를 촉진해 봄으로써 잘 관찰될 수 있다.

여러분은 운동을 함으로써(p. 105–110 참고), 출산시 일어나는 골반의 가동성을 준비할 수 있다. 골반 가동성의 준비는 단순하게 골반을 굴려주는 것으로서는 달성되지 않지만, 골반뼈 사이의 실제적인 움직임을 유도하는 운동을 수행하면, 가동성을 준비할 수 있다.

---

1. 1인치는 약 2.5 cm이다.
2. 이것들은 Blandine Calais-Germain의 Anatomy of Movement 책(Seatle: Eastland Press, 1993, 47, 53)에 기술되어 있다.

골반 구멍(The openings)

골반의 안쪽에는 입구(inlets)나 출구(outlets)로 불리는 많은 제한된 영역들이 존재한다.

이들 영역들은 모든 여성 골반에서 발견되는데, 골반뼈들의 비율에 따라 크기와 형태가 다양하다.

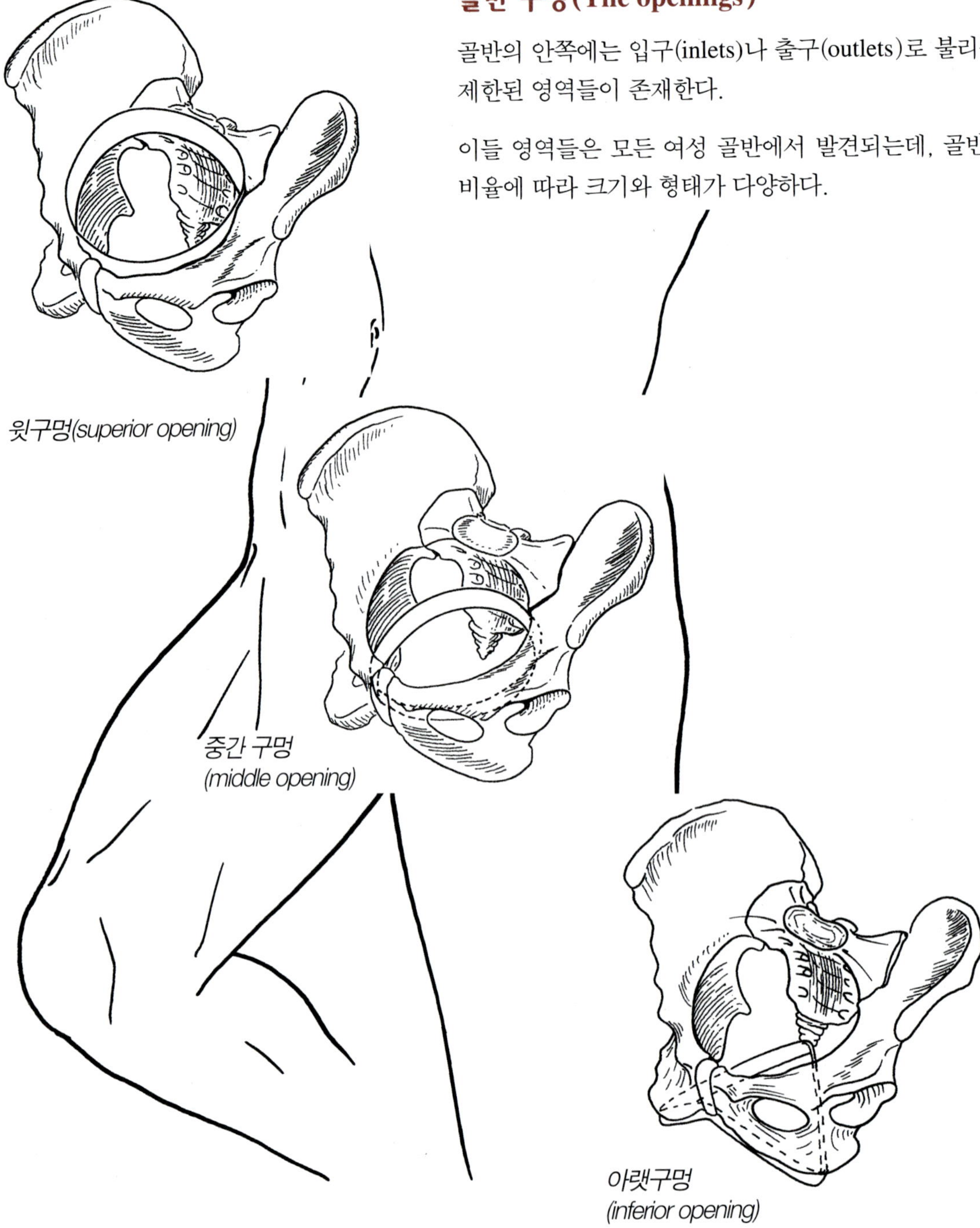

아래 사항을 할 수 있도록 ***이들 구멍들을 찾는 것이 중요하다:***

- 회음부의 깊은 층 근육과 얕은 층 근육의 부착지점들을 볼 수 있도록
- 골반 장기의 형태와 질을 볼 수 있도록

게다가, 구멍의 크기와 방향은 출산 과정에서 매우 중요하다. 구멍들에 대해서는 다음 페이지에서 자세히 설명된다.

골반의 윗구멍(The superior opening)

엉덩뼈 안쪽면에는 비스듬히 달리고, 휘어진 능선을 쉽게 볼 수 있는데, 이것을 **엉덩두덩선**(iliopectineal line)이라 부른다.

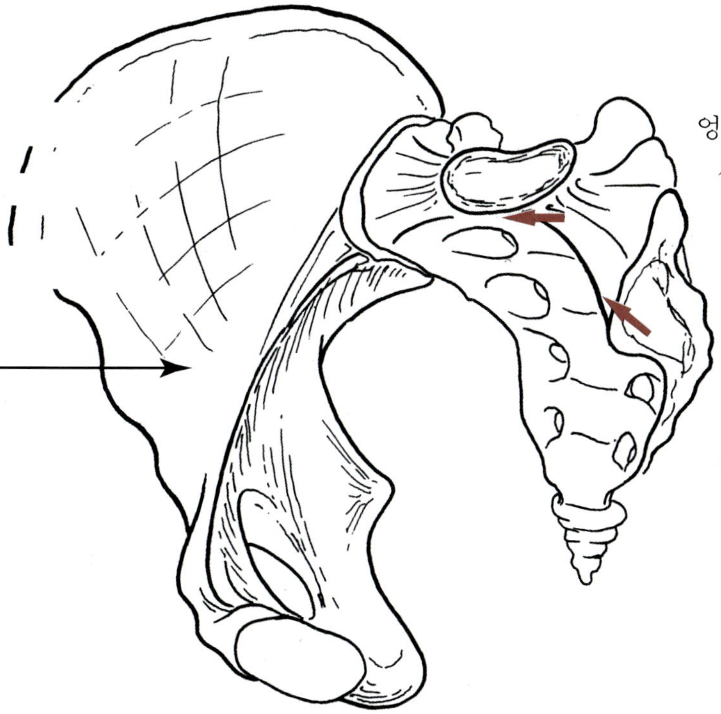

엉치뼈 앞쪽의 위모서리는 엉치뼈곶(promontory)이라는 능선을 형성하는데, 이것은 좌우측의 엉치뼈 날개까지 뻗어 있다.

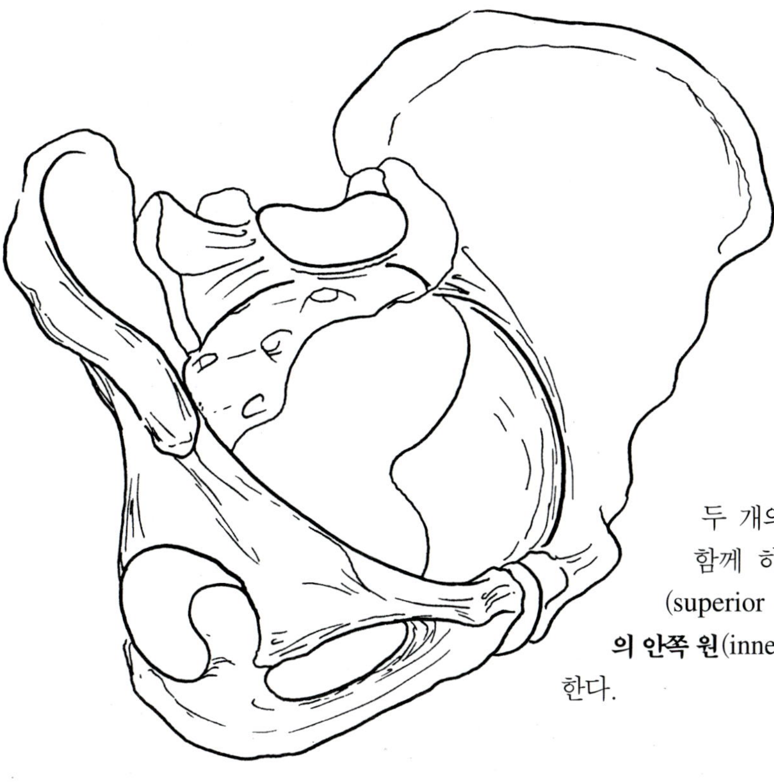

두 개의 엉덩두덩선은 엉치뼈곶 과 함께 하트 모양의 구조물인 **윗구멍**(superior opening), 혹은 간단히 **골반의 안쪽 원**(inner circle of the pelvis)을 형성한다.

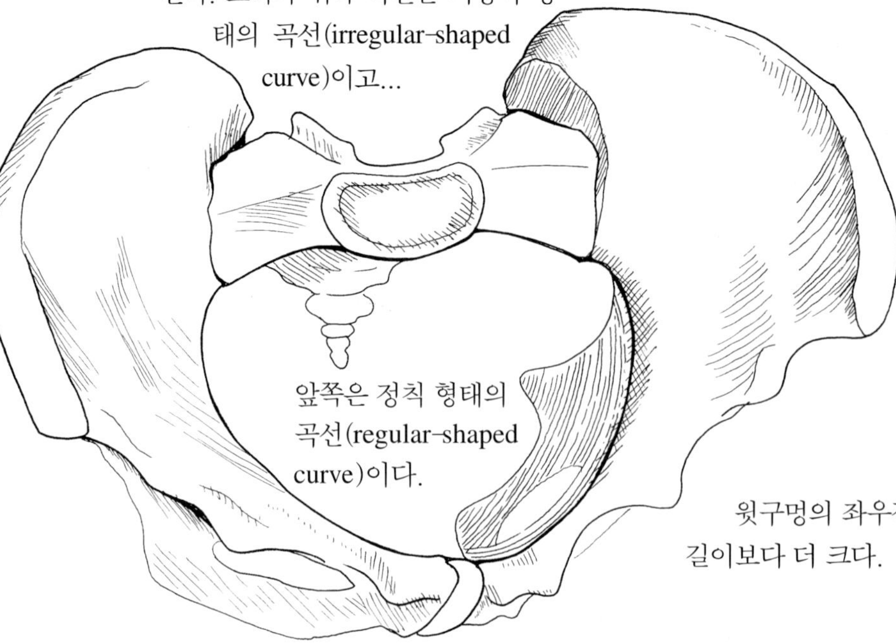

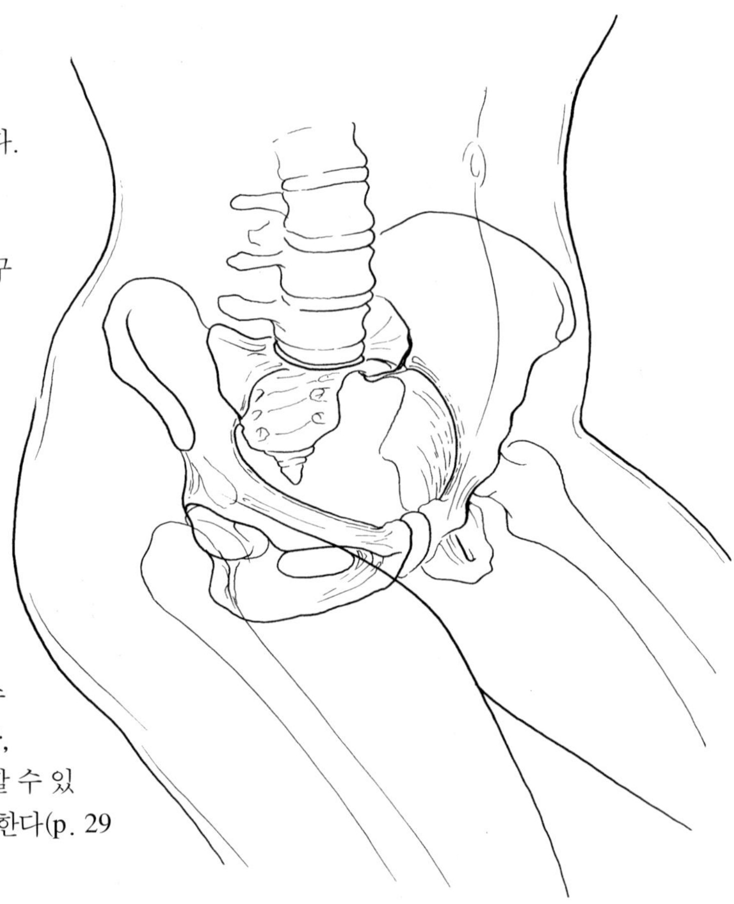

윗구멍은 몸통에 대해 비스듬한 구멍이다.

사람이 똑바로 선 자세를 취했을 때, 윗구멍은 앞쪽 보다 뒤쪽이 더 높은 원형을 형성한다.

윗구멍은 ***분만 과정***(delivery) 동안, 태아가 통과해야 할 산모의 첫 번째 골성 통로이다.
이 지점에서, 태아는 골반을 통과하기 위해 머리를 돌린다. 태아가 머리를 돌리는 순간, 머리를 자유롭게 움직일 수 있어, **좁은 통로(작은 골반, 혹은 진짜 골반,** lesser "true" pelvis)(p. 24 참고)를 통과할 수 있다. 이것은 머리 **회전**(rotations)을 유도한다(p. 29 참고).

윗구멍의 치수는 분만의 결정 요소이다. 윗구멍의 치수는 골반계측법(pelvimeter)으로 측정할 수 있다.

윗구멍의 여러 직경은 다음과 같이 평가된다:

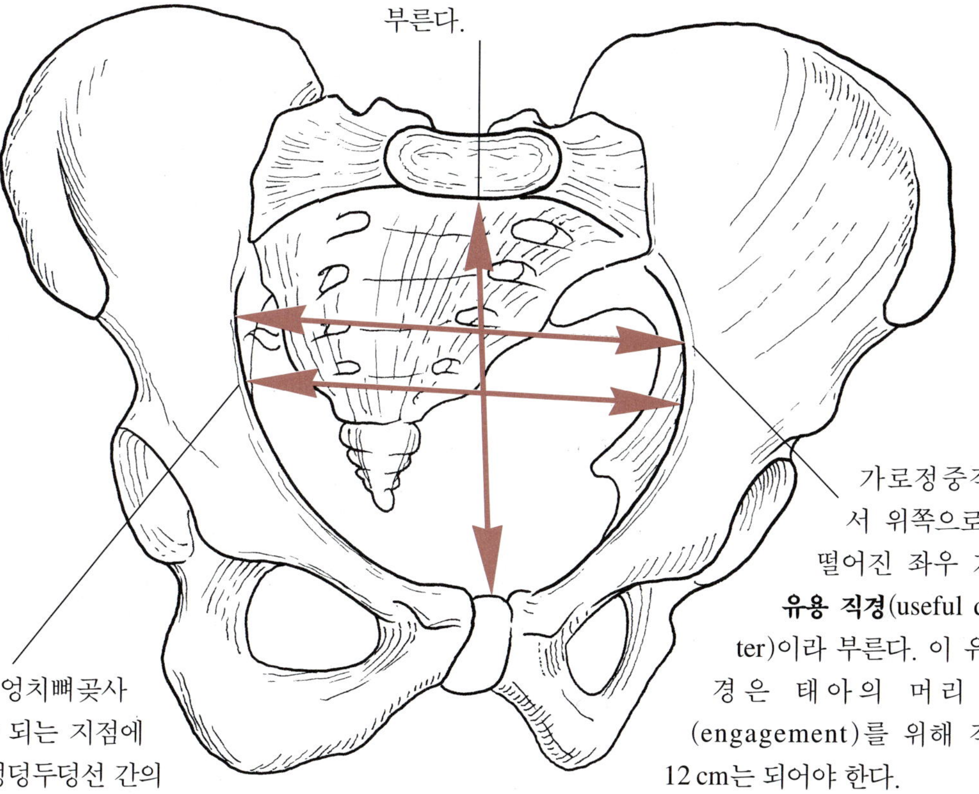

직경이 크면 클수록, 태아가 더 쉽게 윗구멍을 통과할 수 있다. 직경이 작으면, 태아가 통과하기 위해 산모의 골반 관절을 분리시켜야 할 것이다. 또한 태아 통과를 방해할 것이다. 윗구멍의 직경들은 분만 당일이나 혹은 임신 마지막 달에 측정된다. 그리고 제왕절개 수술의 유무를 판단할 수 있을 것이다.

윗구멍의 직경은 골반의 전반적인 형태에 관련된다. 어떤 골반들은 큰 엉덩뼈 날개(골반을 크게 보이게 하는)와 작은 윗구멍을 가지고 있고, 반대의 경우도 있다. 즉, 골반의 외부 형태의 크기로, 윗구멍의 크기를 판단할 수 있는 것은 아니다. 예를 들어, 큰 골반이 분만하기 좋은 골반이라고 생각하는 것은 잘못이다.

작은 골반(The lesser pelvis)

윗구멍을 기준으로 골반을 두 부위로 나눌 수 있다: 큰 골반과 작은 골반.

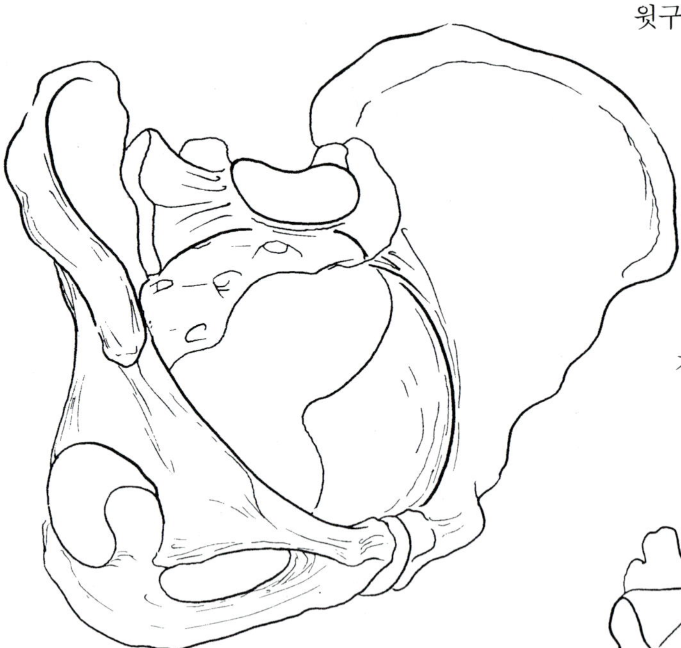

복막 안에 위쪽 복부 장기가 들어 있는 **큰 골반**(greater pelvis)은 이 책에서 다루지 않는다.

작은 골반(lesser pelvis)에는 아래쪽 복부 장기가 들어 있다.

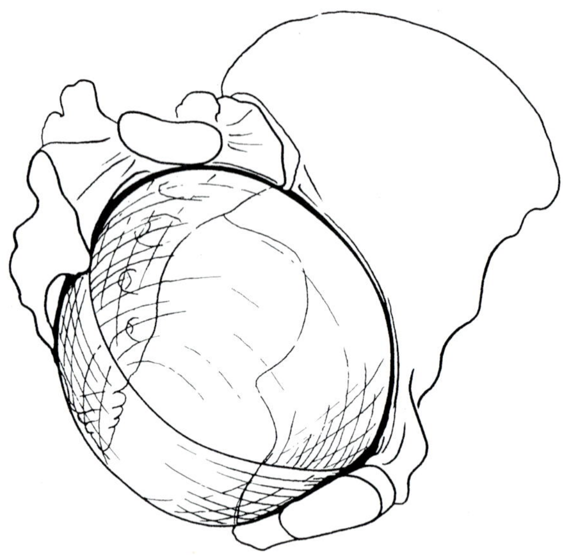

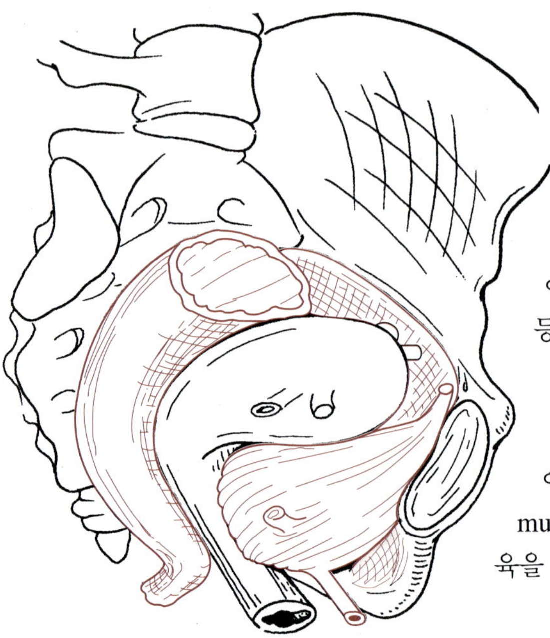

여성의 아래쪽 복부장기는 방광, 자궁, 곧창자(직장) 등이며, 이것들에 대해서는 3장에서 설명할 것이다. 또 이들 장기들이 복막 아래쪽에 위치하기 때문에, **복막 아래 장기**(subperitoneal organs)라고 부른다.

이들 복막아래 장기들은 **골반바닥근육**(pelvic floor muscle)에 의해 지지된다. 우리는 이 책에서 골반바닥근육을 다룰 것이다.

* 복막은 복부 장기의 대부분을 감싸고 있는 장액성 막이다.

중간 구멍(The middle opening)

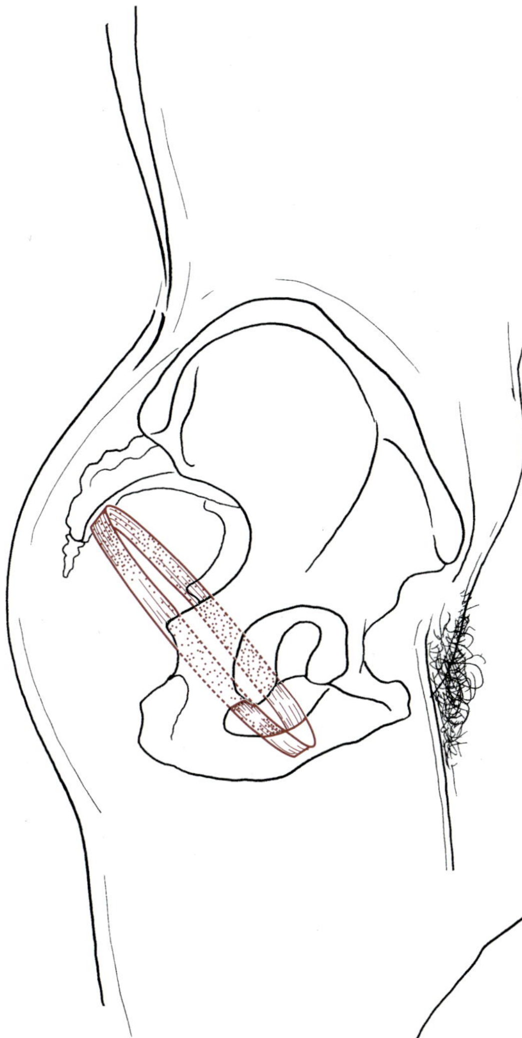

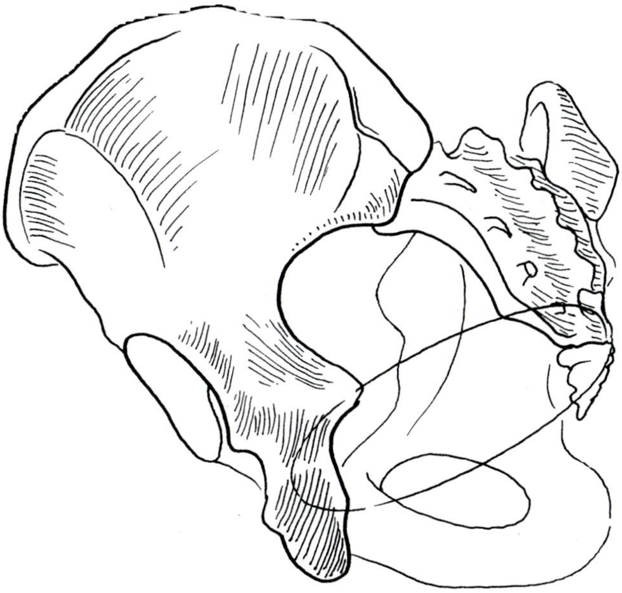

중간 구멍은 윗구멍(p. 21)과 아랫구멍(p. 27) 사이의 중간 지점에 있는 구멍이다.

중간 구멍은 뒤쪽의 **엉치뼈 S3-S4 레벨**에 의해

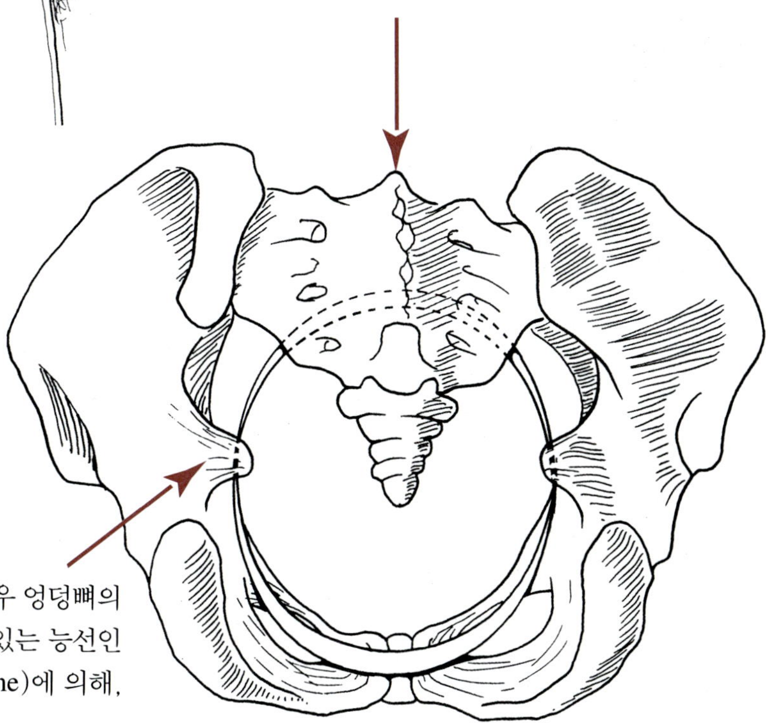

측면의 경우는, 좌우 엉덩뼈의 안쪽에 있는 능선인 **궁둥뼈가시**(ischial spine)에 의해,

그리고 앞쪽의 두덩결합(치골결합)의 중간 높이 지점에 의해 형성된다.

골반 가로막(pelvic diaphragm)이라 불리는 회음부의 깊은 근육(p. 41 참고)은 중간 구멍 레벨에 위치한다. 골반 가로막은 그 부위가 골반 바닥이 아니라, 작은 골반의 중간 지점임을 알려 주는데 매우 중요한 역할을 한다.

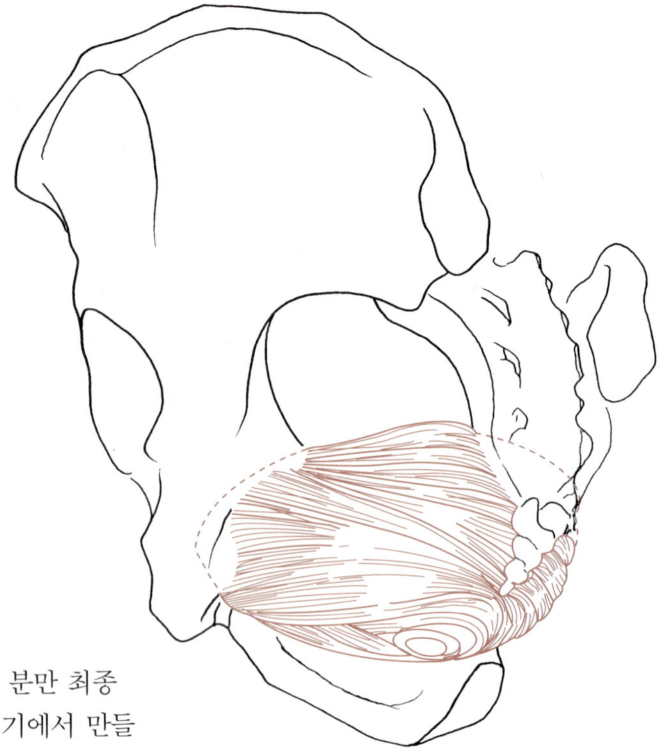

분만 과정에서 중간 구멍이 중요한데, 그 이유는 분만 최종 단계 전에 일어나는 태아의 회전(rotation)이 여기에서 만들어지기 때문이다(p. 29와 p. 30 참고). 바로 여기에서 태아의 머리가 처음으로 중간 구멍의 둘레를 따라 붙어 있는 골반바닥근육과 만나게 되고, 태아의 머리 위치가 정렬될 것이다.

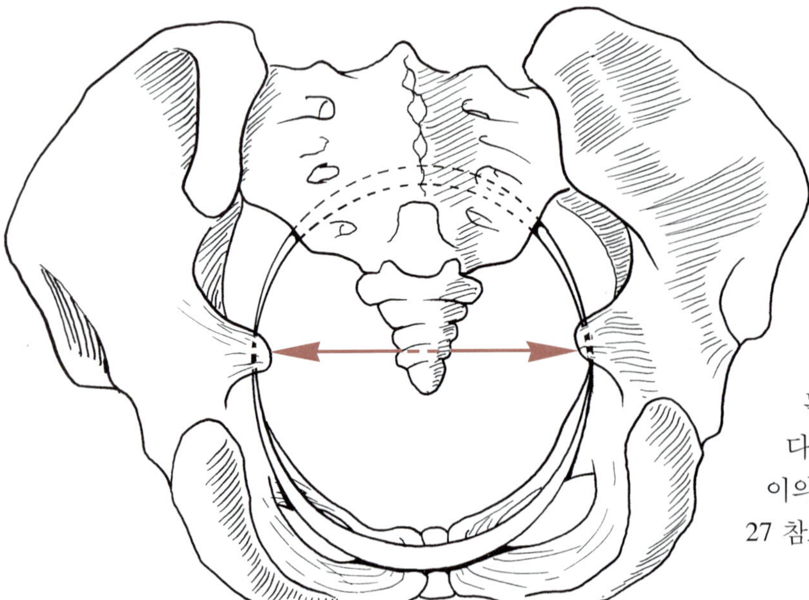

분만을 준비하기 위해, 좌우 궁둥뼈가시 지점의 중간 구멍 길이를 측정하는데, 이때 길이는 약 10 cm(대략 4인치) 정도이다. 이 직경과 좌우 궁둥뼈가시 사이의 거리를 혼동해서는 안된다(p. 27 참고).

핵심: 종종 궁둥뼈가시가 골반 안쪽으로 너무 많이 튀어나와 있는 경우가 있는데, 이것은 자연분만을 방해할 수 있다. 즉, 제왕절개술의 적응증이 될 수 있다.

아랫구멍(The inferior opening)

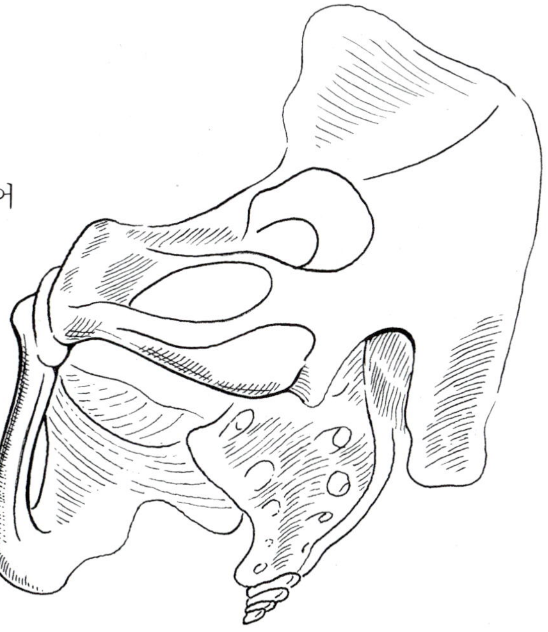

골반의 바닥에는 아랫구멍이 있다.

골반을 밑에서 바라볼 때, 아랫구멍은 아래와 같이 형성되어 있다:

- 앞쪽에는, 두덩결합의 아래쪽 모서리에 의해
- 측면은 궁둥뼈의 아래쪽 모서리와 궁둥두덩가지 (궁둥뼈에서 두덩뼈에 이른 고리 모양의 뼈)에 의해
- 뒤쪽은 꼬리뼈에 의해

피부 가까이에 있는 대부분의 **얕은(표층) 회음부 근육들**(most superficial muscles of the perineum)은 아랫구멍에 위치한다(p. 39와 p. 40 참고).

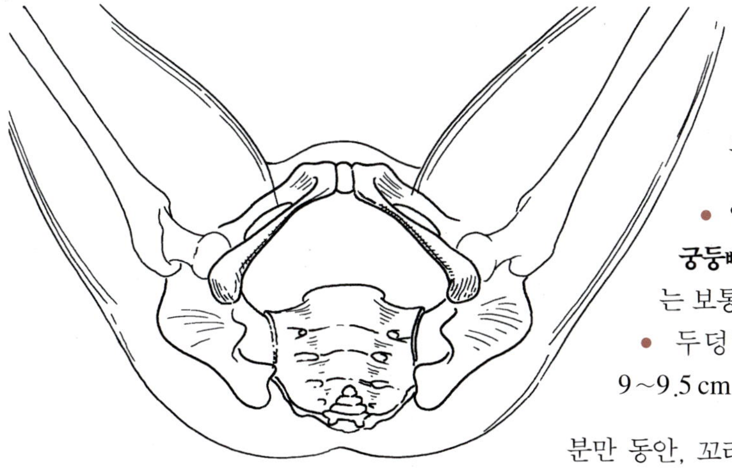

분만을 위해, 아랫구멍을 측정하는데, 그 이유는 태아가 통과해야 하는 마지막 골성 통로이기 때문이다. 특히, 중요한 직경은 :

- 양쪽 궁둥뼈결절 사이의 거리인, **양쪽 궁둥뼈의 직경**(bi-ischial diameter). 이 거리는 보통 11 cm 정도된다.
- 두덩뼈와 꼬리뼈 사이의 거리. 보통 9~9.5 cm 정도 된다.

분만 동안, 꼬리뼈는 후방으로 기울어질 수 있다. 이것은 두덩뼈에서 꼬리뼈까지의 거리를 증가시킬 수 있다. 대략 이 거리는 11~12 cm에 이른다.

앞에서 보면, 아랫구멍은 두 궁둥뼈와 두덩결합으로 이루어진 첨두아치(ogive, 뾰족한 고리) 형태를 형성한다. 첨두아치의 높이와 너비에 따라, 아랫구멍은 약간 넓어지기도 하고(open), 좁아지기도 한다(closed). 두덩고리(pubic arch)는 태아가 통과해야 하는 마지막 골성 공간(bony cavity)이기 때문에, 이 구조물의 형태가 중요하다. 여기에서 태아의 머리가 먼저 밖으로 나온다. 아랫구멍의 형태는 임신 9개월 쯤, 임상 검사의 일환으로 촉진된다. 이 부위가 너무 좁다면, 태아의 통과를 방해할 수 있어, 제왕절개술이나 겸자수술(forceps)이 필요할 수 있다.

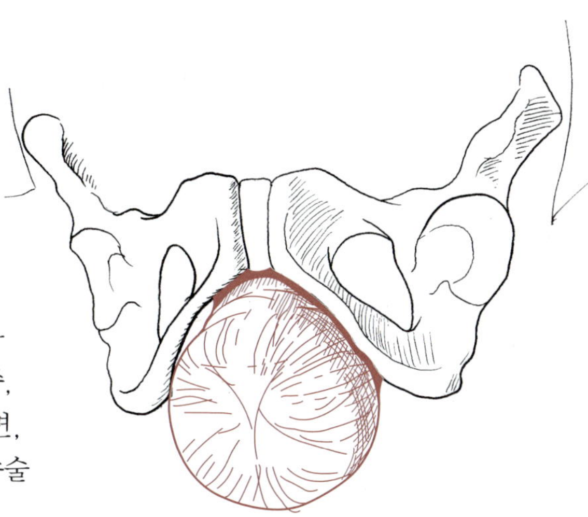

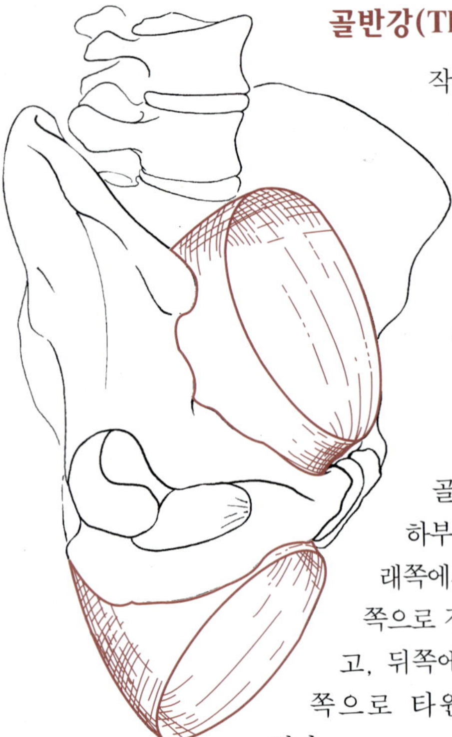

골반강(The pelvic cavity)

작은 골반 안의 도관(channel)은 **골반강**(pelvic cavity)이라 불리는 연속된 구멍으로 이루어졌다.

분만 당일, 태아는 전체 골성 통로를 통과해야 한다. 이들 통로는 직선이 아니고, 곡선으로된 터널이다.

여성이 똑바른 자세를 취할 때, 골반강의 상부는 위쪽에서 아래쪽으로 경사지고, 뒤에서 앞쪽으로 난원형을 띤다.

골반강의 하부는 아래쪽에서 위쪽으로 경사지고, 뒤쪽에서 앞쪽으로 타원형을 띤다.

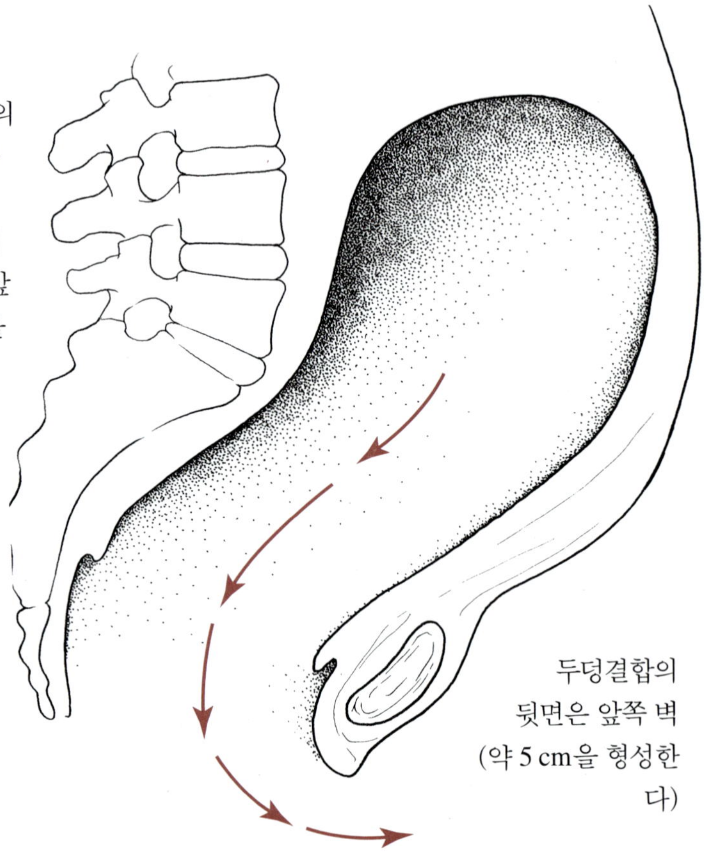

오목하고 뒤쪽에 있는 엉치뼈는 골반강의 뒤쪽 벽을 형성한다(길이는 대략 16 cm 정도이다).

두덩결합의 뒷면은 앞쪽 벽(약 5 cm을 형성한다)

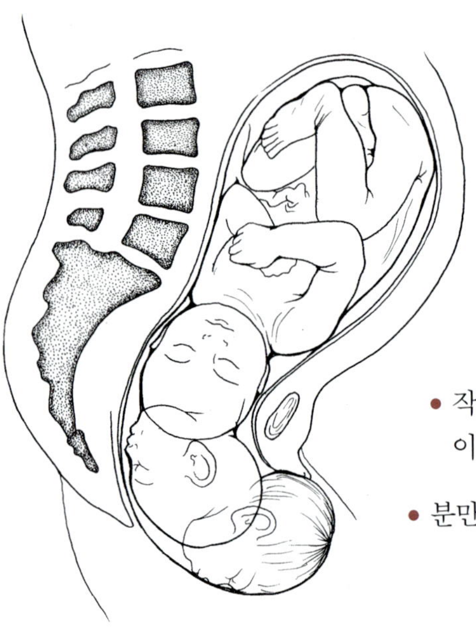

여러분이 아래 사항을 할 수 있도록 *골반강의 곡선을 명확하게 상상을 하는 것이 중요하다:*

- 작은 골반 안에 있는 내부 장기들의 **경사 배열**(oblique arrangement)을 이해할 수 있도록
- 분만 동안 최대 배출력을 발휘할 수 있도록

산모 골반을 빠져 나오기 위해 태아는 머리를 어떻게 돌리는가?
(How the head of the fetus adapts by turning to get through the mother's pelvis)

태아의 머리는 구형이 아니고, 타원형에 가까워서, *긴 직경 과 짧은 직경*을 가지고 있다. 태아는 자신의 짧은 머리 직경을 산모의 가장 큰 골반 직경에 배치할 수 있도록, 머리의 위치를 정렬시킬 것이다.

태아의 머리가 골반 안으로 들어가면, 머리가 자유로워진다. 윗구멍의 직경은 우측에서 좌측으로 약간 경사진 곳에서 가장 크다(p. 22와 p. 23 참고).

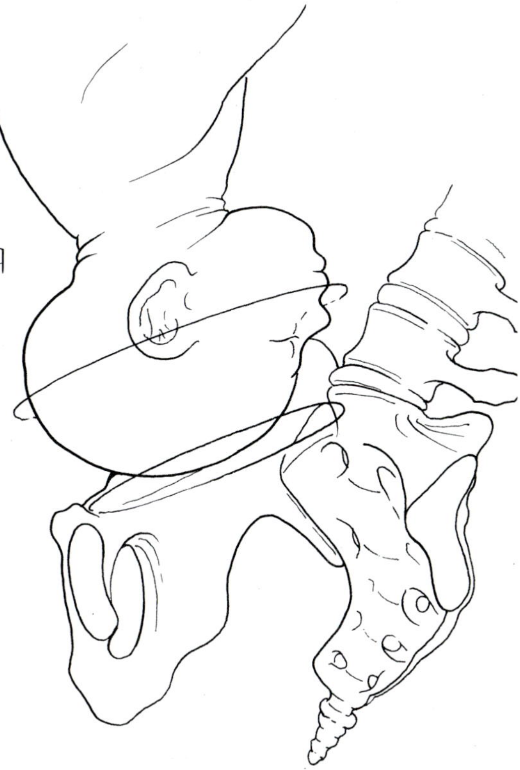

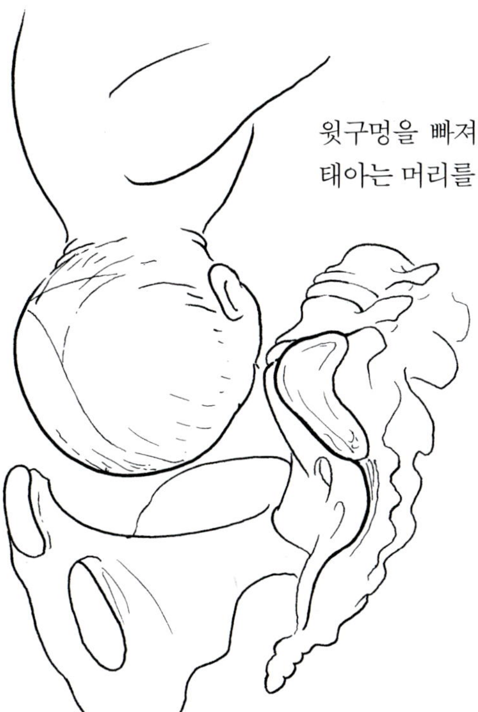

윗구멍을 빠져 나오기 위해, 태아는 머리를 *돌리는데*,

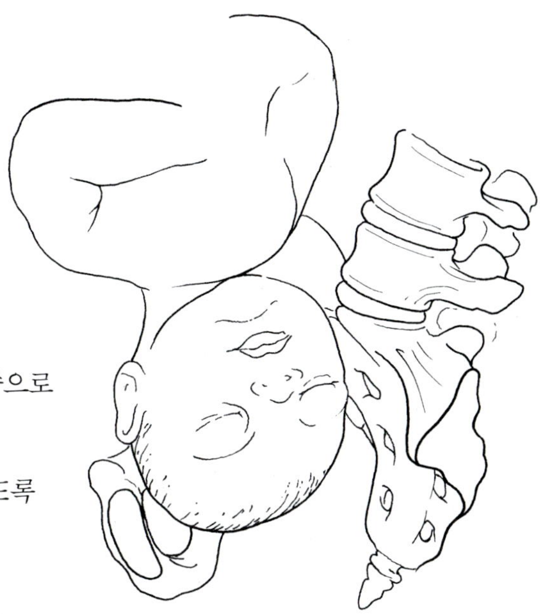

그 방향은 한쪽에서 반대쪽으로 돌린다.

즉, 얼굴이 그 쪽을 *바라보도록 돌린다*.

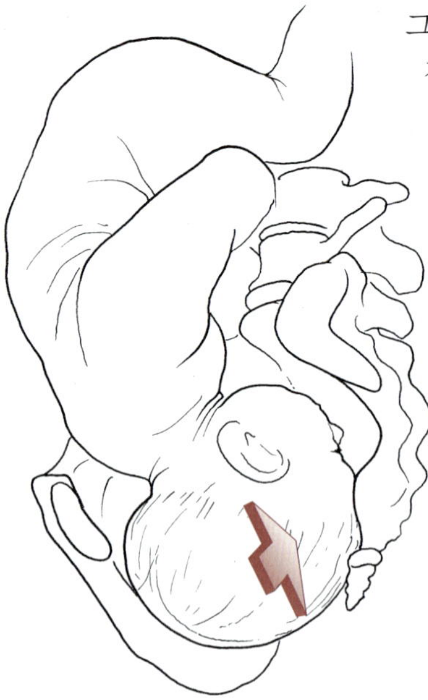

그런 다음, 머리가 아래로 내려가서, 중간 구멍에 닿는다. 좌우 골반강의 직경은 궁둥뼈가시 사이에서 가장 좁다(앞뒤 직경이 더 넓다).

머리는 *얼굴이 엉치뼈를 바라보는 쪽으로 다시 1/4 정도 회전한다.*

그런 다음, 태아는 마치 이중 턱이 생기도록 머리를 *굽힌 자세*로 만든다(엉치뼈에 대해). 이런 움직임은 자신의 가장 작은 머리 직경을 마지막 통로(회음부) 안으로 밀어넣을 수 있는 중요한 준비 단계이다.

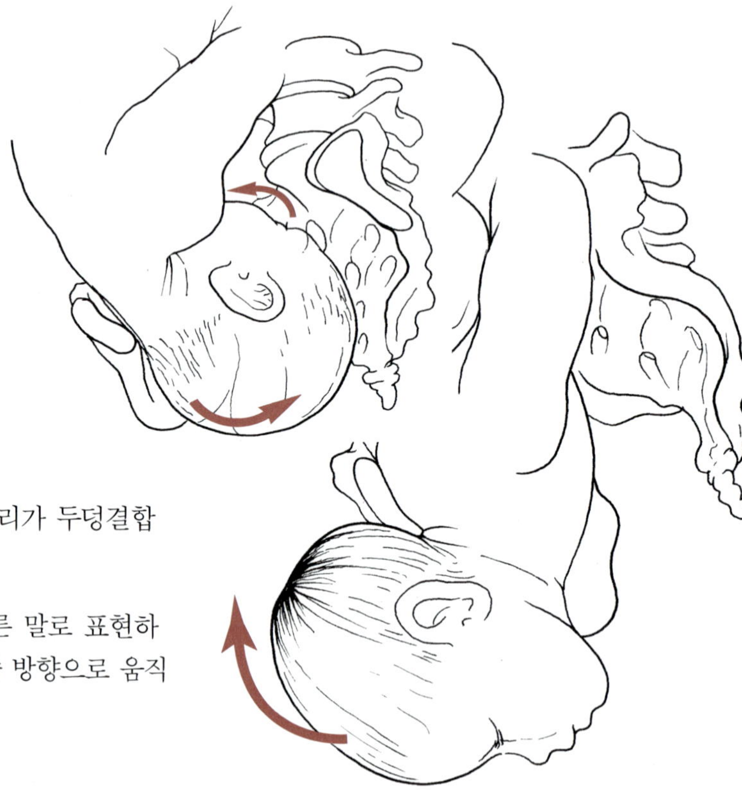

일단 머리가 아랫구멍을 통과하면, 머리가 두덩결합 쪽으로 내려갈 수 있다.

태아는 다시 머리를 뒤로 젖힌다. 다른 말로 표현하면, 출구를 만들기 위해 머리가 반대쪽 방향으로 움직인다.

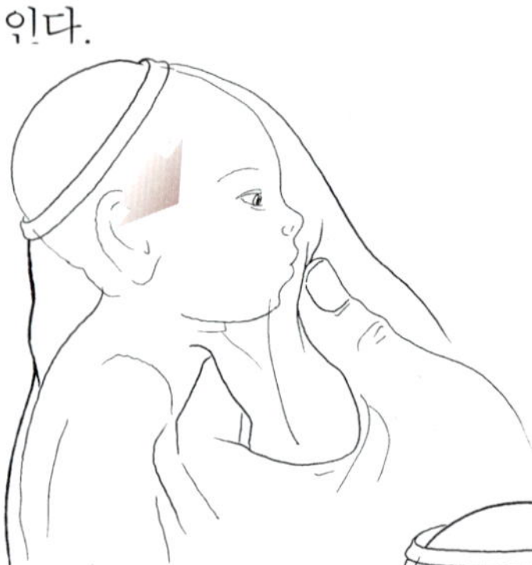

태아의 머리 움직임은 우리가 스웨터를 아기 머리 위에 올려놓고, 아래로 당기면서 아이에게 옷 입힐 때와 약간 비슷하다. 여러분은 아기 옷을 입힐 때 머리 뒤쪽으로 옷을 놓고, 뒤쪽에서 앞쪽으로 옷을 당긴다.

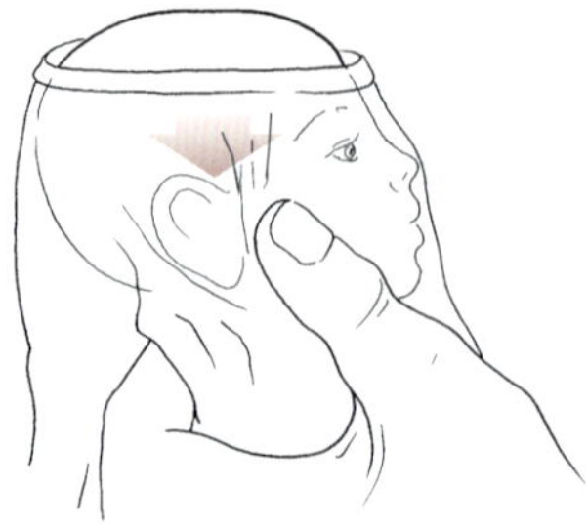

이렇게 옷을 입히는 방법은 머리 크기가 큰 정수리 쪽으로 옷을 입히는 것이 훨씬 쉽다.

분만 동안에 골반의 뼈들은 어떻게 움직이는가?
(How the pelvic bones move, particularly during delivery)

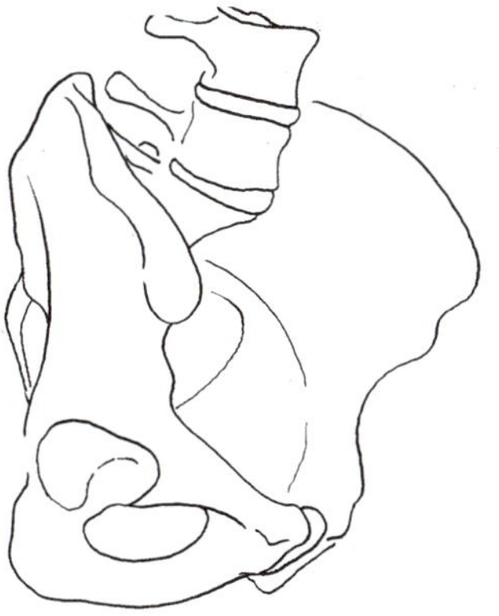

작은 움직임이 엉치뼈와 엉덩뼈 사이에서 일어날 수 있다. 즉, 두덩결합과 적어도 하나의 엉치엉덩관절(SI)이 동시에 움직인다(이것은 고정된 엉덩관절에서는 움직임의 거의 불가능하다). 이런 움직임은 골반 구멍의 치수와 골반강의 형태를 변화시킬 수 있다.

일상생활에서는 이들 움직임이 거의 중요하지 않지만, 분만 과정에서는 매우 중요하다.

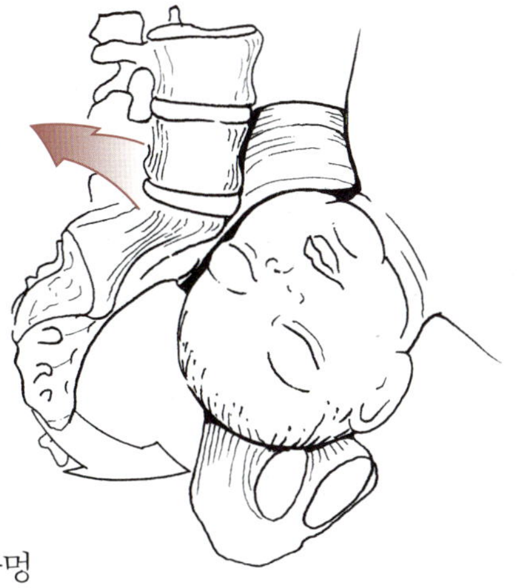

부드러운 관절면은 혈액 내에서 프로제스테론(progesterone)과 융모성성선자극호르몬(chorionic gonadotropin)의 발생으로 유리된 수액성 물질을 흡수한다. 이들 호르몬은 관절의 움직임을 더욱 좋게 한다. 이에 관련해서, 아래와 같은 뼈들의 움직임이 일어난다:

- 두덩결합은 매우 적은 미끄럼 운동(sliding movement)과 열림 운동(opening movement)을 허용한다.
- 엉치엉덩관절은 머리 회전(engagement) 지점에서 머리를 조정할 수 있도록 카운터-뉴테이션을 허용한다(아래 단락 참고).

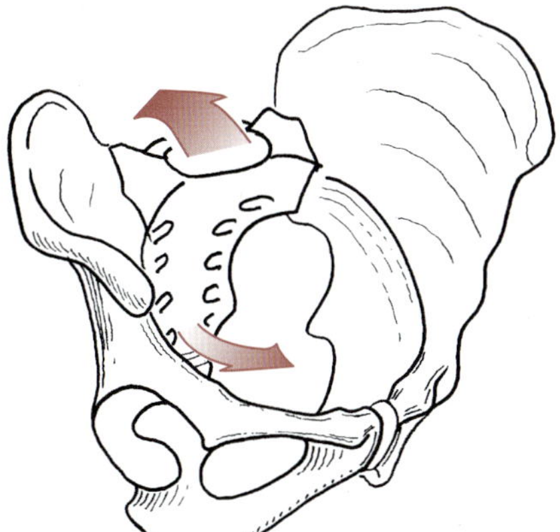

태아가 작은 골반 안으로 들어가면(p. 29 참고), 윗구멍의 직경이 커져야 하는데, 이런 운동을 **카운터-뉴테이션**(counter-nutation)이라 부른다. 이 움직임은 엉치뼈와 엉덩뼈 사이에서 일어난다:

엉치뼈 바닥은 뒤쪽으로 움직이고, 꼬리뼈는 앞쪽으로 움직인다.

엉덩뼈능선은 벌어진다.

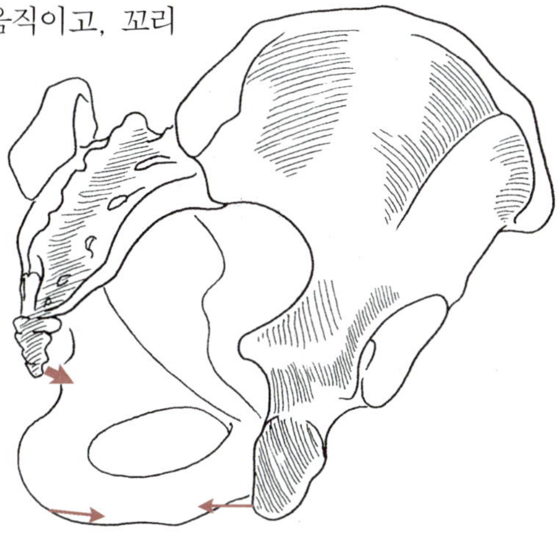

2개의 궁둥뼈가 동시에 서로의 방향으로 움직인다.

이들의 복합 운동 때문에 윗구멍의 치수가 커지고, 아랫구멍의 치수가 작아진다.

---

* 융모성성선자극호르몬(chorionic gonadotropin)은 관절의 유연성을 증가시킨다.

태아가 함입하면, 머리가 중간 구멍과 골반강의 다른 끝부위에 도달하고, 이제부터는 아랫구멍의 직경이 커져야 한다.

이제부터 일어나는 움직임은 **뉴테이션**(nutation)이고, 카운터-뉴테이션과 정반대로 일어나는 움직임이다.

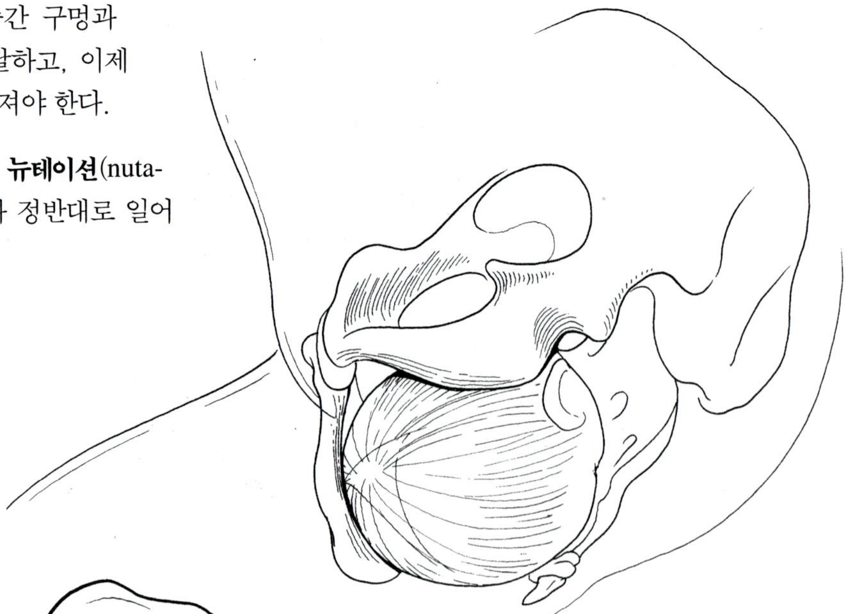

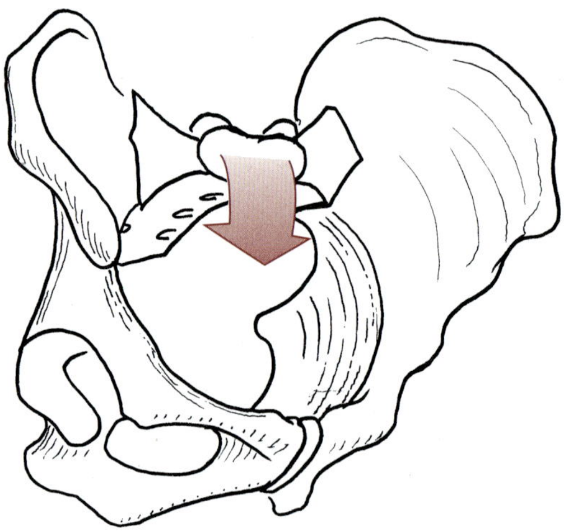

이런 움직임에서는 다음과 같은 현상이 동시에 일어난다:

- 엉치뼈 바닥이 앞으로 움직이고, 꼬리뼈가 뒤쪽으로 움직인다.
- 좌우 엉덩뼈능선이 서로의 방향으로 움직이는 동안, 궁둥뼈가 벌어진다.

이들 복합적인 움직임 때문에, *아랫구멍의 직경이 커지고, 윗구멍의 직경이 줄어든다.*

이 움직임은 분만의 마지막 단계에서 일어난다: 배출(expulsion)

일상생활에서는, 이들 움직임이 매우 작게 일어난다. 이들 움직임을 연습해 보는 것은 매우 유용하다(p. 105-110 참고). 이들 움직임은 골반 뼈들을 유연하게 유지하고, 회음부 근육을 강화시킨다.

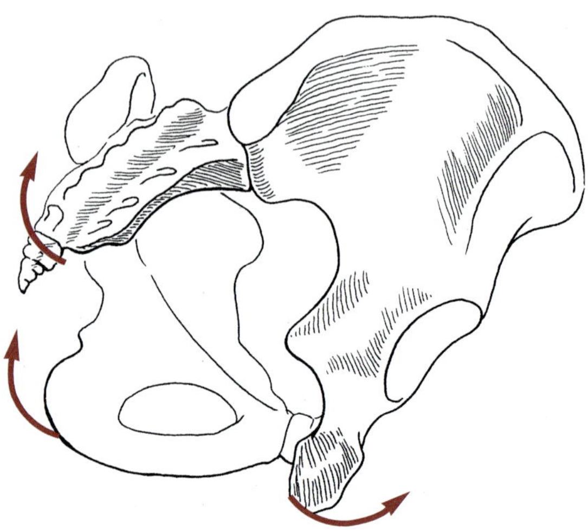

아래 움직임들은 같은 것처럼 보이기도 하고, 종종 혼동되기도 한다.

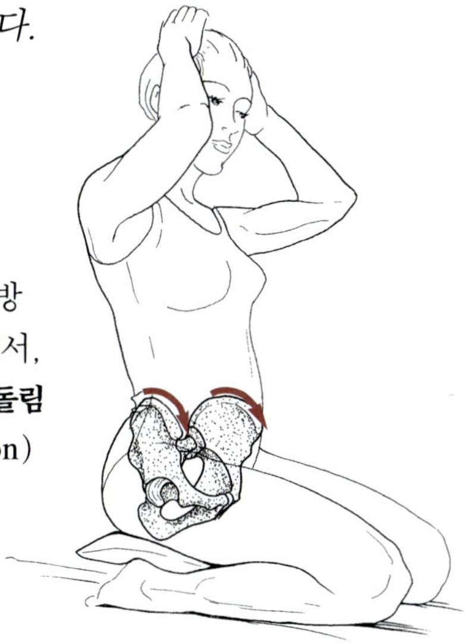

앞쪽 돌림과 뒤쪽 돌림: 엉덩관절에 대한 골반의 움직임 (Anterior and posterior ratation: the pelvis moves on the hip joints)

다음 움직임들은 넙다리뼈머리에 대한 엉덩뼈의 움직임이다.[1] 돌림의 방향은 엉덩뼈능선을 따라 그려진 화살표 방향이다. 똑바로 앉은 자세에서, 돌림이 골반을 앞쪽과 아랫방향으로 경사지게 하면, 그 움직임을 **앞쪽돌림**(anterior rotation), 혹은 **앞쪽번짐**(anteversion)이라 한다.

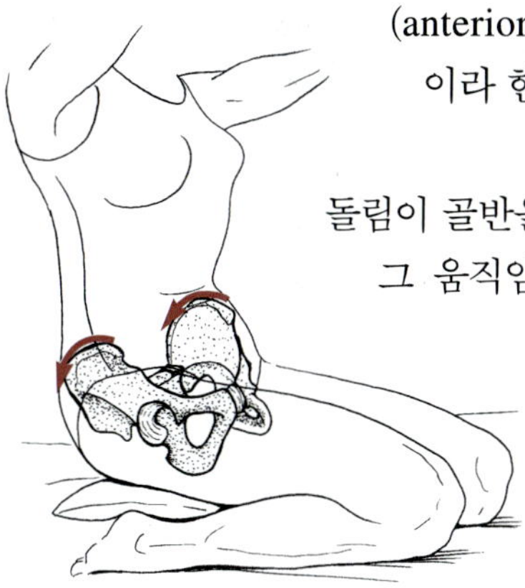

돌림이 골반을 뒤쪽 방향으로 경사지게 하면, 그 움직임을 **뒤쪽돌림**(posterior rotation)(retroversion)이라 한다.

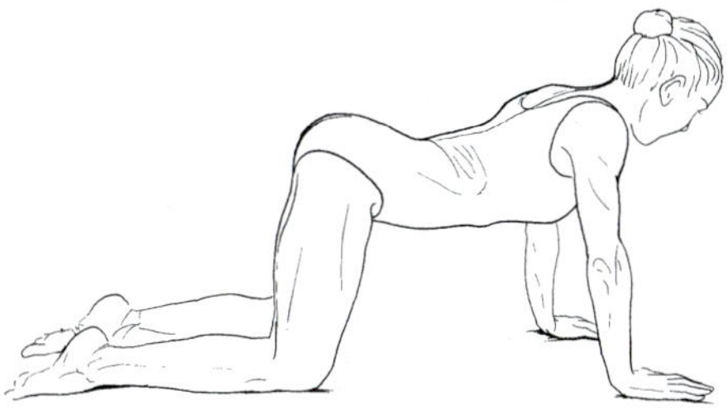

이들 움직임을 종종 **골반 돌림(골반회전,** pelvic rotation)[2]이라 한다. 출산을 준비하기 위해, 다양한 자세에서 이들 움직임을 연습해 본다.[3]

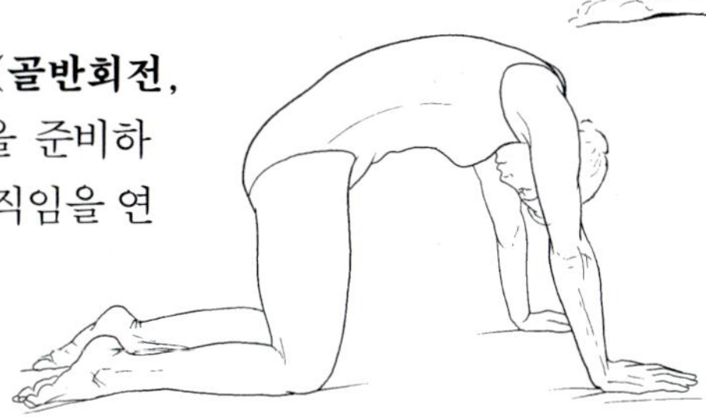

- 네발 기기 자세. 가장 쉽게 운동할 수 있는 자세이다.
- 한 쪽 옆으로 눕는다.

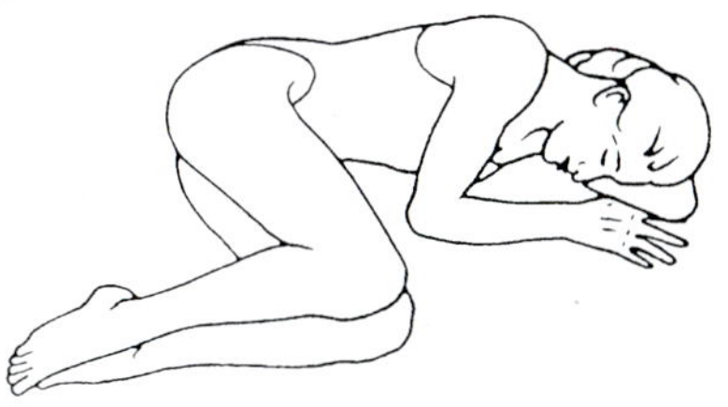

- 바로 누운 자세. 뒤쪽 돌림(posterior rotation)은 쉽게 일어날 수 있지만, 앞쪽 돌림(anterior rotation)은 어려운 편인데, 그 이유는 골반이 지면바닥을 눌러야 하기 때문이다.

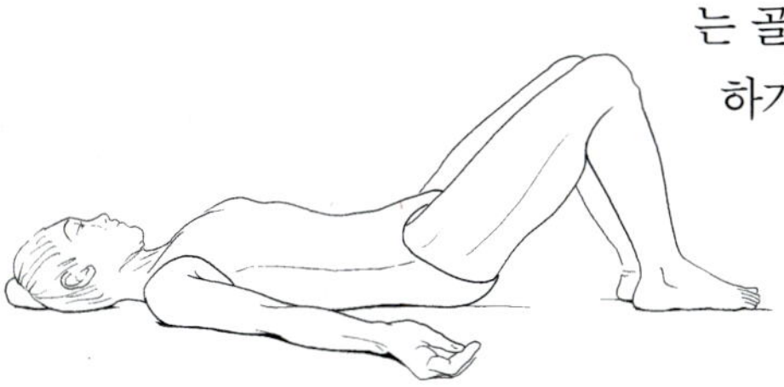

- 무릎꿇고 앉는다(다음 페이지에 그려진 것을 참고)

---

1. 골반의 움직임을 단순화시키기 위해, 엉덩관절에 대한 하나의 블록으로 골반이 회전하는 것처럼 설명할 수 있다.
2. 골반 돌림(pelvic rotation)이란 용어는 총칭 용어로, 골반이 앞쪽 방향으로 움직였는지, 아니면 뒤쪽 방향으로 움직였는지 알 수 없다.
3. 여기에서 기술된 움직임들은 임신 동안 매우 중요하다. 이들 움직임은 아래 복부 부위를 가동시켜, 혈액 순환(특히 큰 혈관)을 활성화시킨다. 그러나 이들 움직임은 골반 뼈 사이의 움직임을 일으키지 못한다. 그리고 정확하게 말하면, 이들 움직임은 분만과정을 기다리는 산모들을 준비시키는 운동이다.

압굽이와 뒤굽이: 허리뼈는 앞뒤로 움직인다(Lordosis and kyphosis: the lumbar vertebrae move back and forth)

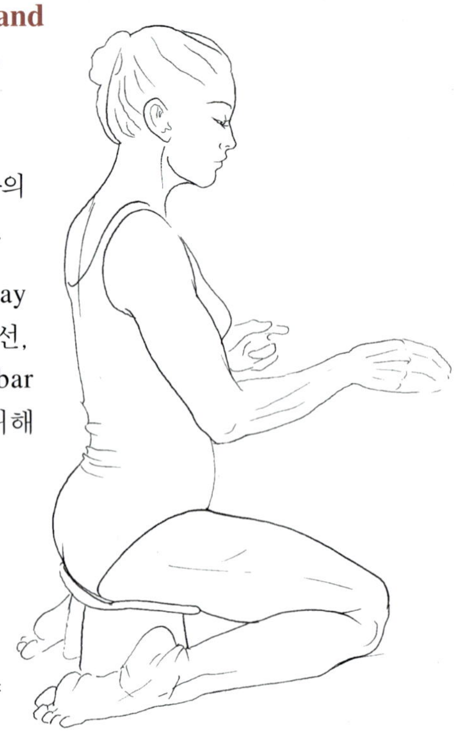

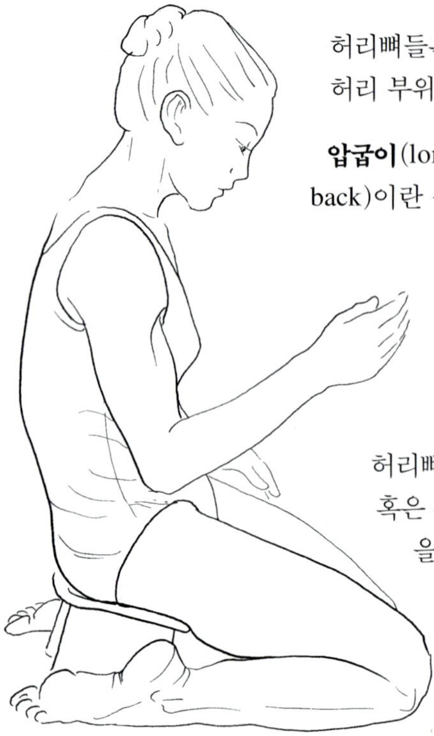

허리뼈들은 개별적으로 움직여, 등의 허리 부위에 우묵한 형태를 만든다.

압굽이(lordosis) 혹은 굽은등(sway back)이란 용어가 허리뼈의 정상 곡선, 혹은 **허리뼈 곡선**(lumbar curve)을 표현하기 위해 이용된다.

허리뼈는 둥근 등(round back) 혹은 **뒤굽이(후만증,** kyphosis)을 만들기 위해 반대 방향으로 움직인다.

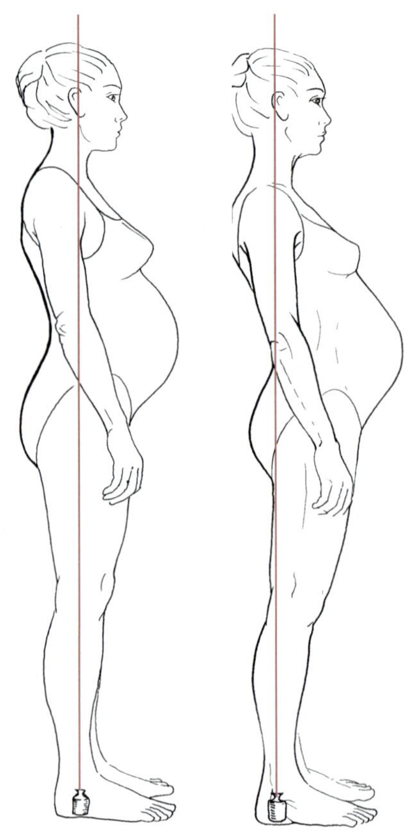

허리뼈의 움직임은 앞 페이지에서 기술된 움직임들과 비슷하다. 단, 여기에 기술된 움직임들이 허리(waist) 근처, 즉 허리 곡선 중 약간 높은 부위에서 일어나는 움직임은 제외된다.

회음부를 이해하려면, 그들 사이의 차이점을 구분하는 것이 중요하고, 또 회음부에서 시작하는 감각과 작용에 대한 정확한 이해를 가지는 것이 중요하다.

임신 동안, 태아의 무게와 관절의 유연성이 안쪽번짐(전염)과 압굽이를 악화시키고, 복부를 앞쪽으로 이동시킨다. p. 111과 p. 112의 운동들을 수행할 때, 이들 변화들이 통증을 일으키지 않으면, 이런 현상으로 놀랄 필요로는 없다.

2개의 회음부 삼각
(The two triangles of the perineum)

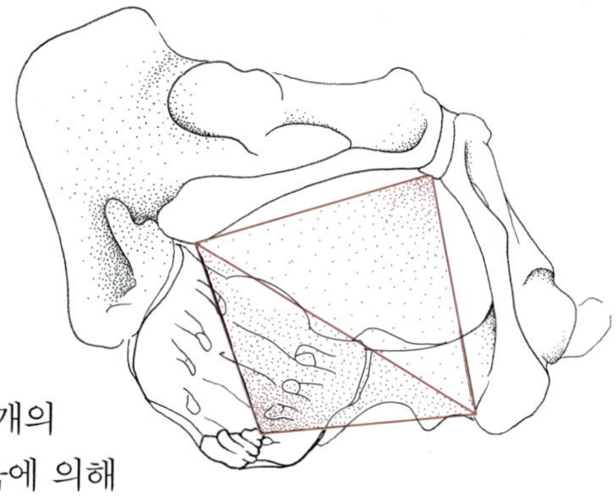

여러분이 골반을 아래쪽에서 바라보면, 4개의 뼈 돌출 부위를 볼 수 있을 것이다: 두덩뼈, 꼬리뼈, 그리고 2개의 궁둥뼈결절. 이들 돌출부는 4개 모서리를 가진 다이아몬드 형태의 **회음부**(perineum)를 형성한다.

회음부(혹은 골반바닥)는 2개의 궁둥뼈결절을 잇는 선에 의해 2개의 삼각형으로 나누어진다. 이 선은 회음부의 얕은 2개의 가로 근육에 의해 형성된다(p. 39).

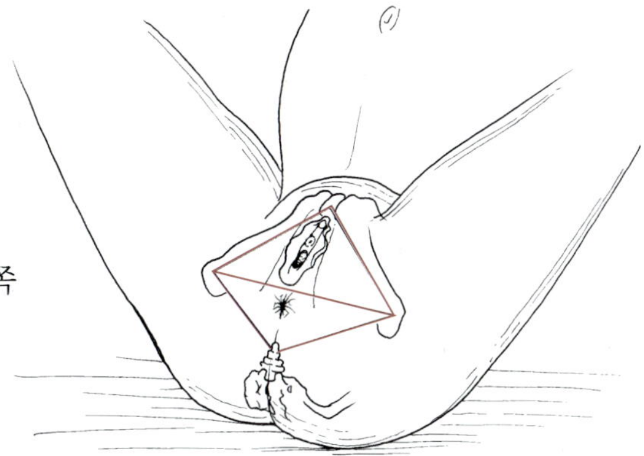

앞쪽 회음부는 요생식 공간(urogenital space)인, 앞쪽 삼각에 해당한다. 질(vagina)과 요도(urethra)의 구멍이 요생식 공간 내에 위치한다.

뒤쪽 회음부는 곧창자공간(rectal space)인, 뒤쪽 삼각에 해당한다. 항문이 곧창자(직장) 공간 내에 위치한다.

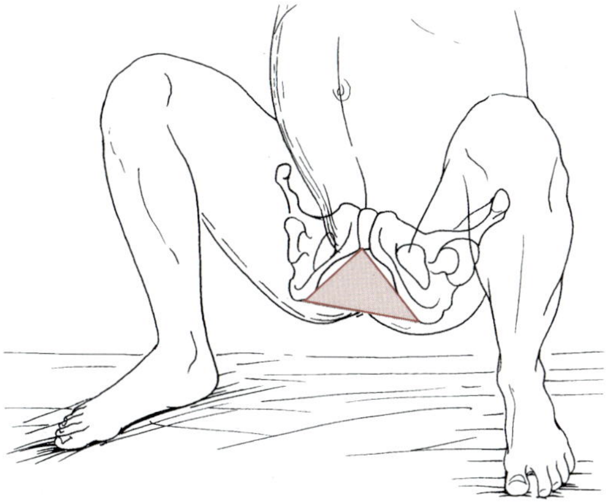

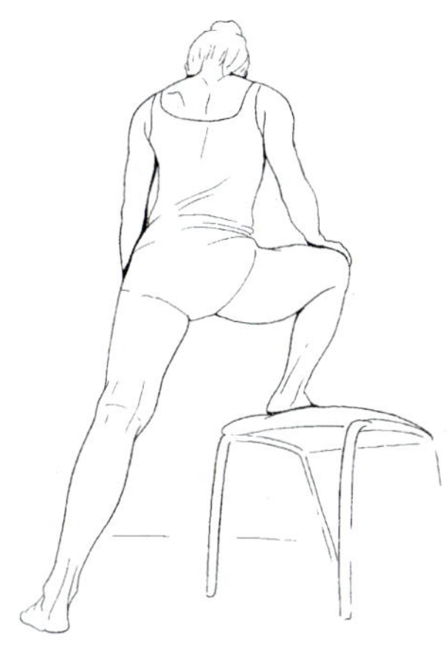

앞쪽 삼각은 앞쪽과 아랫방향으로 경사져 있고,

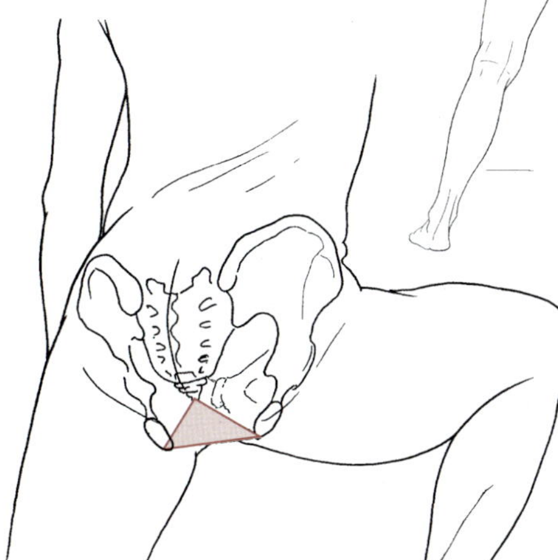

뒤쪽 삼각은 뒤쪽과 아랫방향으로 경사져 있다.

외형: 골반뼈와 여성의 외생식기
(External morphology: the pelvic bones and the external female genitals)

앞쪽 삼각은 측면의 궁둥두덩가지와 앞쪽의 두덩결합에 의해 형성된다. 여러분은 거기에서 털로 덮여 있는 **불두덩**(mons pubis, 치골구)이라는 부위를 찾을 수 있다.

소음순(labia minora)은 2개의 얇고, 불규칙한 피부 주름이다. 여기 그림에서는 소음순이 펼쳐져 있지만, 대개는 붙어 있다. 앞쪽에는, 소음순이 **음핵**(clitoris)의 혹을 형성하기 위해 겹쳐져 있다(p. 40).

뒤쪽 삼각은 2개의 궁둥뼈결절과 꼬리뼈에 의해 형성된다.

다음은 **대음순**(labia majora)이다. 대음순은 앞쪽에서 뒤쪽으로 좌우 각 측면을 경계하는 주름이다. **외음**(vulva)은 요도와 질을 공통으로 가지는 영역이다.

항문(anus)은 외음의 뒤쪽에 위치한다. 그리고, 항문과 외음은 회음(혹은 회음 몸체)의 **중심힘줄**(central tendon)로 알려진 섬유성이고 근육성인 조직에 의해 서로 연결되어 있다(p. 45).

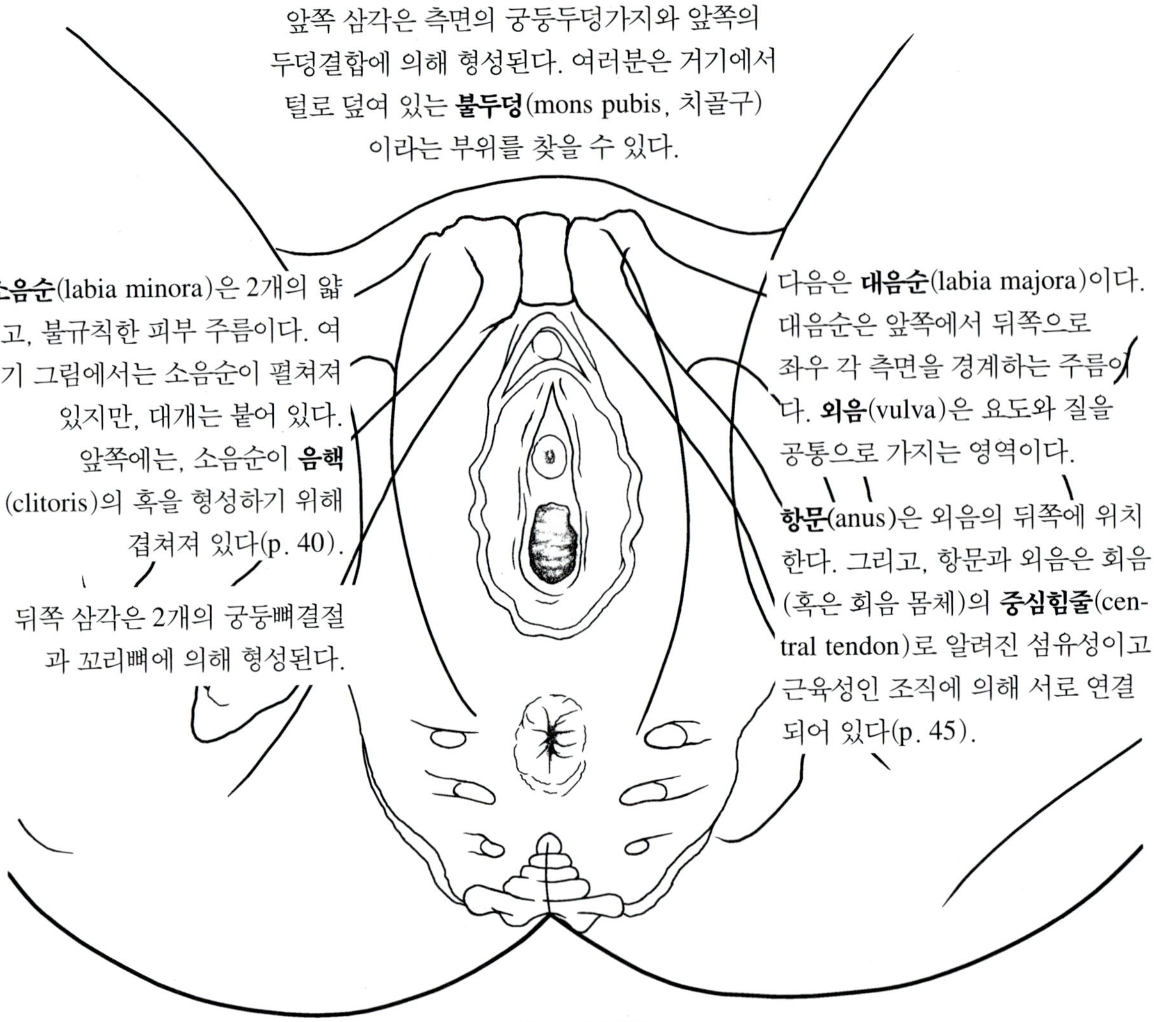

아래쪽에서 바라본 골반

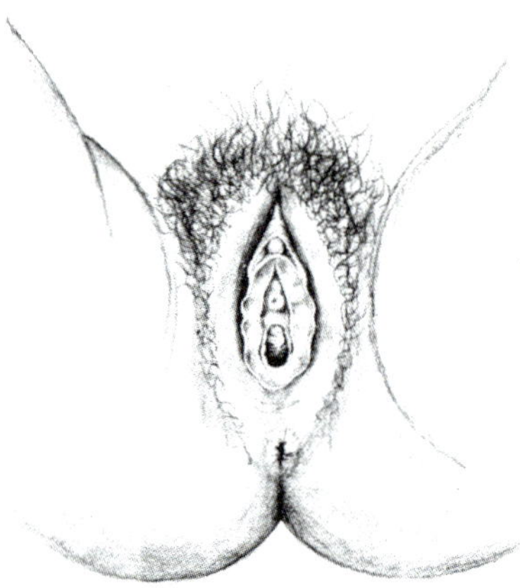

발기체(erectile body)는 p. 40에서 설명된다.

제 2 장

회음부의 근조직

(The Musculature of the Perineum)

골반에 대해 친숙해졌다면, 이제 회음부를 형성하는 근육들을 공부해 본다. 다시 말해, 수축하고 팽창할 수 있는 회음부의 근육과 탄성에 의해 수동적으로 신장되는 근육들을 살펴볼 것이다.

회음부는 두 종류의 근육으로 구성되어 있다:

본 장은 **골반바닥근육**(the muscle of pelvic floor)에 대해 공부할 것이다. 골반바닥근육은 골반 바닥을 효율적으로 형성하는 근육들의 집합체이고, 얕은 층 근육과 깊은 층 근육으로 배열되어 있다. 이들 근육 집합체는 아래쪽 골반의 장기(방광, 자궁, 곧창자)를 지지하고 받쳐 준다.

골반 장기의 구멍과 관련된 근육들(muscles associated with the orifices)도 있다: 요도조임근(괄약근)과 항문조임근(괄약근), 곧창자의 근육, 질의 기둥 등. 이들 근육은 골반바닥을 형성하는 근육보다 훨씬 작다. 이들 근육에 대해서는 복부장기와 연결된 4장에서 설명할 것이다.

이들 두 근육들은 섬유층과 뒤얽혀 있다. 그러나 이 부위를 명확하고 정확하게 그려보기 위해서는, 근육과 섬유층을 구분하는 것이 중요하다. 이것은 그들 근육의 작용과 적절한 감각을 결정하는데 큰 도움을 줄 것이고, 또 많은 혼동을 줄 수 있다.

골반바닥근육(The pelvic floor)

골반바닥근육은 이름이 내포하고 있듯이, 골반 아래쪽 바닥을 받쳐 주는 근육들로서, 두 층으로 구성되어 있다:

- 긴 섬유층인 얕은 층 근육은 **회음**(perineum)이라고 불린다(피부층과 연계되어).
- 길고 두꺼운 깊은 층 근육은 **골반가로막**(pelvic diaphragm)으로 불린다.

이들 근육의 집합체는 작은 골반의 안쪽면에 부착되며, 중간 구멍을 둘러싸고 있는 깊은 층 근육과 아랫구멍을 둘러싸고 있는 얕은 층 근육으로 구성된다. 골반바닥근육에 대한 몇 가지 유용한 정보는 다음과 같다:

- 근육섬유의 방향은 아래쪽과 바깥쪽으로 향하고 있다.
- 근육 전체 모양은 보트의 선체(hull)처럼 생겼다.
- 이들 근육은 서로 교차하며, 3개의 구멍(요도, 질, 항문)을 둘러싸고 있다(조임 조절에 기여한다):

이 근조직들은 두 가지 기능을 한다:

- *아래 복부를 지지해 준다.* 이런 지지는 임신 동안에 증가되고, 또 내부장기의 부피와 체적이 증가될 때 증가된다. 이 기능은 특히 근육의 수축성 능력에 영향을 줄 수 있다.
- *안쪽에서 바깥쪽으로 통하는 통로 역할을 해 준다.* 즉, 근조직의 탄성에 영향을 줄 수 있다.

회음부의 얕은 층 근육들(The superficial layer of perineal muscles)

이들 근육은 두덩뼈와 꼬리뼈 사이에서 앞뒤로 구조물을 형성하고, 좌우 궁둥뼈결절 사이에서 측면으로 구조물을 형성한다.

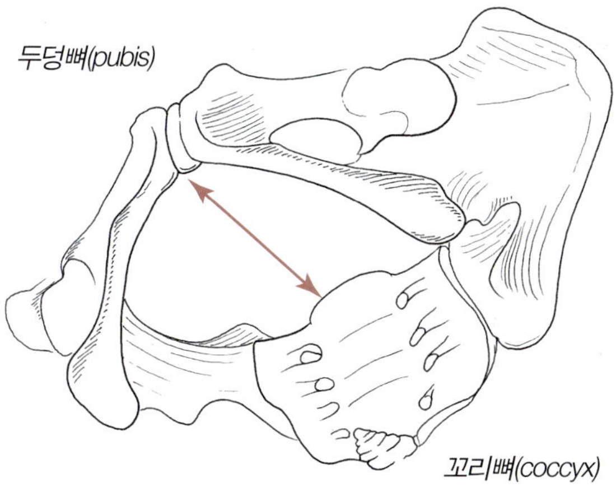

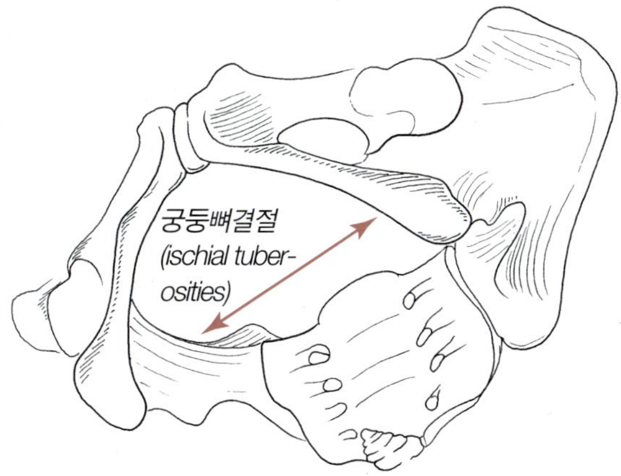

이들 근육은 회음부의 **중심힘줄**(central tendon)로 불리는 부위에서 교차하는 8자 모양의 근육이다. 8자 모양의 앞쪽 고리(anterior loop)는 근육 삼각 내에 위치한다(p. 40 참고).

앞쪽에는 **망울해면체근**(구해면체근, bulbospongiousus muscle)이 음핵에서 중심힘줄로 달리고, **궁둥해면체근**(좌골해면체근, ischiocavernosus muscle)이 두덩뼈에서 궁둥뼈결절로 달린다.

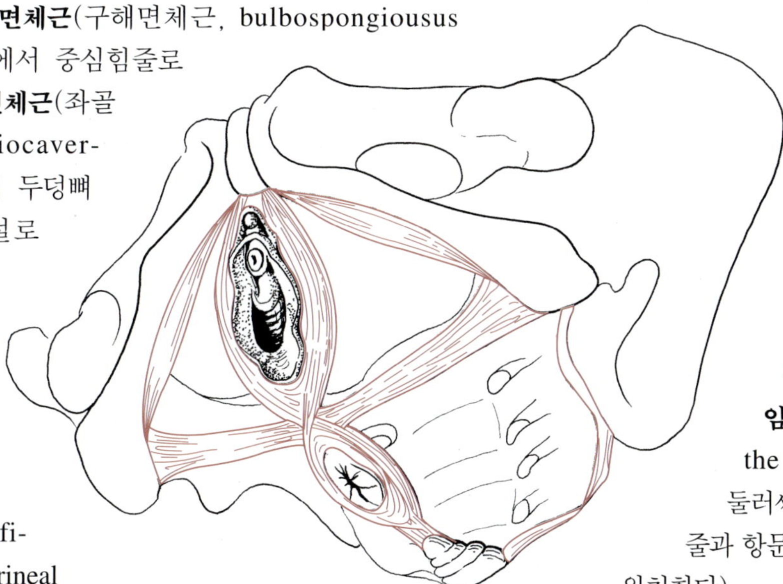

뒤쪽에는 가로무늬근인 **항문조임근**(sphincter of the anus)이 항문을 둘러싸고 있다(중심힘줄과 항문꼬리인대 사이에 위치한다).

중심에는 **얕은 가로회음근**(superficial transverse perineal muscle)이 2개의 궁둥뼈 사이에서 펼쳐져 있고, 중심힘줄의 중간지점에서 만난다.

* 망울해면체근(bulbospongious muscle)과 궁둥해면체근(ischiocavernosus muscle)은 발기체(erectile bodies)를 덮는다(다음 페이지 참고).

회음부의 얕은 층 근육에 대한 개괄적인 내용
(An overview of the muscles of the superficial layer of the perineum)

두 세트의 근육들은 앞쪽 삼각 안에 위치하고, 얕은 층을 설명할 때 종종 포함된다. 이들 근육들은 **회음막**(perineal membrane)으로 불리는 이중층 사이에서 발견된다.

바깥요도조임근(external sphrincter urethra)은 요도의 가장 아래부분을 둘러 싼다.

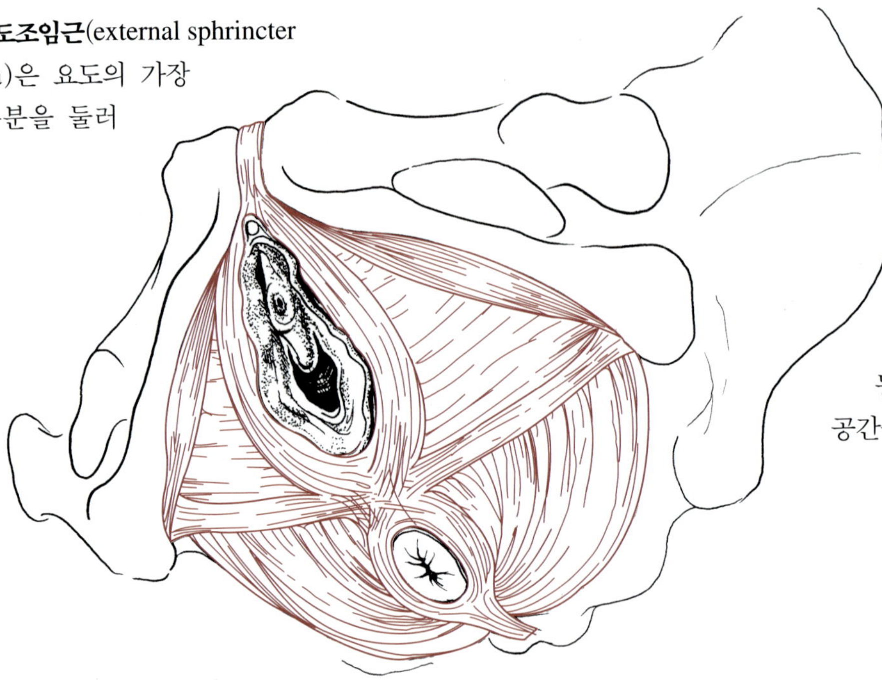

회음부의 **깊은 가로근**(deep transverse muscles)은 좌우 궁둥두덩가지 사이의 공간을 차지한다.

발기체(erectile bodies)는 회음막의 깊은 층 아래에서 고정된다. 발기체는 모세혈관이 풍부한 조직으로 구성된 장기로서, 팽창할 수 있다.

해면체(corpus cavernosum)는 좌우 궁둥두덩가지를 따라 달리고, 음핵의 몸체를 형성하기 위해 앞쪽에서 만난다.

음핵(clitoris)은 남성의 음경(penis)과 유사한 발기체이다. 이것은 두덩뼈 바로 뒤쪽에 위치한다. 음핵의 형태는 원기둥이고, 길이는 약 3 cm, 직경은 0.5 cm이다.

안뜰질망울(전정구, vestibular bulbs)은 외음(vulva)의 좌우에 위치한다.

Bartholin 샘은 외음 뒷부분의 뒤쪽에 위치한다. 이 샘이 성교활동하는 동안 질안으로 흐르는 윤활물질을 분비시킨다.

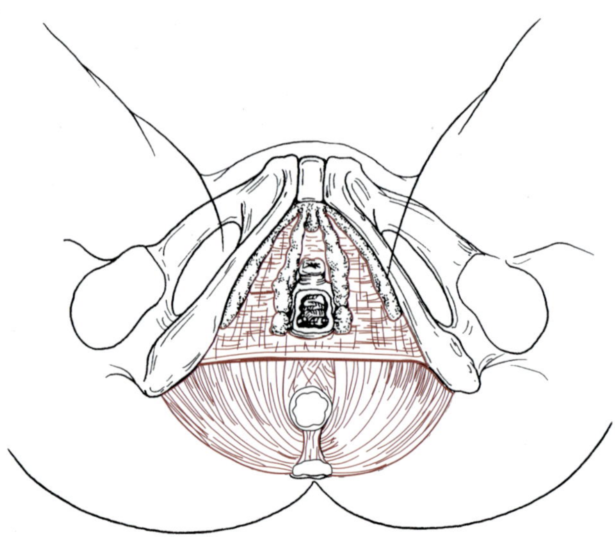

골반의 깊은 층 근육 (The deep layer of the pelvic muscles)

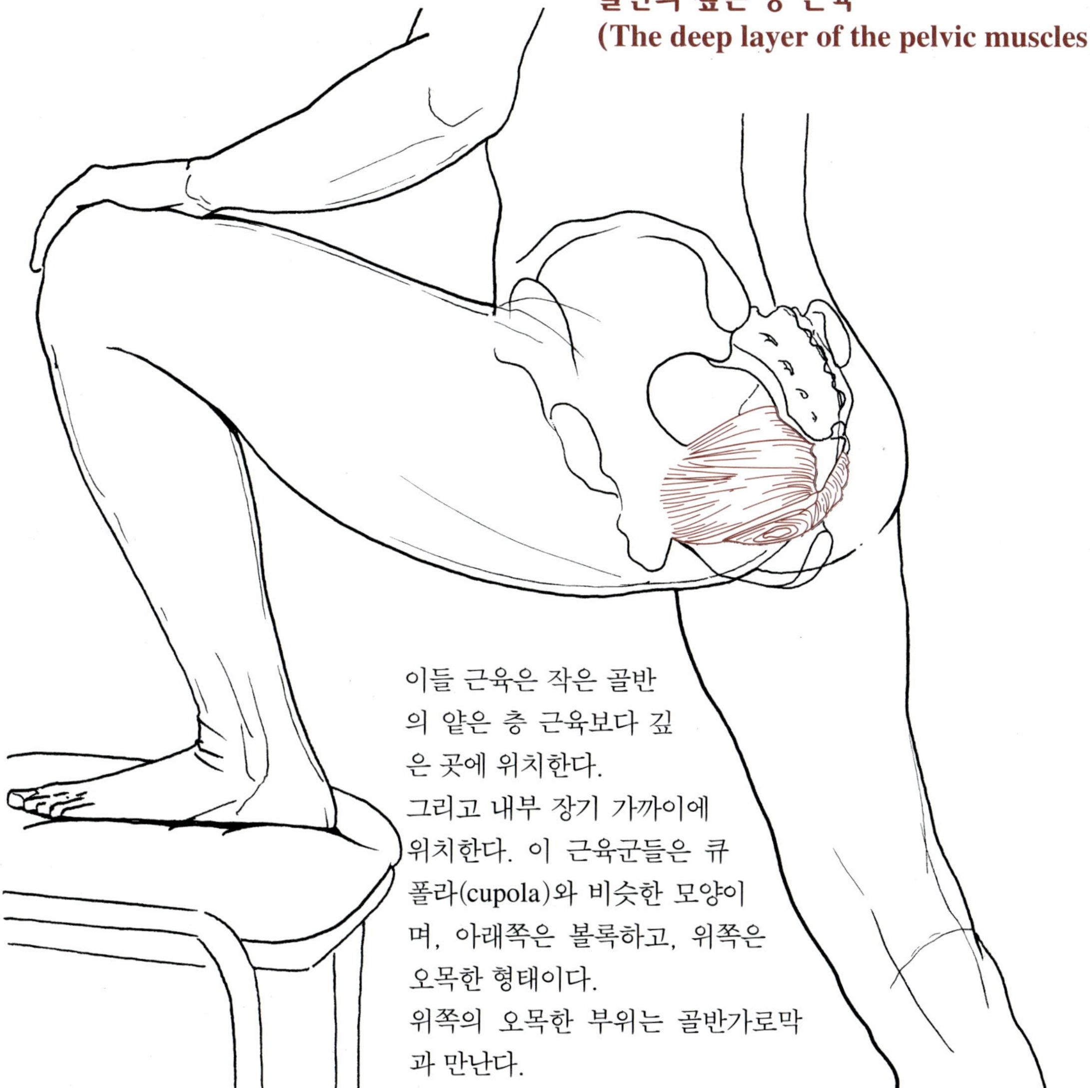

이들 근육은 작은 골반의 얕은 층 근육보다 깊은 곳에 위치한다.
그리고 내부 장기 가까이에 위치한다. 이 근육군들은 큐폴라(cupola)와 비슷한 모양이며, 아래쪽은 볼록하고, 위쪽은 오목한 형태이다.
위쪽의 오목한 부위는 골반가로막과 만난다.

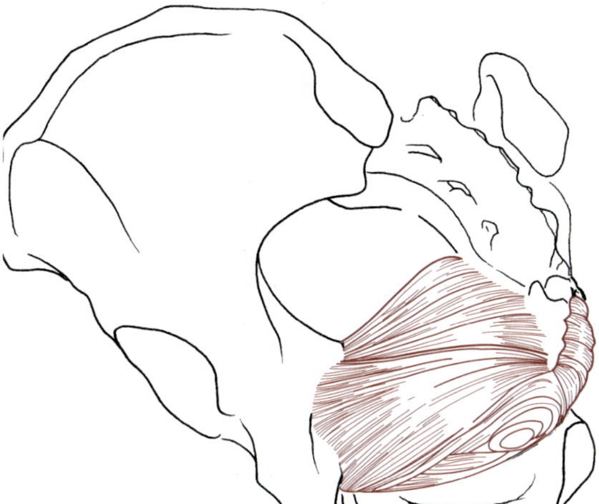

이들 근육은 해먹(hammock)을 형성하여, 오목한 표면 안에 모든 골반 장기들을 담고 있다.

그들은 복부 압력의 변화에 맞게 수동으로 반응하고(탄성), 또 능동으로(수축)도 반응한다.

여기에서 우리는 두 개의 근육을 볼 수 있다:

항문올림근(levator ani)은 강력한 근육으로서, 여러 근육다발이 내부 장기의 구멍 주위를 둘러싸고 있다. 항문올림근은 말굽형태로, 2개 부분으로 구성된다:

- 안쪽 부분은 **두덩곧창자근**(puborectalis muscle)과 **두덩꼬리근**(pubococcygeus muscle)으로 구성된다. 두덩곧창자근은 두덩뼈 위에서 시작하여 곧창자 주위에 매달려 있고, 두덩꼬리근은 궁둥뼈의 힘줄고리(tendinous arc)에서 시작하여 곧창자 주위에 붙는다.
- 가쪽 부분은 **엉덩꼬리근**(iliococcygeus muscle)이며, 이것은 넓은 섬유판 모양이고, 힘줄고리(tendinous arc)의 뒷부분을 따라 시작하여 꼬리뼈에서 끝난다.

이들 근섬유 다발은 내부 장기의 지지를 담당하는 중요한 근육이다(p. 125 참고).

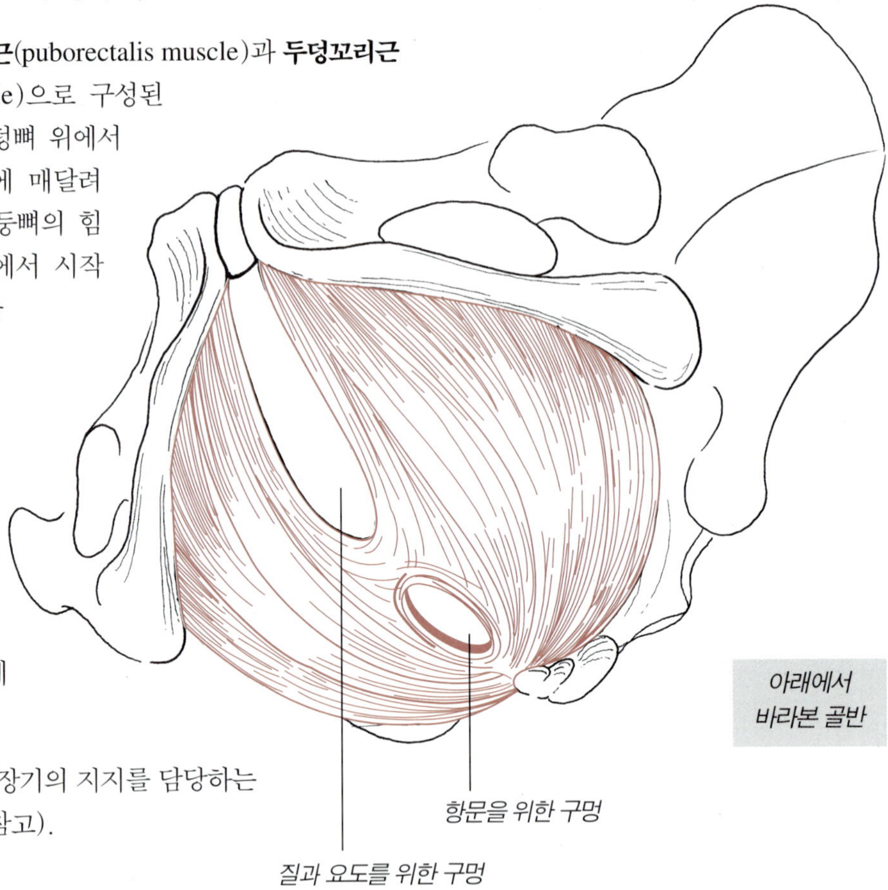

아래에서 바라본 골반

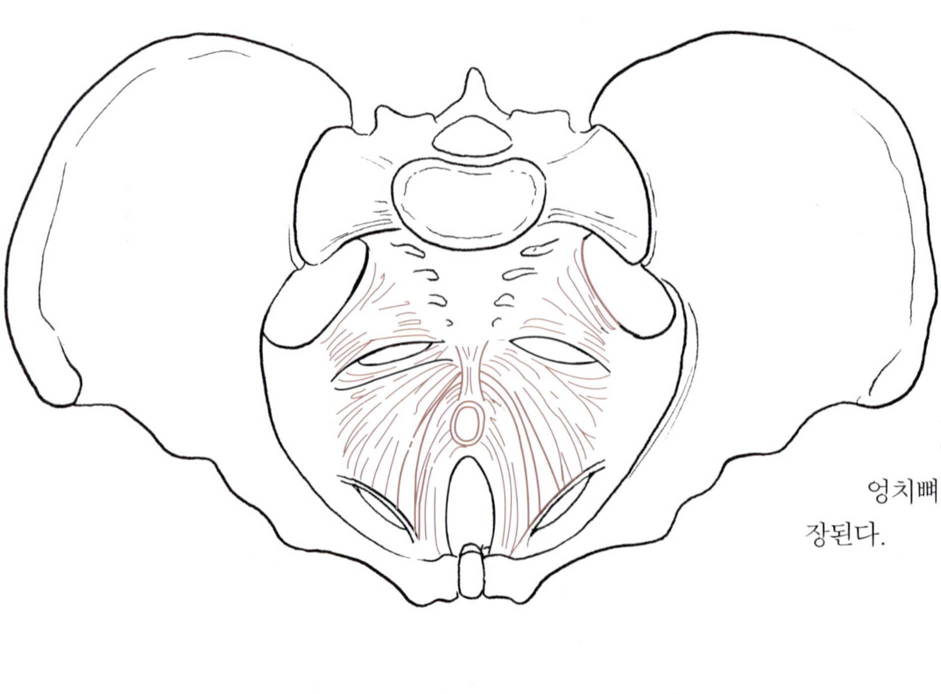

위에서 바라본 골반

꼬리근(coccygeus muscle)은 항문올림근 뒤쪽에 위치하지만, 높이는 같은 레벨이다.

이 근육은 궁둥뼈가시, 엉치뼈와 꼬리뼈 사이에서 신장된다.

요생식 구멍(The urogenital hiatus)

골반 앞쪽에 있는 좌우 항문올림근의 부착점은 고랑 혹은 움푹 들어간 부위를 형성한다. 근육이 존재하지 않는 이 영역을 종종 **요생식 구멍**(urogenital hiatus), 혹은 **단추구멍 올림근**(levator buttonhole)이라 불린다.

이 영역은 방광/요도와 자궁/질의 접합부에 해당한다.

이 영역은 출산을 위한 *넓은 통로이고, 지지 능력이 취약한 부위이다*(p. 53 참고).

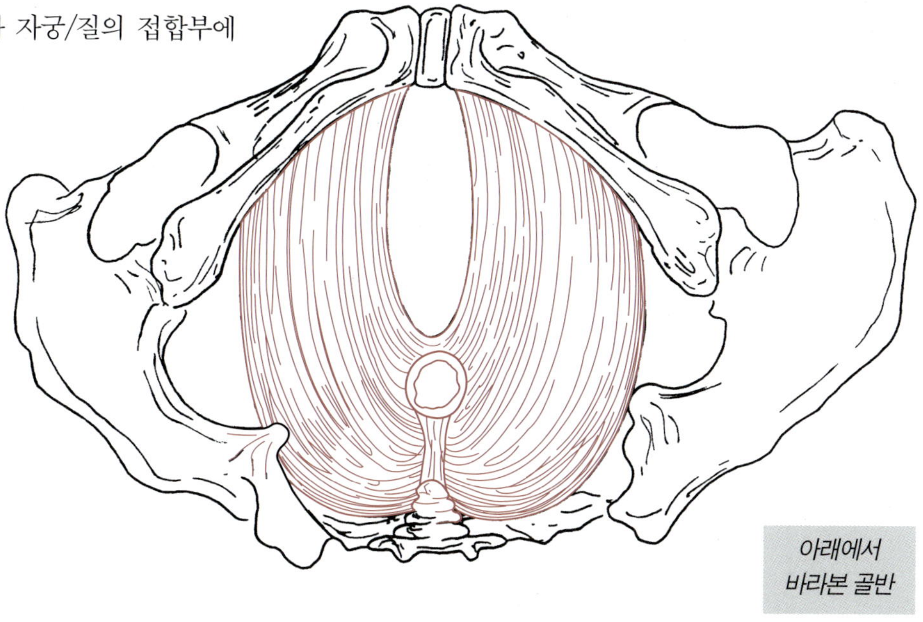

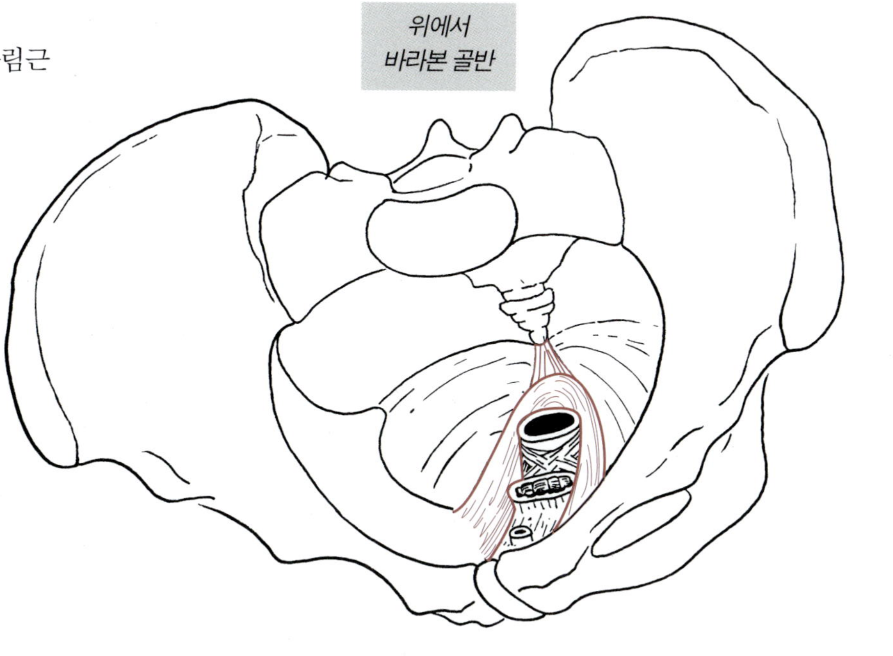

매우 중요한 점은, 항문올림근의 중간 근육(두덩곧창자근 다발)이 내부 장기(방광과 자궁)를 능동적으로 지지해 줄 수 있는 좋은 근육긴장을 가지고 있다는 것이다.

이 근육이 약화되면, 거의 대부분 골반장기의 탈장이나 요실금이 발생한다.

골반바닥근육의 두 레벨(The two levels of the pelvic floor muscles)

앞 페이지에서 설명된 두 층의 근육(얕은 층 근육과 깊은 층 근육)은 작은 골반 안에서 위치하는 높이가 서로 다르다. 그리고 여러 가지의 형태와 방향을 가지고 있다.

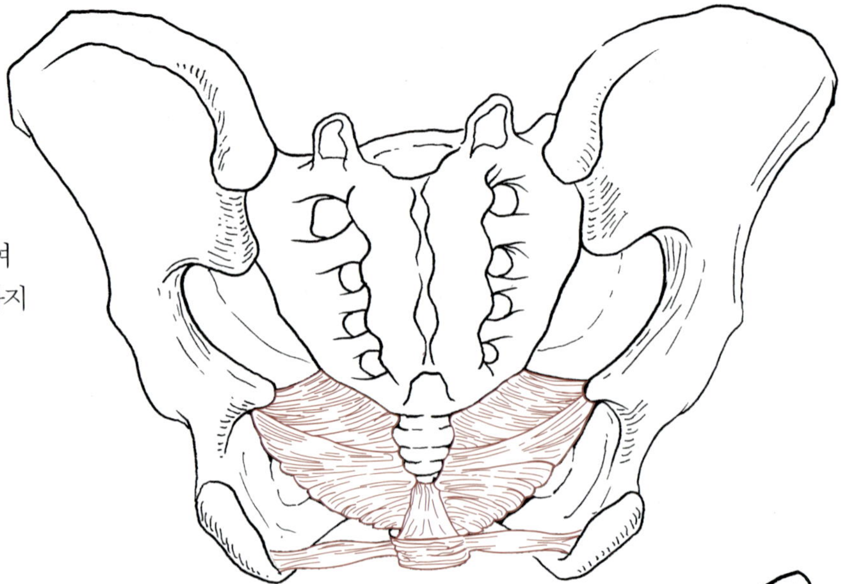

뒤쪽에서 바라본 골반

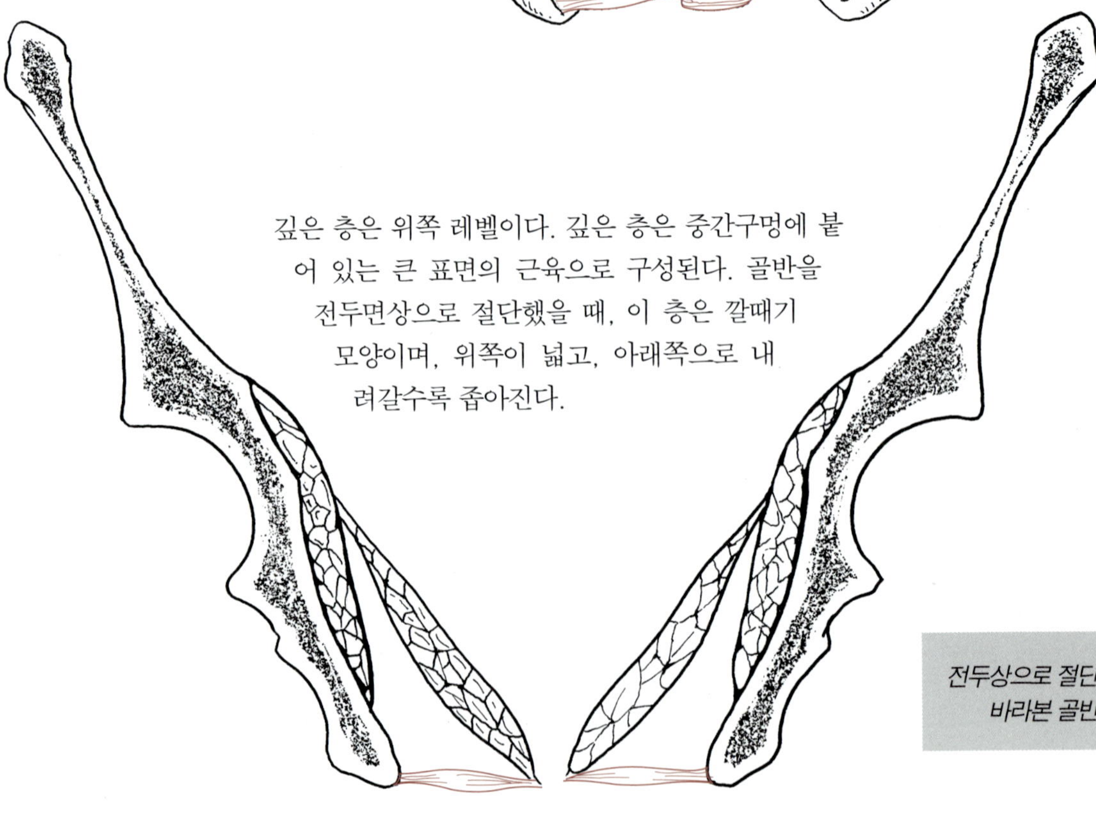

깊은 층은 위쪽 레벨이다. 깊은 층은 중간구멍에 붙어 있는 큰 표면의 근육으로 구성된다. 골반을 전두면상으로 절단했을 때, 이 층은 깔때기 모양이며, 위쪽이 넓고, 아래쪽으로 내려갈수록 좁아진다.

전두상으로 절단하고 바라본 골반

얕은 층은 아래 레벨에 위치한다. 그것은 아랫구멍에 붙어있는 얇고 긴 근육 다발에 의해 형성된다. 골반을 전두면상으로 절단하고 바라보았을 때, 이 층은 수평으로 달리고 있다.

우리가 찾는 근육 교차 부위:

회음부의 중심힘줄(The central tendon of the perineum)

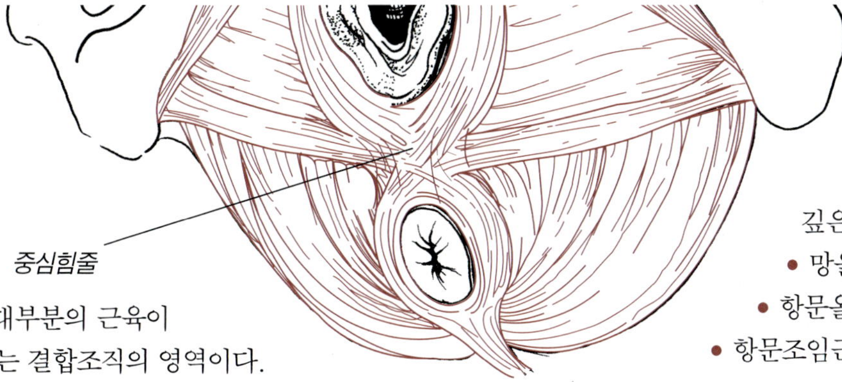

중심힘줄은 대부분의 근육이 붙게 되는 결합조직의 영역이다.

중심힘줄은 매우 좋은 복원력을 가지고 있다. 그것은 주위 구조물의 중심에 위치하고, 주위 근조직을 위한 고정축(anchor)으로 작용한다.

중심힘줄과 출산

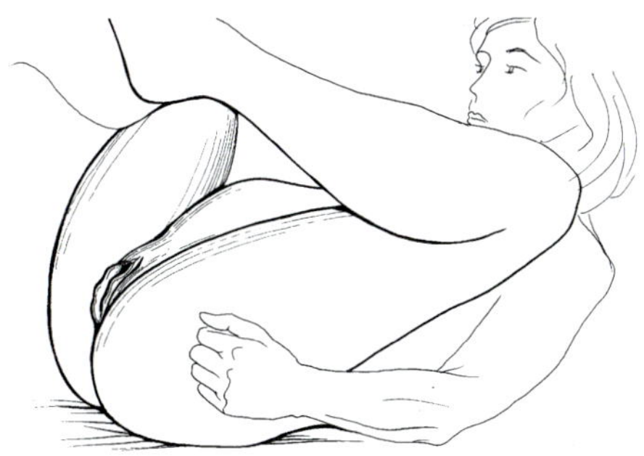

중심힘줄은 분만 내내 압박을 받는데, 특히 머리가 회전하게 되는 순간에 더욱 그러하다. 중심힘줄이 찢어지는 것을 방지하기 위해, 점진적인 팽창을 허용할 수 있도록 밀어내는 힘 혹은 용쓰는 것을 일시 멈춘다.

외음절개술(episiotomy)

가끔 이 부위에 수행되는 수술을 **외음절개술**(episiotomy)이라 부른다.

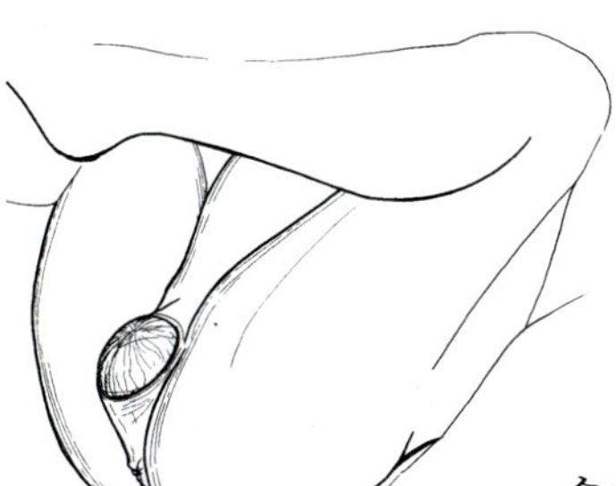

두꺼워진 회음이 분만시 압박을 받았을 때, 혹은 나중에 팽창된 회음이 부자연스럽게 얇아져 찢어질 손상의 위험이 있을 때, 외음절개술을 수행할 수 있다.

외음절개술이 올바르게 수행된다면, 즉 조직이 창백해지기 전에 수행된다면(미세혈관의 방해 징후가 있을 때), 외음절개술로 중심힘줄을 보호할 수 있다.

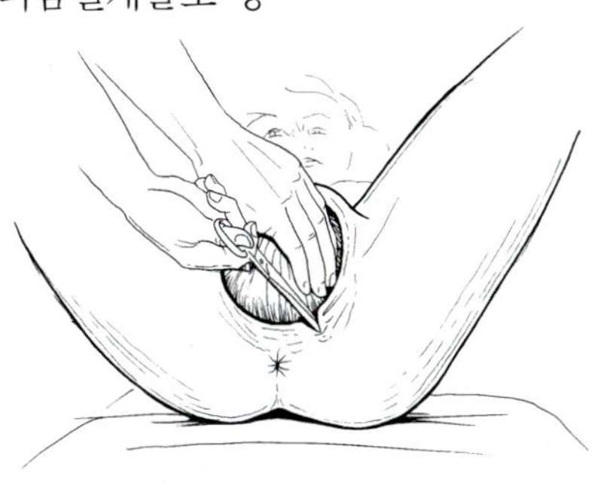

수술이 끝난 다음에는, 봉합과정이 가장 중요하다. 절개된 각 부위는 차례차례로 봉합되어야 한다. 미세출혈과 같은 사고는 완벽하게 관리되어야 한다. 이것은 회음의 산후 기능에 있어 매우 중요하다. 임신과 분만 동안에, 특정 운동을 수행하면, 외음절개술의 필요성을 줄일 수 있다(p. 149-153 참고).

제 3 장

작은 골반의 장기들

(The Organs of the Lesser Pelvis)

방광, 자궁과 곧창자는 가장 아래쪽이고 가장 제한된 부위인 **작은 골반**(pelvic bowl) 안에 모두 위치한다. 이들 장기는 각기 다른 기관에 포함된다:

- 방광은 비뇨기계에 속하고,
- 자궁은 생식기계에 속하고,
- 곧창자는 소화기계에 속한다.

각 장기들은 널힘줄 지지계를 제공하는 골반바닥근육을 뚫고 지나가는 구멍을 가지고 있다. 각 장기들은 수축성과 탄성을 가진 근육을 가지고 있어, 필요에 따라 적절하게 충만해지고 또 비워질 수 있다. 세 장기의 체적 변화에 따른 위치 이동을 이겨내려면, 큰 가동성이 필요하다. 골반의 내부가 상대적으로 단단하기 때문에 장기를 둘러싸고 있는 근-인대 조직에서 움직임이 일어난다.

우리는 본 장에서 이들 세 장기들의 배열을 거론하고, 작은 골반 안에 그들을 고정시키는 시스템에 대해 거론할 것이다. 이 영역의 각 부위를 세심하게 운동시키기 위해서는, 구조물에 대해 즉, 장기 그 자체와 그 장기들을 지지하는 요소들 둘 다에 대해 명확하게 알고 있는 것이 중요하다. 그것 때문에, 묘사된 구조물만 그림을 통해 볼 수 있다.

골반 장기들의 일반적인 배열
(General arrangement of the organs of the pelvic bowl)

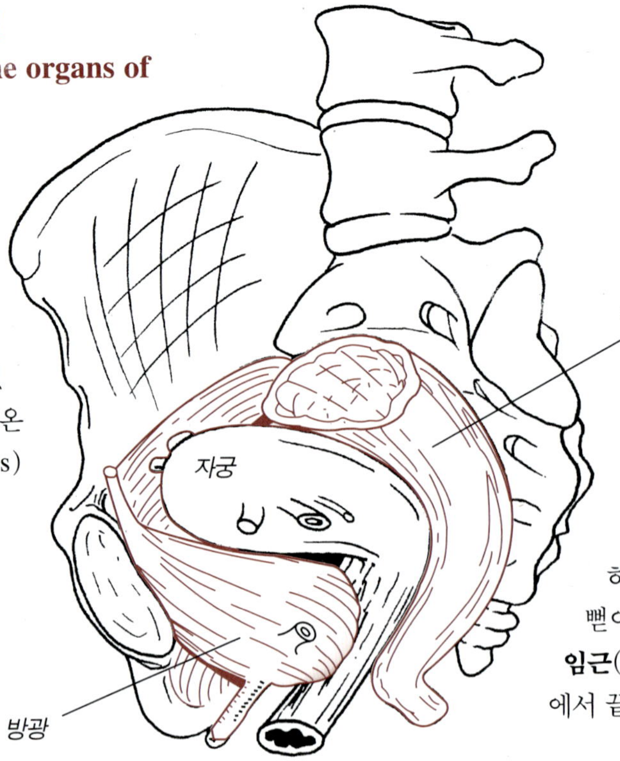

두 장기는 앞쪽 회음쪽으로 향하고 있다:

아래 골반의 앞쪽에는 방광이 있고, 이 방광에서 요도가 뻗어 나온다. 그리고 **요도구**(urinary meatus)(바깥요도 구멍)에서 끝난다.

곧창자는 뒤쪽 회음쪽으로 향하여, 항문으로 뻗어 있고, **항문조임근**(anal sphincter)에서 끝난다.

자궁은 자궁목(cervix)으로 뻗어, 질관(vaginal canal)을 통해 아랫구멍의 질(vaginal orifice)에 도달한다.

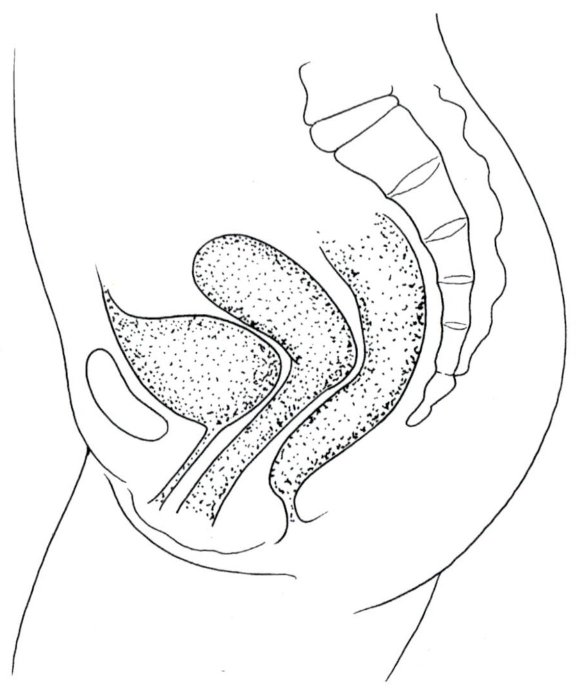

이들 장기들은 겹쳐져 있는 것처럼 보인다. 곧창자는 꼬리뼈와 항문올림근의 뒷 부분 위에 놓여 있고, 자궁은 방광 위에 그리고 방광은 질 위에 놓여 있다.

이런 중첩 배열은 특히 바로 선 자세를 취했을 때, 장기에게 안정성을 제공해 준다.

예를 들어, 자궁이 뒤쪽돌림 되었을 때처럼, 세 장기 중 하나의 장기라도 잘못된 위치에 있으면, 이런 안정성은 손상될 수 있다.

골반 장기들은 몇 가지 기전에 의해 제자리에 고정된다
(The pelvic organs are held in place by several mechanics)

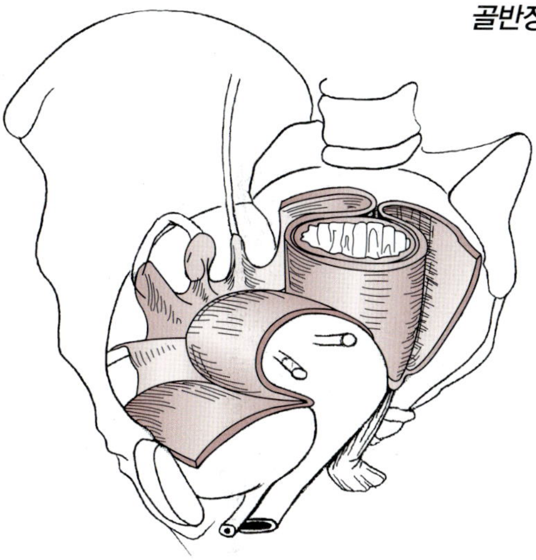

골반장기들은 서로 맞물려 있다(They fit against each other). 서로 겹쳐져 있는 이런 배열은 장기들을 제자리에 잘 유지하는데 도움을 준다(앞페이지 참고).

장기들은 가로막혀 있고, 분할된다(They are held up and partitioned). 골반장기들은 복막의 아래 부분에 의해 가로막혀 있다. 복막이 골반장기들을 덮고 있고, 2개의 주머니를 형성한다: 방광자궁오목(vesicouterine pouch)과 곧창자자궁오목(rectouterine pouch).

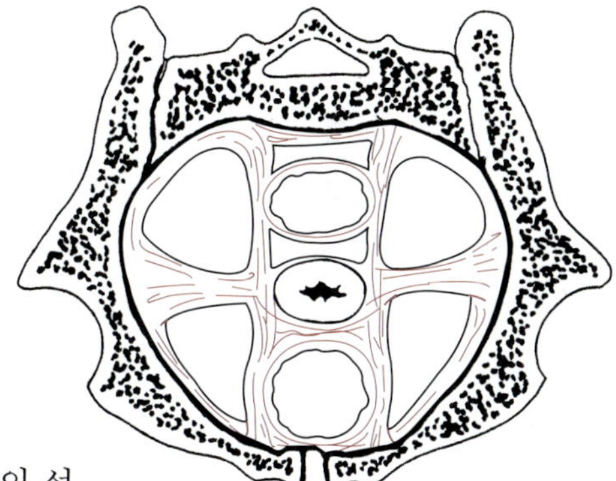

분할은 두 방향으로 형성되어 있다:

- *외측 분할.* 자궁의 측면에는, 복막층이 큰 주름을 형성하며, 이것은 넓은인대(broad ligament)로 불리는 자궁관(fallopian tube)에 의해 가로막혀 있다(p. 60 참고).
- *앞뒤 분할.* 골반 장기들은 엉치뼈에서 두덩뼈까지 뻗어 있는 2개의 섬유띠에 의해 측면으로 경계되어진다:엉치-생식주름(sacro-genital folds).

그들은 서로 붙어 있다. 여기저기 이들 장기의 특정 부분들이 서로 붙어 있다. 예, 질과 자궁은 근막조직에 의해 서로 붙어 있다.

그들은 골반바닥근육에 의해 아래로부터 지지를 받는다(제2장 참고). 골반바닥근육에 의한 기전은 앞에서 기술한 다른 기전과 달리, 능동구조물로서, 수축하거나 신장될 수 있다.

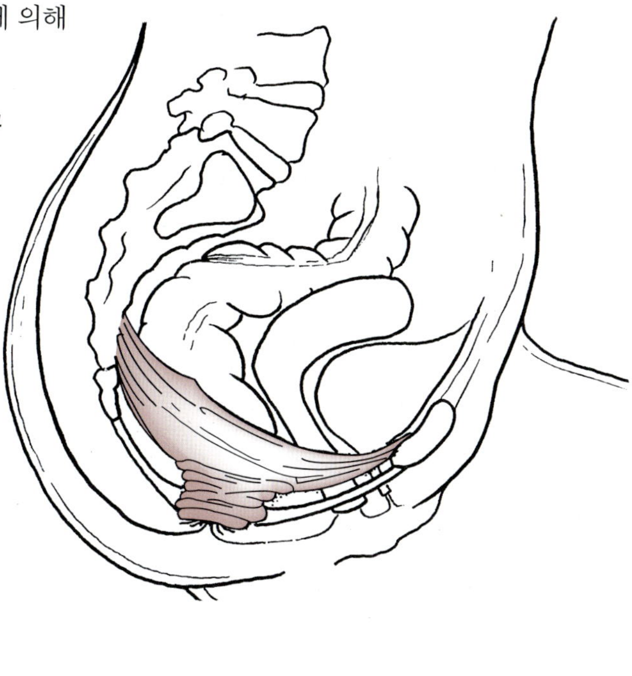

골반 장기들의 체적이 변화될 때, 그들을 고정하는 많은 요소들과 여러 가지 방법들이 존재한다. 이들 구조물 중의 몇몇이 손상되면(특히, 분만 최종단계), 골반장기들의 전반적인 균형이 깨어질 수 있다.

방광(The bladder)

방광은 근육막성 주머니이며, 오줌을 축적하는 곳이다.

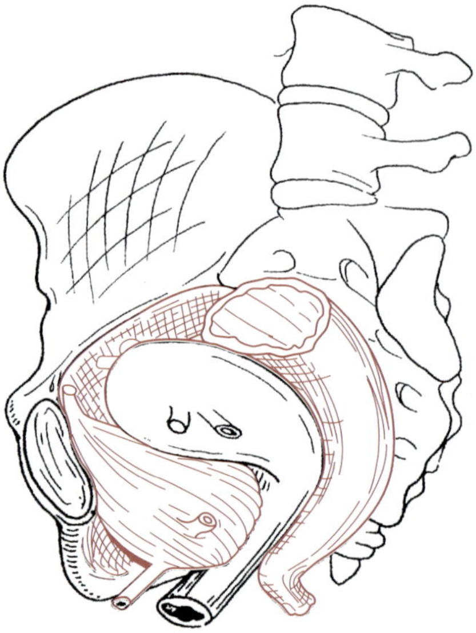

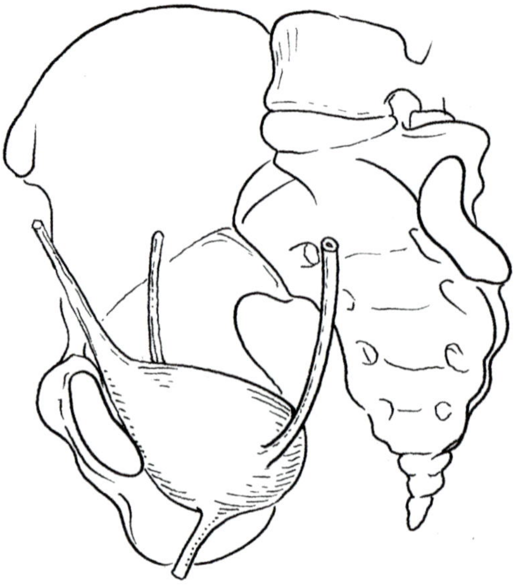

방광은 골반장기 중 가장 앞쪽에 위치하는 장기이며, 두덩뼈 바로 뒤쪽에 위치하고, 자궁 앞쪽에 위치한다.

방광의 형태와 체적은 매우 크게 변화한다. 방광이 비어 있을 때는, 작고, 포개져 있고, 두덩뼈 위에 놓여 있지 않다 (이 단계에서는, 단지 몇 *ml* 오줌만 채워져 있다). 그리고 방광의 안쪽 표면에는 무수히 많은 주름이 있다.

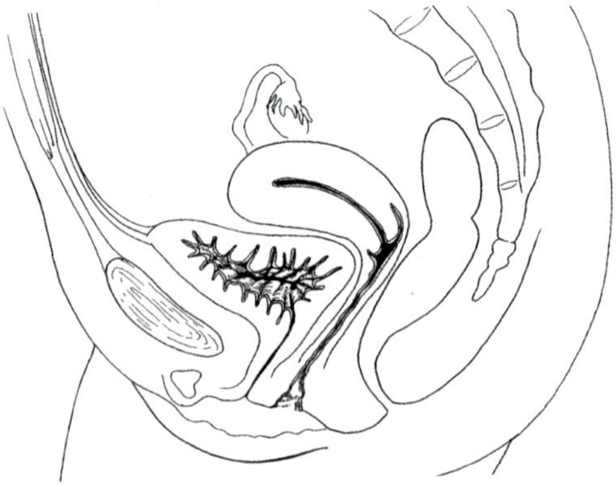

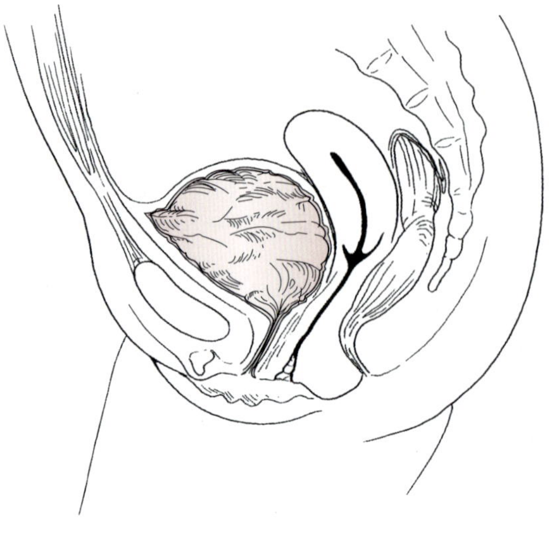

반대로, 오줌이 꽉 차 있을 때는(평균적으로 500 *ml*에서 2 *l*), 방광이 팽창한다. 이때의 방광 모양은 구형이고, 위쪽으로 올라가 복부 안으로 들어간다. 그리고 방광의 안쪽 표면에는 주름이 없어지고, 매끈해진다.

오줌은 2개의 요관(ureter)를 통해 콩팥에서 방광 안으로 한방울씩 흘러내려간다.

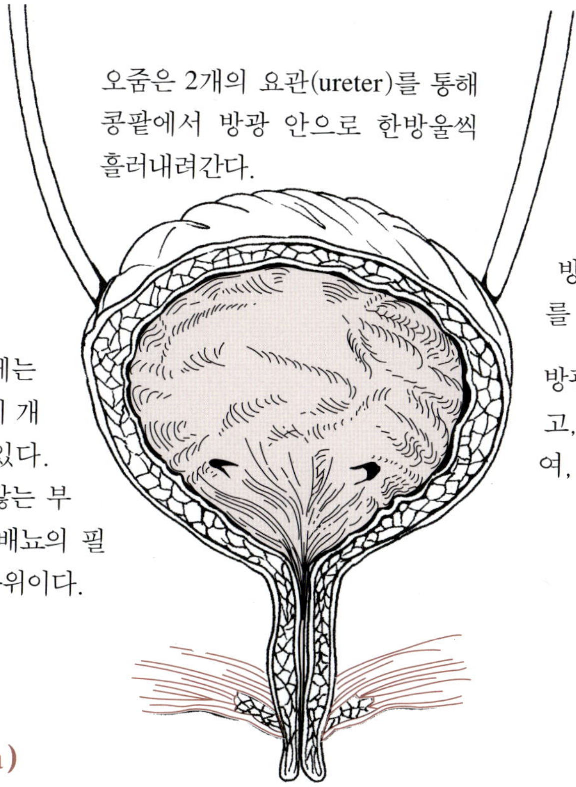

전두면상으로 절단하여 바라본 방광

방광이 꽉 차 있으면, **요도**(urethra)를 통해 비우는 작용이 일어난다.

방광의 벽은 근육(**압박근**, detrusor)이고, 방광이 꽉 차면, 이 근육이 수축하여, 오줌을 배출한다.

방광의 아래 부분에는 삼각으로 배열된 세 개의 구멍이 뚫려 있다. 이것은 팽창되지 않는 부위로써, 우리에게 배뇨의 필요성을 알려주는 부위이다.

요도(The urethra)

요도는 방광에 축적된 오줌을 신체 밖으로 배출하는 관이다.

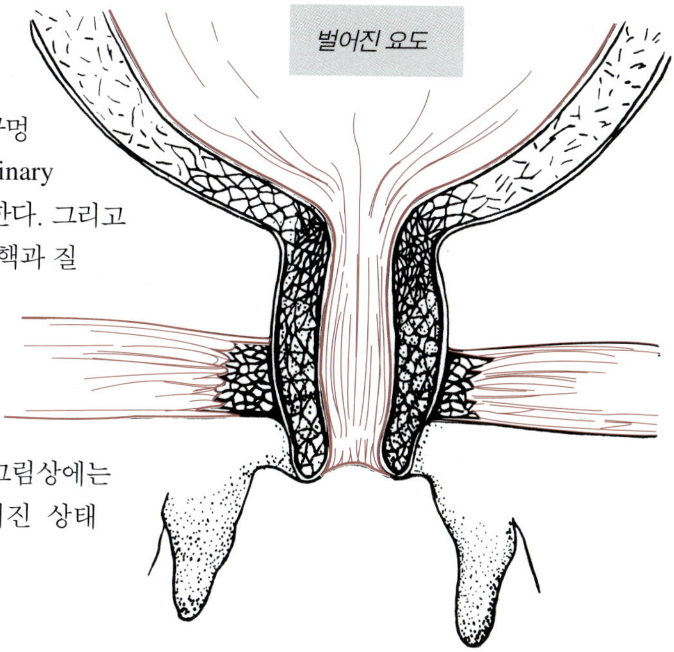

벌어진 요도

요도의 바깥 구멍을 **요도구멍**(urinary meatus)이라 한다. 그리고 요도구멍은 음핵과 질 사이, 그리고 소음순 사이에 위치한다(그림상에는 소음순이 벌어진 상태이다)

요도조임근은 요도를 팽팽하게 만들 수 있다. **속요도조임근**(internal sphincter)은 방광 가까이 즉, 요도 위쪽 부분에 위치한다. 이 근육은 반사성 불수의근으로, 부교감신경의 지배를 받는 평활근이다. 오줌을 배출하기 위해 방광압박근이 수축하면, 속요도조임근이 이완되어 벌어진다.

속요도조임근의 아래쪽에는 바깥요도조임근이 위치한다. **바깥요도조임근**(external sphincter)은 속요도조임근을 둘러싸고 있다. 바깥요도조임근은 속요도조임근과는 달리, 수의근육이다. 오줌반사(urinary reflex)가 일어날 때, 이들 두 조임근이 함께 작용한다(p. 54 참고).

작은 골반 안에서 방광과 요도가 어떻게 위치하는가?
(How the bladder and urethra are situated in the lesser pelvis)

수동 요소에 의한 지지:

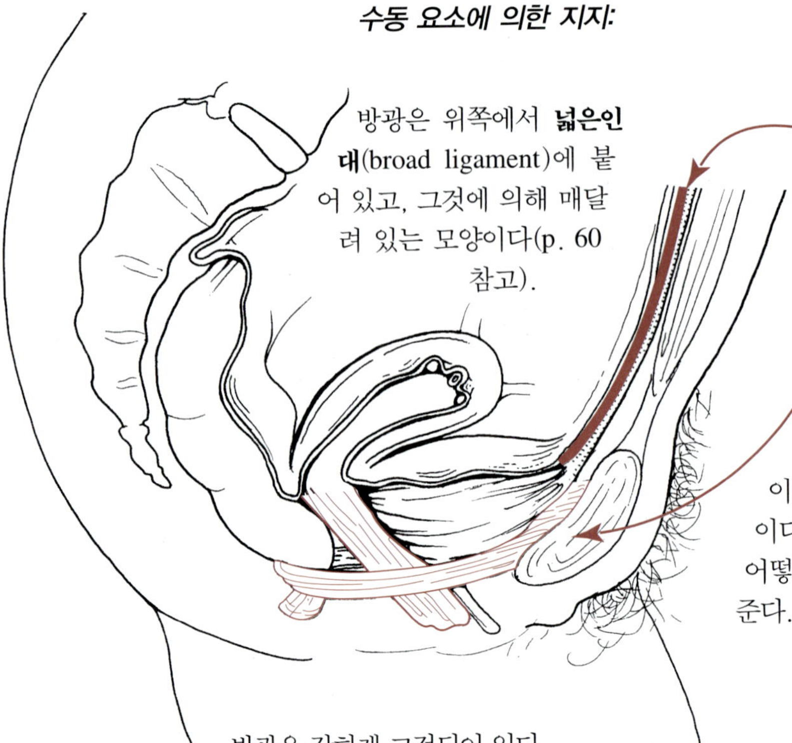

방광은 위쪽에서 **넓은인대**(broad ligament)에 붙어 있고, 그것에 의해 매달려 있는 모양이다(p. 60 참고).

방광의 앞쪽은 방광 앞쪽에서 배꼽까지 뻗어 있는 인대인, **요막관**(urachus)에 의해 매달려 있다.

방광은 앞쪽으로 두덩뼈에 붙어 있는 **두덩방광인대**(pubovesical ligament)에 의해 지지되고 있다.

이들 지지 요소들은 가동성이 큰 편이다. 방광의 체적 변화가 일어날 때, 어떻게 움직임이 일어나는지를 설명해 준다.

방광은 강하게 고정되어 있다.

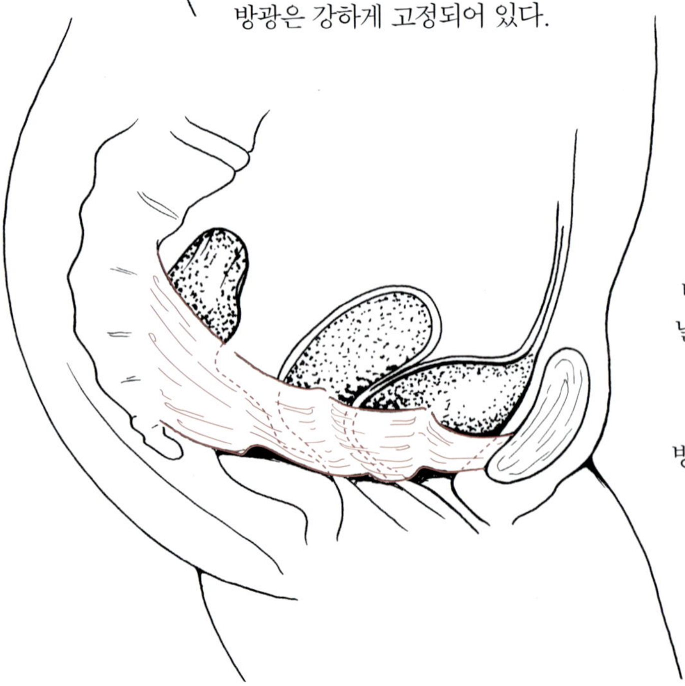

뒤쪽으로는, 방광 바닥과 요도의 뒷부분이 **방광질근막**(vesicovaginal fascia 혹은 **Halban's fascia**)이라는 결합조직을 통해 질(vagina)에 붙어 있다. 두 장기들은 함께 고정된 것처럼 작용한다(이 구조물은 약해지기 쉽고, 골반바닥근육이 약해졌을 때 **방광 탈장**(cystocele)(p. 100 참고)이 일어날 수 있다).

방광의 측면은 엉치뼈에서 두덩뼈까지(엉치생식 주름) 뻗어 있는 수직 널힘줄띠에 의해 경계되어진다.

방광의 바닥쪽에서는, 궁둥두덩가지에 붙어 있는 섬유성 널힘줄인, **회음막**(perineal membrane)을 통해 통과하는 요도가 있다.

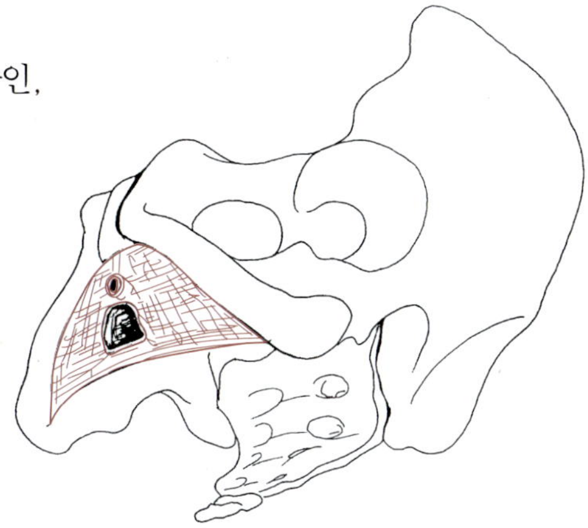

능동 근육에 의한 지지:

방광과 요도 아래에 직접 붙어 있는 근육은 존재하지 않는다. 왜냐하면, 골반바닥근육과 항문올림근이 장기 아래쪽에서 구멍(요생식 구멍, urogenital hiatus)을 만들고 있다(p. 43 참고).

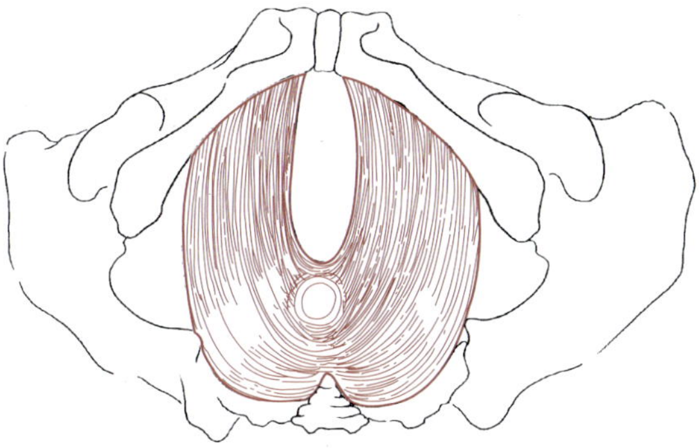

이것은 분만 과정에서 마지막으로 신장되는 영역이다. 앞쪽 회음이 팽창하는 순간이다(p. 93 참고).

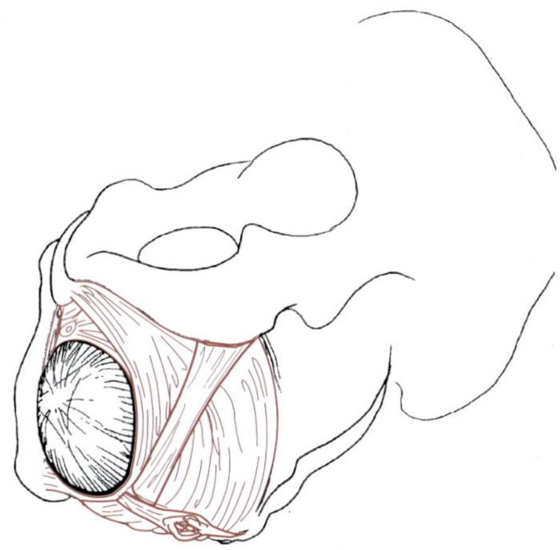

이 부위는 *가장 취약한 부위이다*. 난산(어려운 분만) 시 맨 처음 손상되는 부위이다.

그리고, 이 부위는 약한 부위인데, 그 이유는 골반장기를 밑에서 직접적으로 지지해 주지 않는 부위이다.

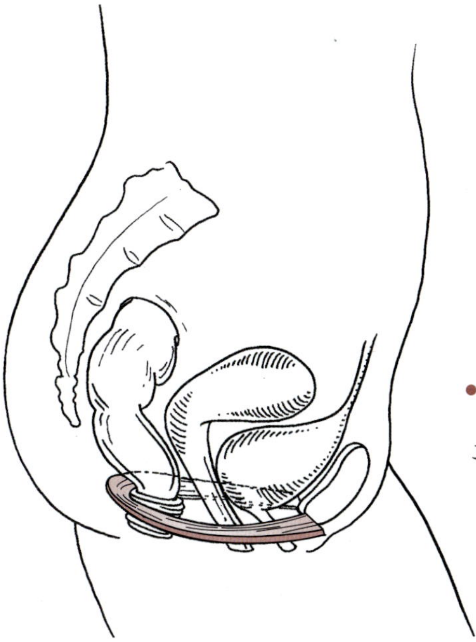

이 부위를 지지해 주는 아래의 근육들은 요생식 구멍의 측면에 위치한다:

- 회음의 깊은 가로근
- 망울해면체근
- 두덩곧창자근

두덩곧창자근은 항문올림근의 가장 안쪽에 있는 근육이다. 이 근육은 항문올림근 중에서 가장 강한 근육이고, 이 부위를 유지하는데 가장 중요하게 작용하는 근육이다.

배뇨(urination)

배뇨는 오줌을 내려 보내는 작용이다.

오줌반사기전은 방광에 오줌이 약 200 *ml* 찼을 때 시작된다.

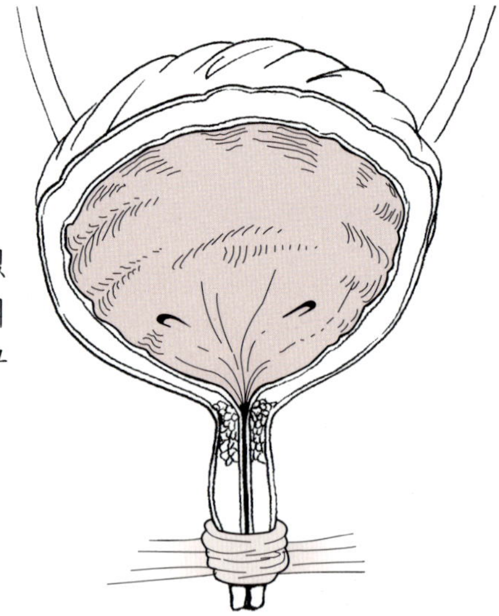

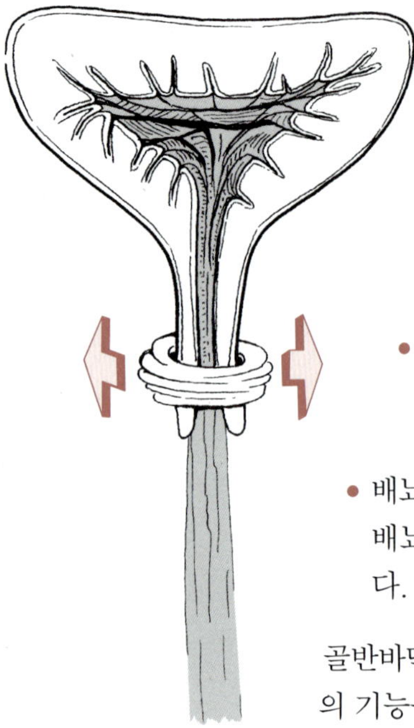

삼각(trigone) 안에 들어 있는 감각수용기가 활성화되어, 오줌을 배출하려는 욕구를 생기게 한다.

우리는 아래의 두 가지 중 한 가지로 반응한다:

- 배뇨가 일어난다. 방광근육이 수축하고, 속요도조임근과 바깥요도조임근이 이완된다.
- 배뇨를 연기한다. 우리는 의식적으로 배뇨를 억제하고, 조임근을 수축한다. 일시적으로 배뇨가 중단된다.

골반바닥근육의 적절한 근긴장은 조임근의 기능을 유지하는데 도움을 준다.

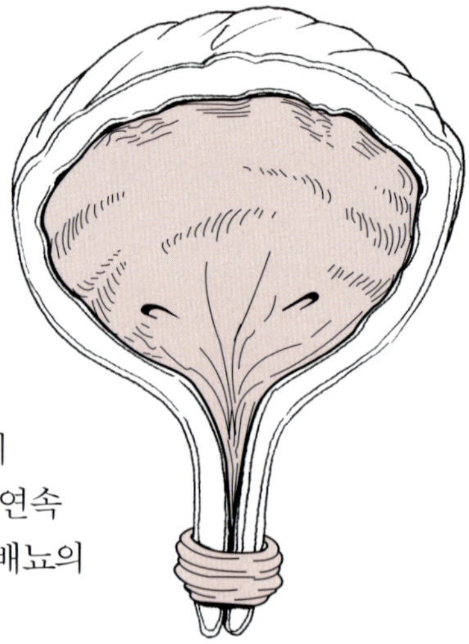

다른 배뇨 욕구가 일어날 때까지 방광에 오줌이 계속 찰 것이다. 이때도 배뇨하거나 배뇨를 지연시킬 수 있다. 그러나, 연속적인 배뇨 지연 이후에는 배뇨가 불가피해진다. 즉, 오줌이 최대 차서, 배뇨의 욕구가 증가하게 된다.

이런 반사 시스템은 감각과 수축 이완하는 근육 반응 사이의 적응 관계에 좌우된다.

반사 시스템의 기능을 적절하게 유지하는 것은 매우 중요하다. 그러므로 배뇨 방지 운동에 관련된 주의사항을 준수하는 것이 가장 중요하다(p. 138–139 참고).

특히:

- 한 번 이상 동일 배출량을 절대로 멈추지 않아야 한다. 배뇨 욕구를 알리는 반사기전이 혼란될 수 있기 때문이다.
- 배뇨가 시작될 직전에만 멈춘다. 압력은 여전히 높다.
- 배뇨하는 동안, 방광을 완전히 비우도록 주의한다.
- 하루에 한 번이나 두 번 정도, 운동을 한다. 오줌을 참는 습관은 반사기전을 혼란시킬 수 있다.

이들 주의사항은 8장에서 모두 반복될 것이다.

임신과 분만 동안의 방광과 요도(The bladder and the urethra during pregnancy and delivery)

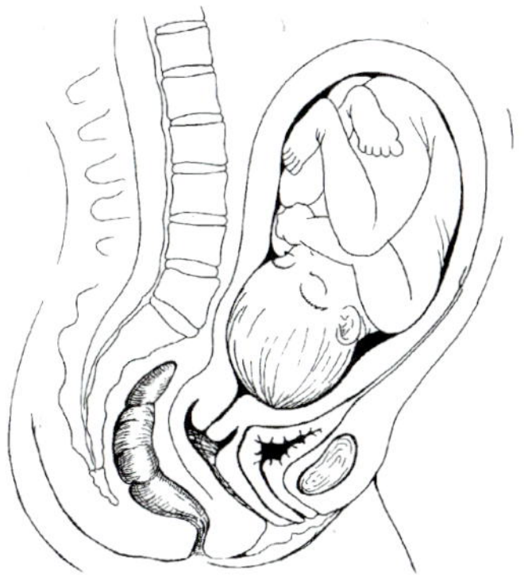

임신기간 동안, 팽창된 자궁은 방광을 압박한다. 임신 말기 3개월 동안에, 요실금의 발생은 흔한 일이다. 왜냐하면, 자궁과 조임근이 신장되고 늘어나기 때문이다.

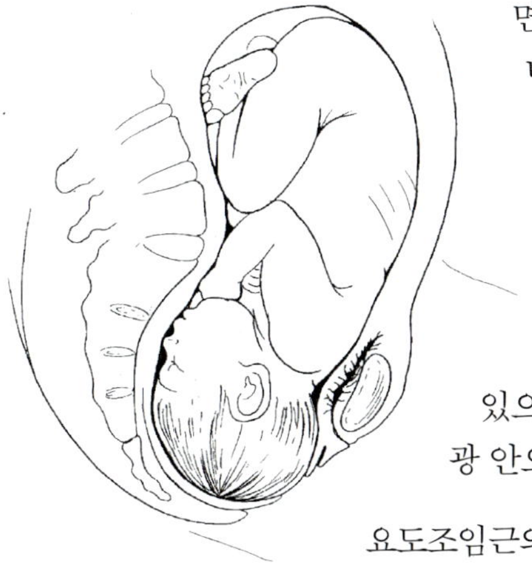

분만하는 과정에서, 태아가 내려가는 동안, 방광이 비어 있다면, 방광과 자궁이 압박된다. 그러나 방광이 꽉 차 있으면, 태아의 하강을 방해할 수 있다. 방광이 꽉 차 있으면, 방광을 비우는 것이 중요하다. 수의적인 배뇨가 불가능하면, 방광 안으로 작은 카테터를 삽입하는 것이 중요하다.

요도조임근의 신장은 배출 단계(expulsion phase) 동안 일정하다. 왜냐하면, 질의 회음 측이 팽창하고, 조임근의 섬유가 신장되기 때문이다. 결과적으로, 방광은 뒤쪽으로 이동할 것이고, 이로 인해 요실금이 일어난다(p. 98 참고).

분만 이후, 2가지 문제가 발생할 수 있다:

- 요도조임근이 손상될 수 있다.
- 배뇨 느낌을 더 이상 느낄 수 없다.

이런 경우, 방광은 위쪽으로 팽창하여 자궁이 뒤로 당기는 것을 막을 수 있다. 이때는 의학적 처치가 고려되어야 한다.

분만 후 첫 2개월 동안에는, 의지에 의해 배뇨를 완전히 멈출 수 없는 것이 일반적인 현상이다. 분만 동안에는, 요도조임근의 팽창이나 하수증*(방광이 정상보다 아래쪽으로 내려오는 증상)에 의해 요실금이 초래될 수 있다. 만성 증상이 있으면(p. 98와 p. 99 참고), 의사의 진료가 불가피하다.

이런 시기가 지난 후, 몇 주 동안에는, 즉, *과도한 복압을 일으키는 운동을 하지 않으면,* 모든 구조물이 점차 정상 위치로 회복될 것이다. 여러분은 특히 아래 사항을 명심해야 한다:

- 무거운 물건을 들어올리지 않는다.
- 분만 후 너무 빨리, 복부 근력 강화 운동을 실시하지 않는다. 그리고 근력강화운동을 할 때는, 아래 복부와 회음부에 너무 강한 자극이 가해지지 않도록 한다(8장, 특히 p. 127 참고).

분만 후, 여러분의 회음 상태를 검사해 보고, 또 이들 주의사항을 재확인해 보는 것이 좋다.

---

* 하수증(ptosis)은 방광이 아래로 내려가는 결과로 일어난다. 방광과 자궁사이의 압력은 병적으로 역전된다: 방광에 대한 압력이 너무 크면, 자궁이 차지하는 공간이 줄어들게 된다.

자궁(The uterus)

자궁은 임신을 위한 장기이다. 자궁은 오목한 근육성 장기로서, 형태는 불규칙적이다. 그리고 혈관이 풍부한 속점막(internal mucous membrane)을 가지고 있어, 수정된 난자의 착상과 발육에 매우 유리하다.

자궁은 이례적으로 팽창할 수 있는 장기이다. 즉, 신체 장기 중에서 가장 크게 팽창하는 장기가 바로 자궁이다(임신일 때, 특히 쌍둥이를 가졌을 때). 또한 태아를 배출하는 동안, 상당하고 지속적인 노력을 할 수 있다. 여성이 임신을 하지 않았을 때는, 자궁이 골반강 안에서 상대적으로 작은 공간을 차지한다:

주목할 만한 자궁의 세 부분은:

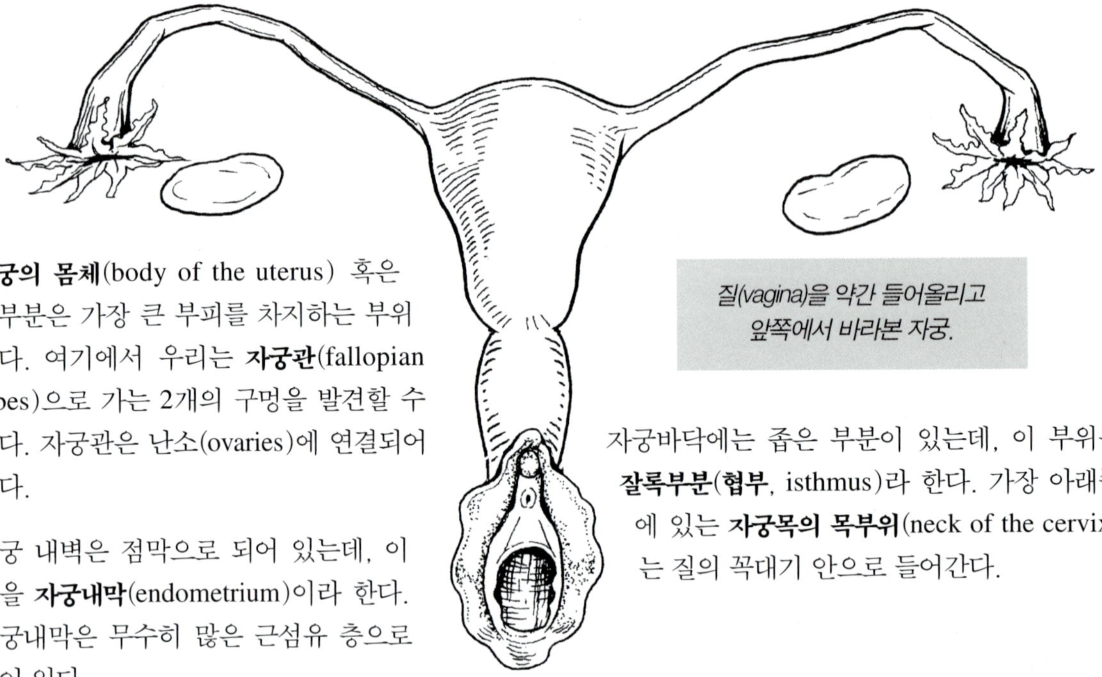

질(vagina)을 약간 들어올리고 앞쪽에서 바라본 자궁.

자궁의 몸체(body of the uterus) 혹은 윗부분은 가장 큰 부피를 차지하는 부위이다. 여기에서 우리는 **자궁관**(fallopian tubes)으로 가는 2개의 구멍을 발견할 수 있다. 자궁관은 난소(ovaries)에 연결되어 있다.

자궁 내벽은 점막으로 되어 있는데, 이것을 **자궁내막**(endometrium)이라 한다. 자궁내막은 무수히 많은 근섬유 층으로 되어 있다.

자궁바닥에는 좁은 부분이 있는데, 이 부위를 **잘록부분**(**협부**, isthmus)라 한다. 가장 아래쪽에 있는 **자궁목의 목부위**(neck of the cervix)는 질의 꼭대기 안으로 들어간다.

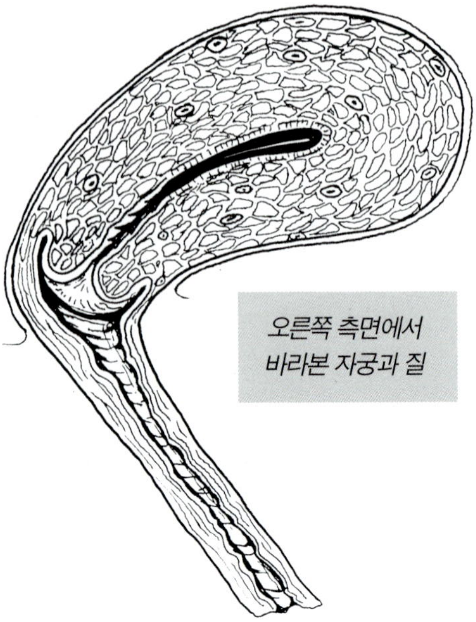

오른쪽 측면에서 바라본 자궁과 질

자궁내막은 난소주기(ovarian cycle)에 따라 변한다. 주기가 시작할 때는 수정된 난소가 착상되도록 자궁내막이 두꺼워진다. 그러나 임신이 안되면, 월경 동안에 그 조직이 떨어져 나온다.

자궁은 골반강의 중앙 부위에 위치한다. 즉, 앞쪽의 방광과 뒤쪽의 곧창자 사이에 위치한다.

우리는 자궁을 측면상에서 보았을 때, 앞쪽으로 경사진 것을 볼 수 있는데. 이것을 안쪽번짐(anteversion)이라 한다: 이런 앞쪽 휘어짐을 앞굽힘(anteflexion)이라 한다.

질(The vagina)

질은 성교하는 장기이다. 그 형태는 원기둥 모양(길이는 약 8 cm)이고, 요도와 외음사이에 위치한다. 앞쪽에서 바라보면 약 오목한 형태이고, 수평면에 대해 뒤쪽으로 약 70° 경사져 있다.

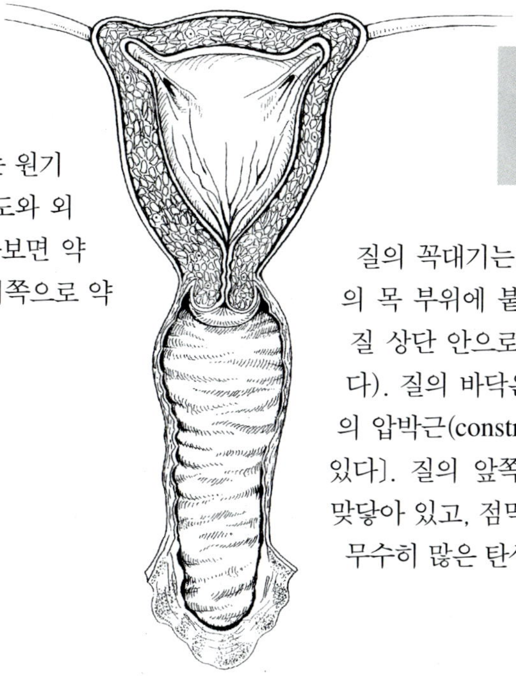

전두면상으로 절단했을 때의 질과 자궁

질의 꼭대기는 약간 커져 있고, 자궁목의 목 부위에 붙어 있다. 자궁목의 목이 질 상단 안으로 들어간다(뒤쪽이 더 깊다). 질의 바닥은 외음에서 끝난다[외음의 압박근(constrictor)은 질 구멍 가까이 있다]. 질의 앞쪽벽과 뒤쪽 벽은 실제로 맞닿아 있고, 점막으로 덮여 있다. 그리고 무수히 많은 탄성 주름이 존재한다.

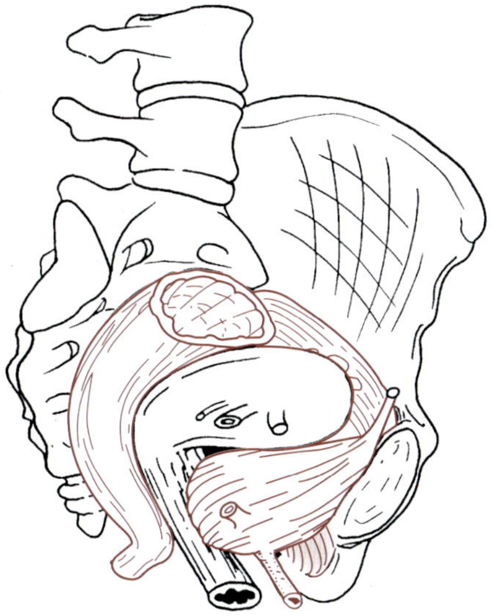

점막은 근육의 2층에 의해 구분되어 있다:

- 긴 섬유의 얕은 층
- 원형 섬유의 깊은 층

이들 근섬유는 질구멍 쪽의 질바닥에서 잘 발달되어 있다.

성교하는 동안, 질 점막은 신장되어 열리고, 남성의 음경(penis)이 안으로 들어갈 수 있도록 분비물을 유리시킨다.

질은 방광과 요도(앞)와 곧창자(뒤) 사이에 위치한다.

임신기간 동안, 태아의 통로를 촉진하기 위해, 점막이 더욱 유연해지고 탄력적으로 된다.

분만 당일, 조직은 아코디언 주름처럼 펼쳐진다. 그래서 질이 찢어지는 경우는 거의 드물거나, 질의 얕은 층만 찢어진다[만성 효모감염(chronic yeast infection)과 같이, 조직의 상태가 아주 나쁠 때].

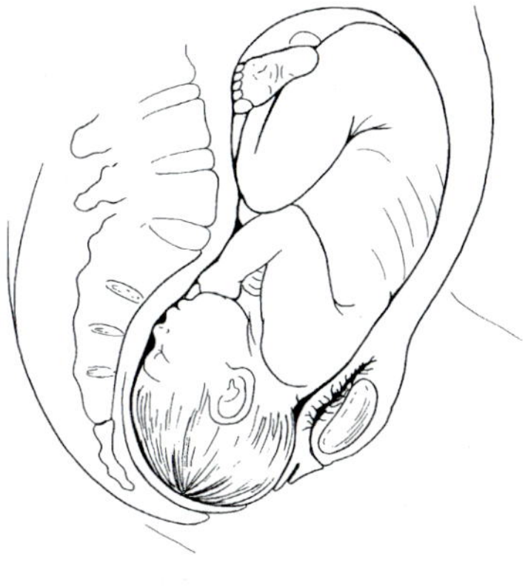

자궁과 질은 작은 골반 안에서 어떻게 지지되는가?
(How the uterus and vagina are supported in the lesser pelvis)

그들의 위치에 의해:

자궁은 방광 위에 놓여 있고, 방광의 지지를 받는다(특히 방광이 비어 있을 때). 그리고 지지 기둥으로 작용하는 질의 지지를 받는다. 질은 곧창자에 의해 제 위치를 유지한다.

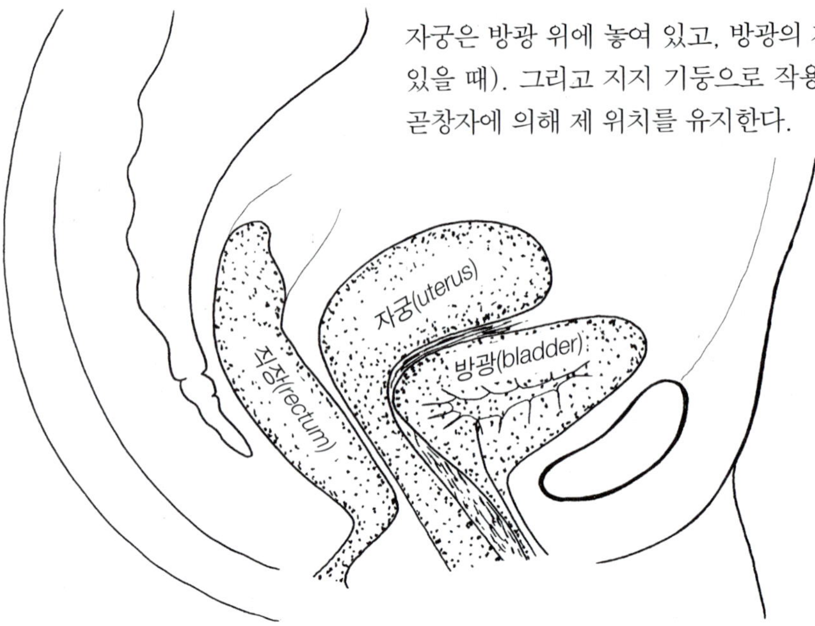

붙는 표면에 의해:

자궁의 뒤아래쪽면은 **곧창자방광근막**(Denonvilliers fascia)으로 불리는 근막을 통해 방광에 붙어 있다. 질은 방광의 아래쪽에 붙어 있고(방광의 삼각영역), **방광질근막**(Halban fascia)으로 불리는 공통 근막에 의해 요도와 붙어 있다.

지지 표면에 의해:

질은 깊은 회음 가로근 아래에 있는 섬유층인 회음막 위에 놓여 있다.

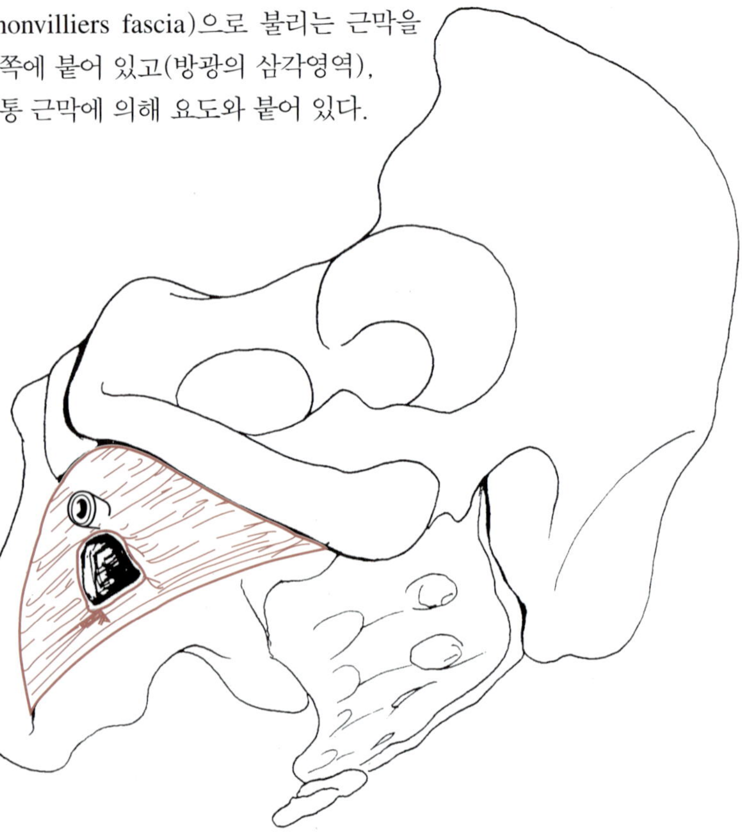

아래와 왼쪽에서 바라본 골반

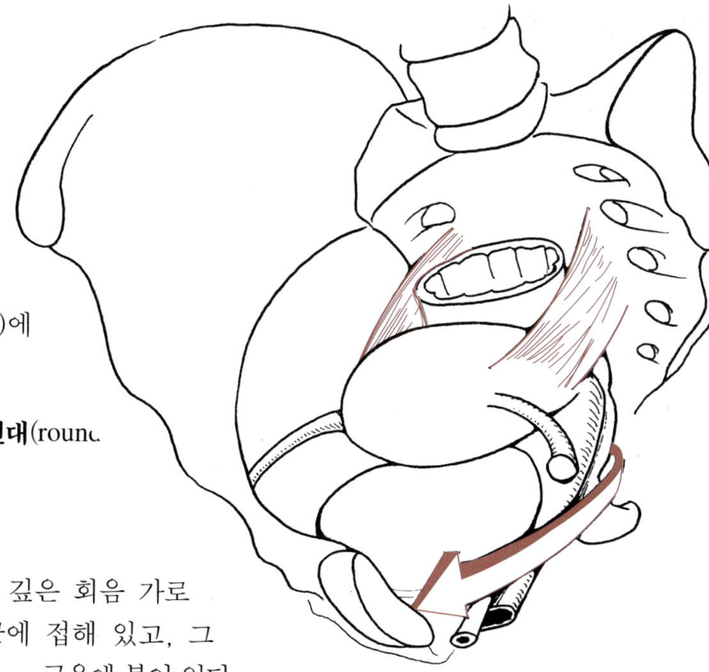

인대에 의해:

자궁엉치인대(uterosacral ligaments)에 의해 자궁이 엉치뼈에 고정되어 있다(자궁의 뒤쪽).

그리고 가쪽의 **넓은인대**(broad ligaments)에 의해 매달려 있다(p. 61 참고).

자궁은 앞쪽으로 바라보고 있고, **둥근인대**(round ligament)에 의해 두덩뼈에 붙어 있다.

근육에 의해:

자궁은 깊은 회음 가로근에 접해 있고, 그 근육에 붙어 있다.

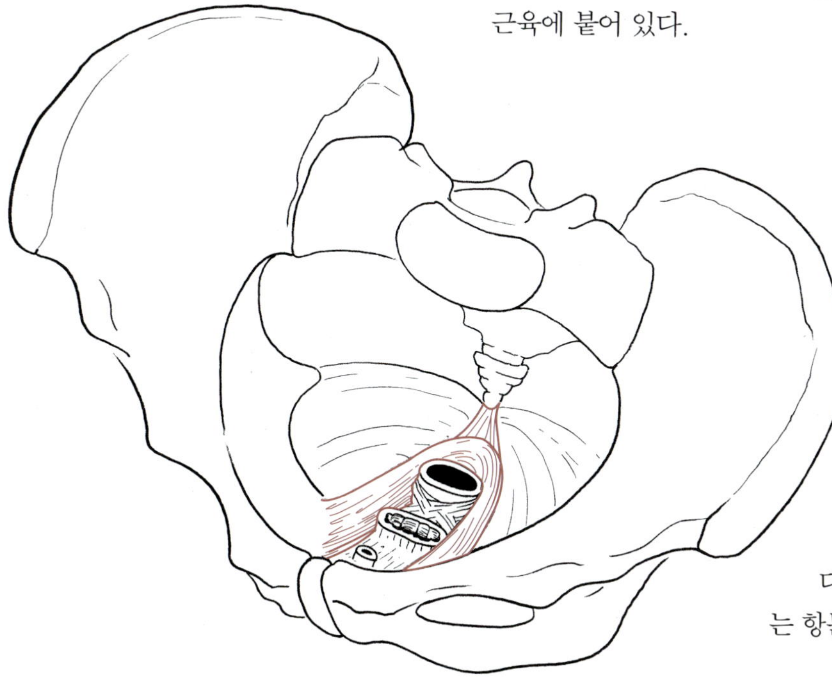

아래끝 바로 위에서, 질은 항문올림근의 구멍 안에 붙어 있고, 강하게 고정되어 있다. 항문올림근이 가장 강한 지지 기능을 한다. 자궁이 내려가는 주된 이유는 항문올림근의 약증이다.

요약 (Summary)

자궁의 위쪽 절반(혹은 바닥)은 가동성이 매우 좋고, 방광의 충만 정도와 곧창자의 충만 정도에 따라 위치가 바뀌게 된다. 그리고 자궁의 아래쪽 절반(혹은 자궁목의 목)은 가동성이 적다. 질은 골반강의 아래쪽에 고정되고, 질이 안정되면, 자궁을 위한 지지 기둥역할을 한다.

넓은 인대(The broad ligament)

복막은 골반장기를 덮고 있고, 자궁의 앞쪽과 뒤쪽에 깊은 주름을 형성한다:

- 뒤쪽에는 **곧창자자궁오목**(rectouterine pouch/pouch of Douglas)이 있고,
- 앞쪽에는, **방광자궁오목**(vesicouterine pouch)이 있다.

이들 앞쪽 오목과 뒤쪽 오목은 자궁을 덮고 있고, 측면에 서로 붙어 있다. 그래서 자궁은 복막에 의해 전체적으로 덮여 있다.

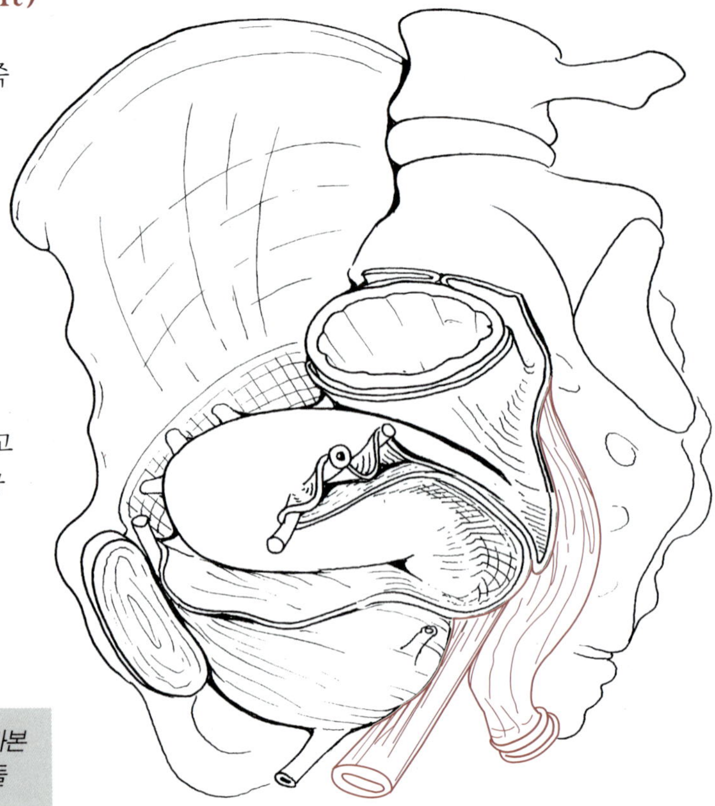

왼쪽에서 바라본 골반 장기들

유착된 두 층을 옆으로 펼치면, 넓은 이중분할(넓은인대)을 형성한다. **넓은 인대**(broad ligament)는 골반강의 벽에 붙어 있다.

위쪽에는 아주 얇은 인대가 아래 구조물에 의해 상승되어 있다:

- 둥근인대
- 자궁관
- 날개모양을 형성하는 자궁-난소 인대

이들 영역은 가동성이 좋고, **자궁간막**(mesometrium)으로 불린다.

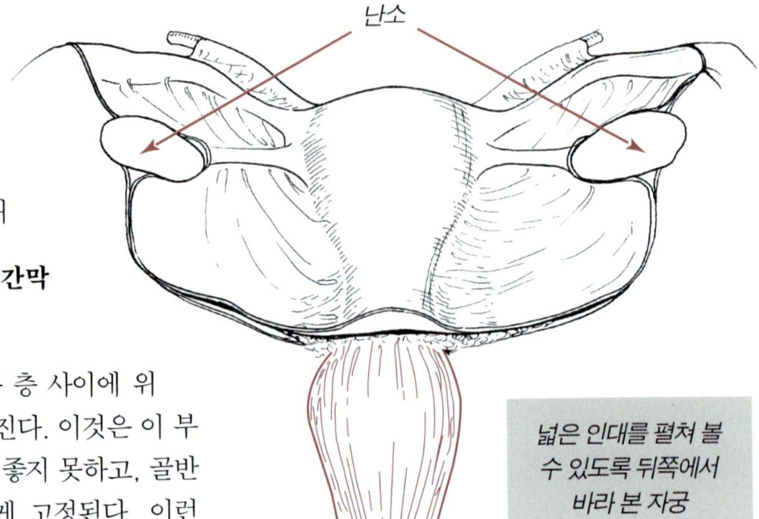

넓은 인대를 펼쳐 볼 수 있도록 뒤쪽에서 바라 본 자궁

자궁목의 목 레벨에서, 넓은인대는 두 층 사이에 위치한 치밀한 섬유 층들에 의해 두꺼워진다. 이것은 이 부위의 다른 구조물들과 달리, 가동성이 좋지 못하고, 골반강의 모서리에서 자궁바닥과 견고하게 고정된다. 이런 두꺼운 영역을 **자궁주위조직**(parametrium)이라 한다. 요도, 혈관 및 신경들이 이 조직을 가로지른다.

임신 기간의 자궁(The uterus during pregnancy)

자궁은 임신 초기에 두꺼워지기 시작한다. 즉, 근육층이 변형되고 숫자가 증가한다. 그런 다음, 태아의 성장 크기에 맞게 자궁이 점차 신장된다.

12주 경에는, 태아/자궁의 위쪽 끝이 골반의 높은 부분에 위치하고, 24주 경에는 배꼽 바로 아래쪽인 중간 복부에 위치한다. 그리고 36주 경에는 갈비뼈의 바닥과 가로막 부위에 도달한다. 40주 경에는 점차 커지고, 골반 아래쪽으로 내려간다. 이때를 태아의 머리 회전 시기(engaged)라고 한다.

핵심: 임신 말기 때의 "함입(engaged)"라는 용어와 분만 때의 함입(engaged)이라는 용어는 다른 것이다. 분만 때 사용되는 "함입(engaged)" 용어는 골반강 안에서 태아가 나오기 시작하는 것을 의미한다(p. 24 참고).

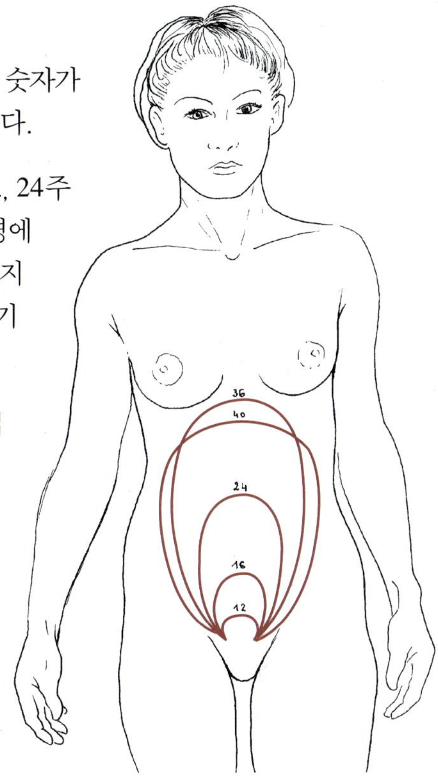

자궁을 유지시키는 인대들은, 특히 자궁엉치인대와 둥근인대들은 이런 변화에 적응한다. 그들 인대들은 크게 신장됨으로써, 그리고 그들의 방향을 변화시킴으로써 이런 변화를 수행한다.

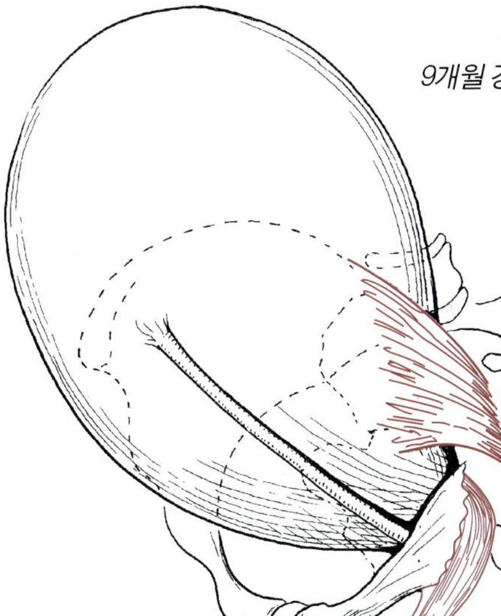

9개월 경의 자궁

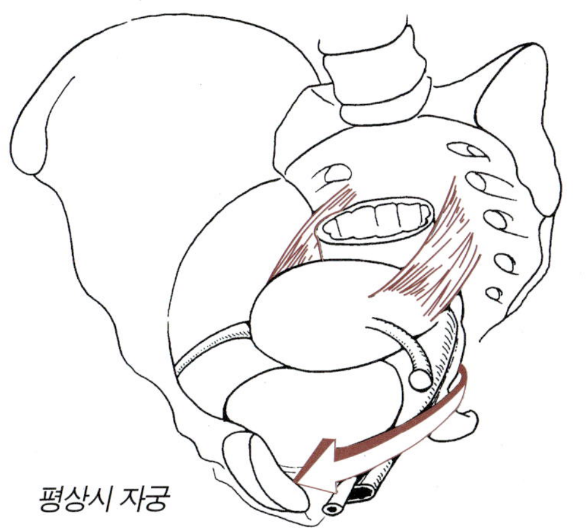

평상시 자궁

분만 당일, 자궁의 수축이 강하게 일어나는데, 이때의 수축은 보다 규칙적이고, 자주 발생한다. 자궁 수축의 목적은 자궁목의 목을 팽창시켜, 태아를 배출하는 것이다.

분만 후, 자궁은 몇 시간 이내에 골반강 안에서 원래 크기와 제 위치로 되돌아온다. 골반을 정상 위치로 빨리 복귀시키는 자세를 연습해 보는 최상의 시기가 바로 이 시기이다(p. 156 참고).

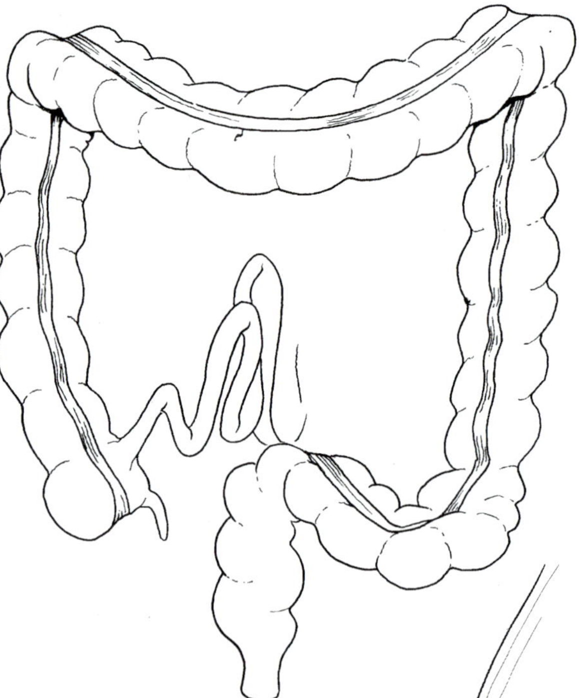

곧창자(직장, The rectum)

곧창자(rectum)는 곧창자팽대(rectal ampulla)로 불리며, 큰창자의 끝부분에서 시작하여, **항문**(anus) 바로 윗 지점(항문 구멍)에서 끝난다. 곧창자는 골반강의 맨 뒤쪽, 즉, 자궁과 질 뒤쪽에 위치한다.

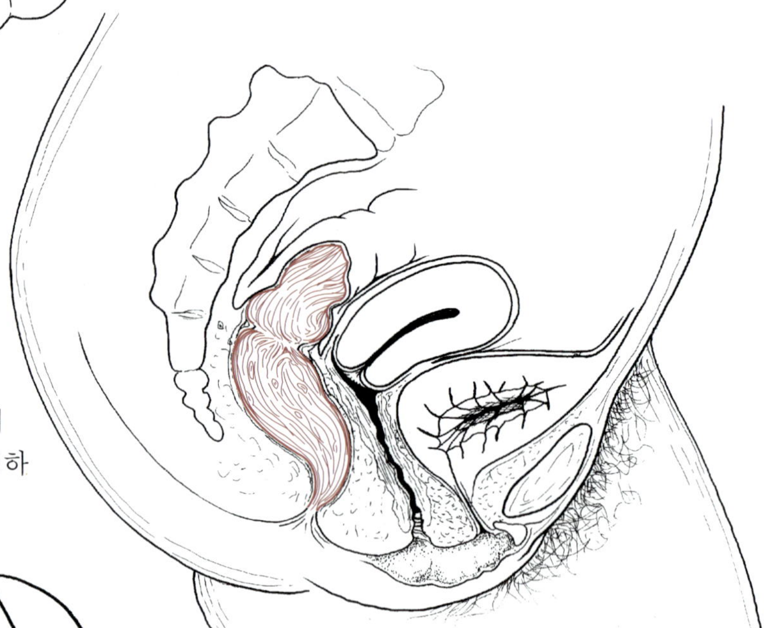

곧창자는 엉치뼈의 절반 높이(S3 레벨)에서 시작한다. 측면에서 볼 때, 우리는 곧창자가 엉치뼈의 형태를 따르고 있음을 알 수 있다. 즉, 곧창자의 앞쪽이 오목하다. 골반바닥을 통해 아래에서 보면, 곧창자는 방향이 바뀔 때마다 얇아지고, **항문**(anal canal)을 형성하기 위해 뒤쪽과 아래쪽으로 비스듬히 누워 있다.

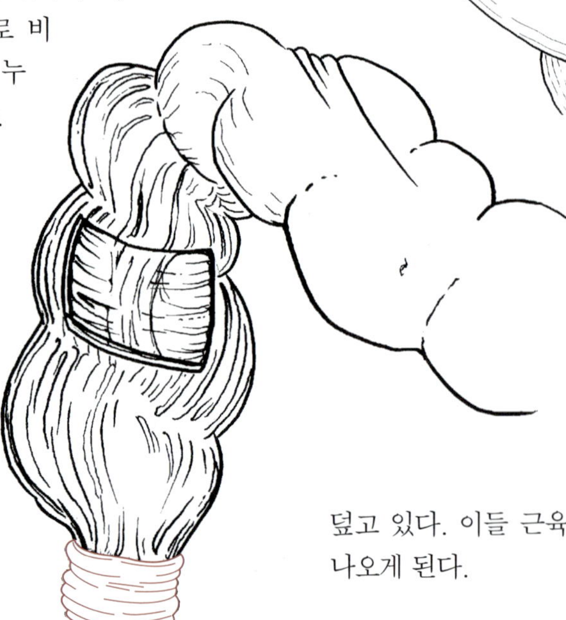

곧창자의 깊은 표면은 곧창자가 충만할 때, 늘어날 수 있는 긴 주름으로 된 **점막**(mucous membrane)으로 구성되어 있다. 그리고 곧창자 안에 있는 가로 주름은 존재하여, 곧창자를 판막과 같은 구조물로 분열시킨다.

2층의 근육(세로 근육과 원주형 근육) 점막을 덮고 있다. 이들 근육들이 수축하면, 곧창자의 내용물이 몸 밖으로 나오게 된다.

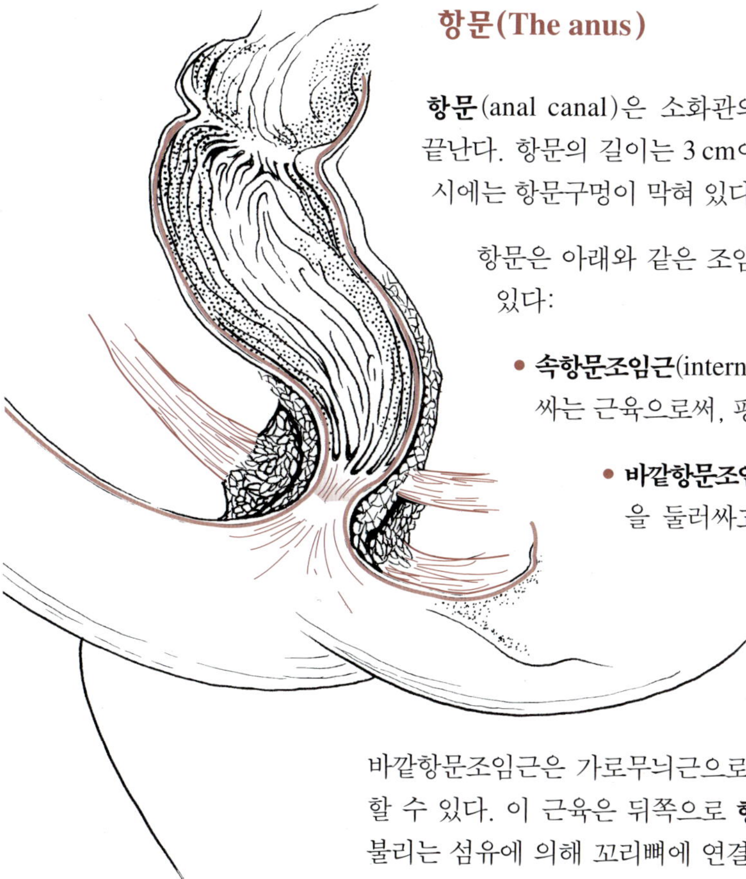

항문(The anus)

항문(anal canal)은 소화관의 끝부위으로써, **항문 구멍**(anus)에서 끝난다. 항문의 길이는 3 cm이고, 직경은 2~3 cm이다. 그러나 휴식 시에는 항문구멍이 막혀 있다.

항문은 아래와 같은 조임근(고리형태의 근육)에 의해 둘러싸여 있다:

- **속항문조임근**(internal sphincter)은 항문구멍을 직접 둘러 싸는 근육으로써, 평활근이고, 반사작용을 가진다.
- **바깥항문조임근**(external sphincter)은 속항문조임근을 둘러싸고 있는 큰 근육이다(길이는 약 3 cm 정도).

바깥항문조임근은 가로무늬근으로써 사람의 의지에 의해 수축과 이완을 할 수 있다. 이 근육은 뒤쪽으로 **항문꼬리인대**(anococcygeal ligament)로 불리는 섬유에 의해 꼬리뼈에 연결되어 있다. 그리고 앞쪽으로는, 회음의 중심힘줄쪽으로 신장된다.

끝으로, 항문은 항문올림근을 통과하고, 바깥항문조임근은 이들 섬유에 붙는다.

이런 교차 영역을 **항문각**(anal angle)이라 한다.

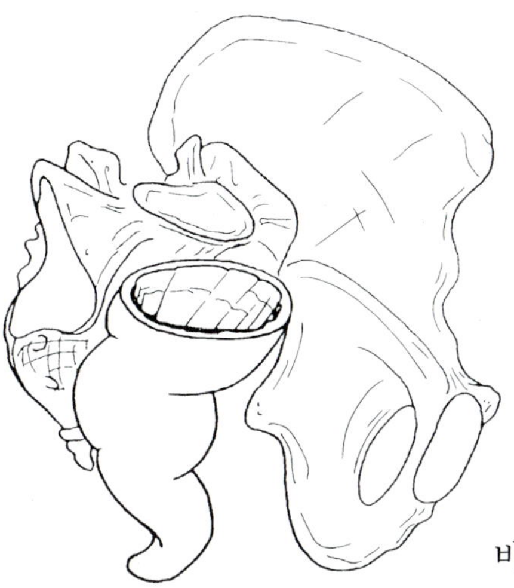

이 지점으로부터, 항문의 방향은 곧창자의 방향과 달라진다. 즉, 항문의 방향은 뒤쪽으로 비스듬하게 달린다.

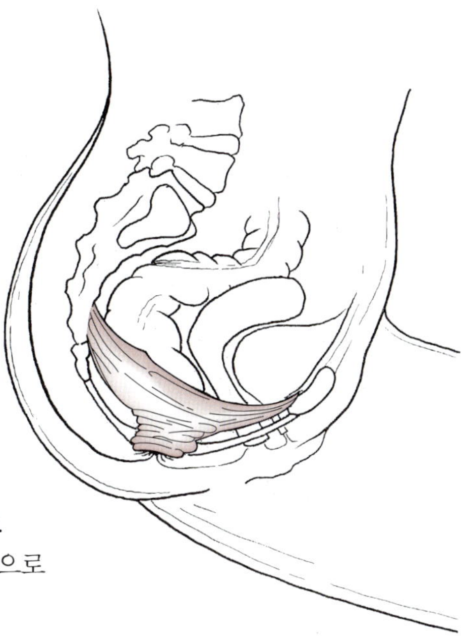

곧창자와 항문이 골반 안에서 어떻게 지지되는가? (How the rectum and anus are supported in the pelvis)

수동 지지 구조물에 의해:

큰창자의 팽대부인, 곧창자의 위쪽 부위는 복막에 의해 덮여 있다. 이 부위의 복막 주름은:

- 뒤쪽으로, 뒤곧창자 주름(retrorectal fold)이고,
- 측면으로, 옆곧창자 주름(laterorectal fold)이고,
- 앞쪽으로, 곧창자자궁오목(rectouterine pouch)이다.

보다 아래쪽에는, 엉치생식주름에 의해 곧창자가 측면으로 길게 경계된다.

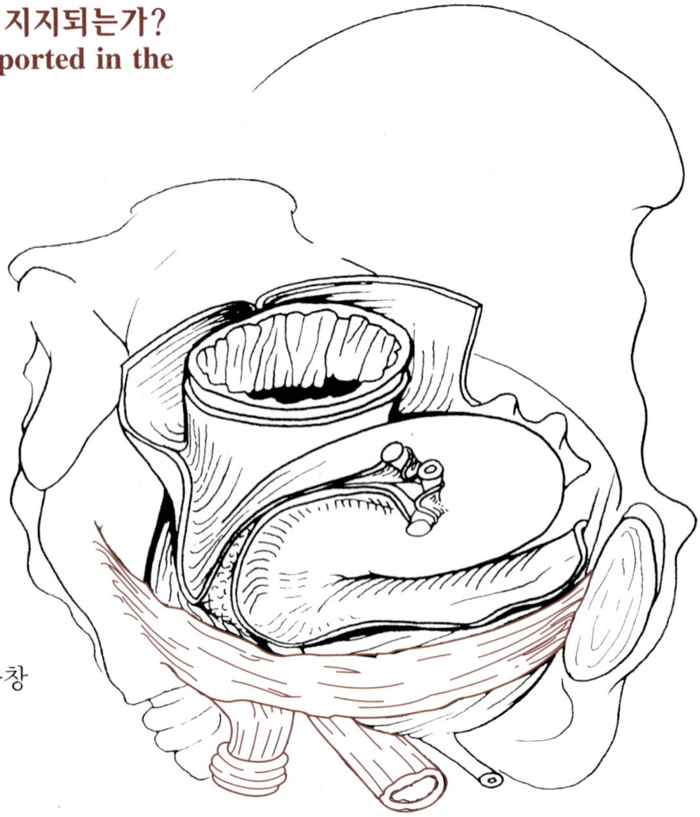

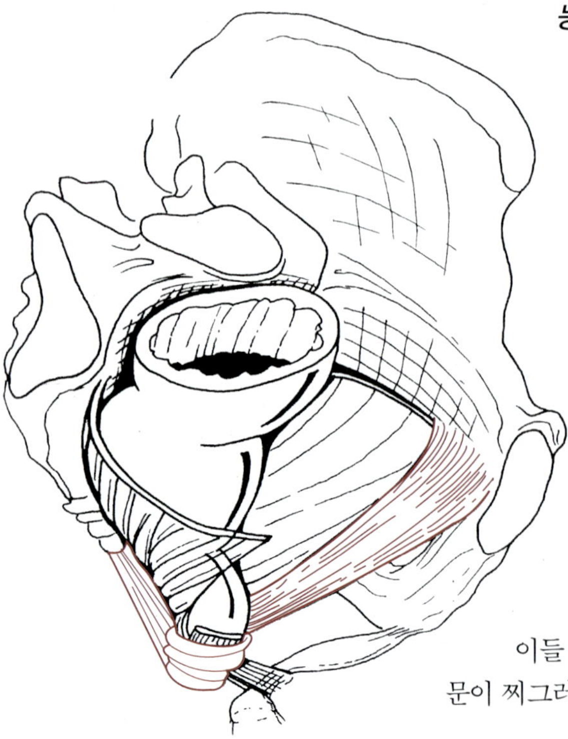

능동 지지 구조물인 근육에 의해:

항문올림근의 가장 바깥층 근막은 곧창자와 경계를 이루고, 곧창자를 지지해 준다. 그러나 근막이 곧창자에 붙지 않기 때문에, 곧창자의 부피 변화를 허용한다.

항문은 고정된 위치에 있다. 항문의 섬유는 항문올림근의 두덩곧창자 부위의 섬유와 섞여 있다.

바깥항문조임근은 아래와 같이 부착된다:

- 뒤쪽으로, 항문꼬리인대에 의해 꼬리뼈에 붙는다. 항문꼬리인대의 위쪽 섬유는 항문올림근의 섬유와 혼합된다.
- 앞쪽으로, 회음의 중간 힘줄에 붙는다(p. 45 참고).

이들 부착점 때문에, 곧창자가 탈장되더라도, 항문관과 항문이 찌그러지지 않는다.

배변(Defecation)

배뇨처럼, 배변(창자를 비우는 작용)은 수의적 작용과 불수의적 작용의 혼합이다.

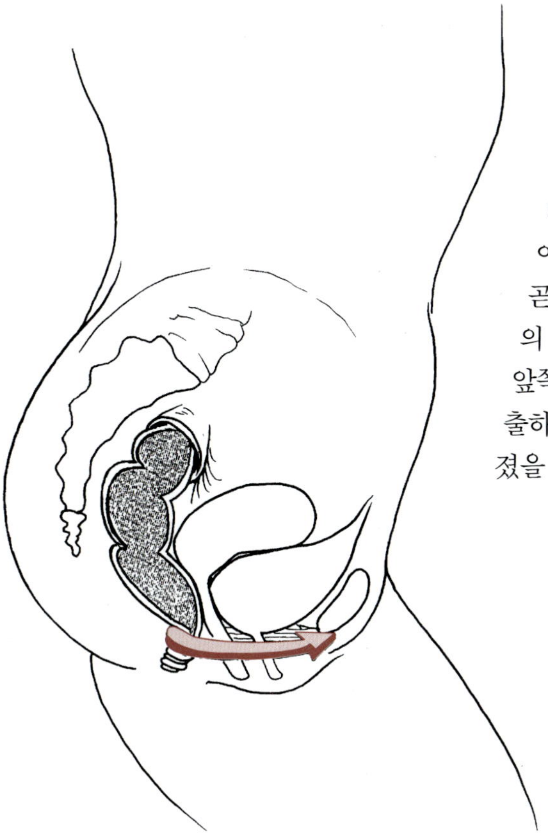

곧창자가 채워지면, 감각신경 수용기가 활성화되어, 배변 욕구를 느끼게 된다. 반사반응이 일어난다: 곧창자의 근육층 벽이 수축하고, 속항문조임근이 이완한다. 노폐물이 곧창자의 맨 아래쪽으로 이동하여 배출된다.

배출(evacuation)이 즉각적으로 일어나지 않는다(변비). 이것은 수의 근육인 항문조임근과 항문올림근(특히, 두덩곧창자근) 중, 한 근육의 수축에 의해 일어난다. 항문올림근의 수축은 둘레끈처럼 작용하여, 항문각을 증가시켜, 항문을 앞쪽으로 당겨 항문구멍을 편평하게 만든다. 중요한 것은 배출하고 싶은 욕구가 사라진다. 배출 욕구는 곧창자가 더 채워졌을 때, 나중에 다시 나타난다.

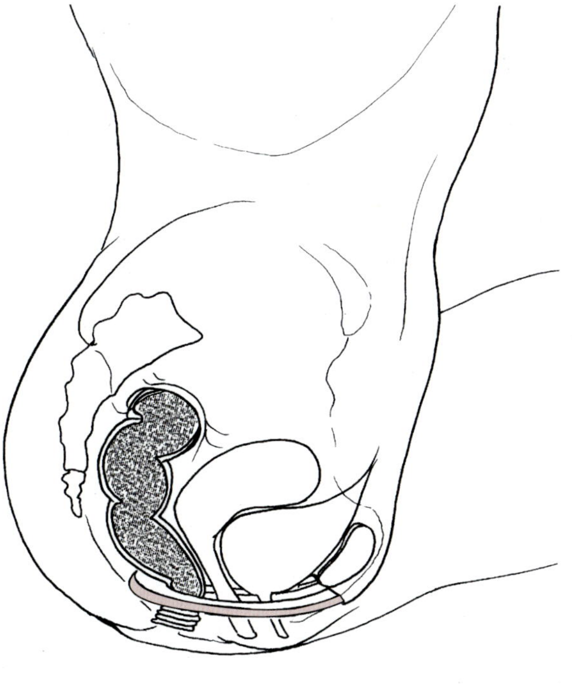

배출(evacuation)이 즉각적으로 일어난다. 가로무늬근인 조임근과 두덩곧창자근의 다발이 이완하여, 항문각이 줄어든다. 이 순간, 곧창자와 항문이 거의 일직선을 배열되고, 항문이 열리기 시작한다.

이런 반사시스템은 부교감신경에 의해 지배를 받는다. 적절한 반사 기능은 잘 조절된 감각과 수의적 반응과 불수의적 반응에 좌우된다. 중요한 것은 이들 균형을 잘 유지하는 것이다. 그러나, 이들 기능이 습관과 생활양식에 의해 부적절하게 되었다면, 균형을 회복시키는 것이 중요하다.

제 4 장

회음부에 접해 있는 근육들
(The Muscles Bordering the Perineum)

골반바닥근육의 수축과 관련된 감각을 느끼려고 처음 시도할 때, 여러분은 아래의 이웃한 근육들이 대신 사용되고 있다는 것을 알게 될 것이다:

- 깊은 엉덩이 근육(deep hip muscles)
- 모음근(adductor muscles)
- 볼기근(gluteal muscles)
- 아랫배 근육(lower abdominal muscles)

다음 운동을 수행할 때, 종종 여러분은 이들 근육이 회음부 근육과 동시에 수축한다는 것을 알게 될 것이다.

왜? 그 이유는 아주 간단하다. 왜냐하면, 그들은 큰 근육이고, 일상생활에서 자주 사용되기 때문이다. 그리고 그들 근육의 수축과 회음 근육 자체의 수축을 혼동하는 것은 정상적인 것이다.

회음에 접해 있는 근육들이 실제 골반바닥근육의 인식을 방지하지 않는 한, 문제가 되지 않는다. 이런 이유 때문에, 이들 근육을 알고, 그들의 수축 지점을 정확하게 지적하는 것이 필요하다. 그것이 이들 근육과 회음부 근육을 쉽게 구분할 수 있는 방법이다. 부가적으로, 여러분은 여러 상황에서 즉, 회음부 근육의 일부 혹은 전체를 사용할 때와 동시에 이웃한 근육들을 어떻게 사용하는 지를 배워야 할 것이다.

끝으로, 우리는 가로막(횡격막)에 대해 공부할 것이다. 비록 가로막이 골반으로부터 멀리 떨어져 있지만, 기능적으로 회음과 연결되어 있다.

깊은 엉덩이 근육(The deep hip muscles)

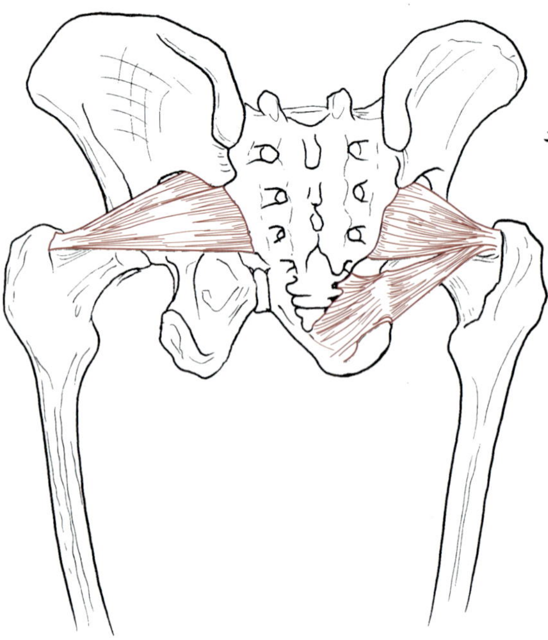

이들 근육은 골반에서 시작해, 넙다리뼈 위쪽의 돌출부인 **큰돌기(대전자,** geater trochanter)에 착지한다. 그들은 주로 엉덩관절의 가쪽돌림에 관여한다.

궁둥구멍근(이상근, piriformis muscle)은 엉치뼈의 안쪽 아래면에서 시작해, 앞쪽과 바깥쪽으로 달리고, 골반을 빠져 나와 넙다리뼈 큰돌기의 위쪽면에 붙는다. 궁둥구멍근이 곧창자 바로 옆에 위치하기 때문에, 이 근육의 수축은 종종 항문올림근의 뒤쪽 근막의 수축과 혼동될 수 있다.

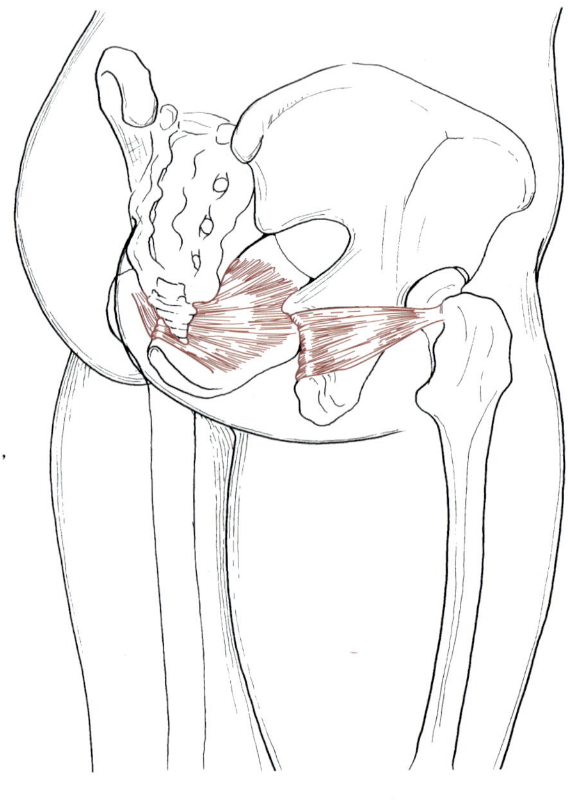

속폐쇄근(obturator internus muscle)은 골반강의 안쪽에 붙어 있고, 폐쇄구멍을 덮고 있다. 따라서, 이 근육은 골반바닥근육과 매우 가깝게 위치하고, 골반을 빠져 나와 넙다리뼈로 달린다.

이들 두 근육을 분리하고, 그들의 역할을 분리하기 위해, 우리는 양반다리 자세를 이용할 수 있다(p. 72 참고).

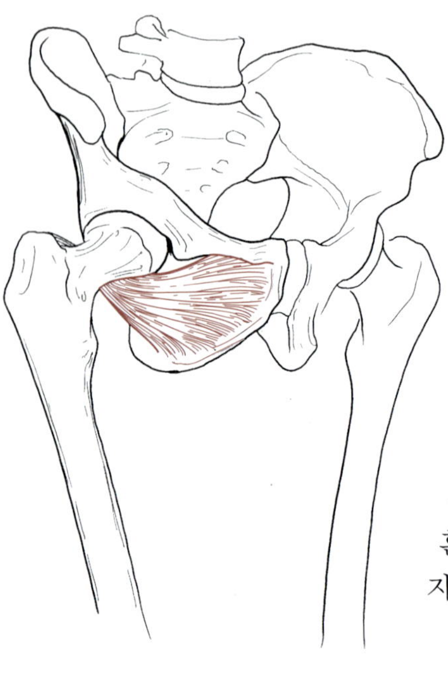

바깥폐쇄근(obturator externus muscle)도 폐쇄구멍을 가로질러 지나가지만, 속폐쇄근과는 달리 반대면(골반의 바깥면)에 붙는다. 그런 다음 넙다리뼈로 달린다. 이 근육은 깊은 모음근 근처에 위치하기 때문에, 이 근육의 수축은 앞쪽 회음 근육의 수축과 종종 혼동된다. 이 근육을 구분하기 위해 사용되는 자세는 모음근에 대한 자세와 비슷하다(p. 72 참고).

볼기 근육(The gluteal muscles)

골반의 옆쪽에서 뒤쪽으로 펼쳐져 있는 볼기 근육은 3 종류이다. 중간볼기근(중둔근)은 골반의 측면에 위치하고, 작은볼기근(소둔근)은 중간볼기근의 약간 앞쪽에서 발견된다. 이들 근육은 여기에서 다루어지지 않을 것이다. 그 이유는 회음 근육과 어느 정도 떨어져 있어 거의 혼동되지 않기 때문이다.

볼기근 중에서 가장 많이 알려진 근육은 세 번째 근육 즉, 궁둥이 근육인 큰볼기근이다. **큰볼기근(대둔근,** gluteus maximus)은 볼기근 중에서 가장 크고, 얕은 층에 있는 근육이다.

큰볼기근의 시작점은 엉치뼈에서 꼬리뼈까지 넓게 퍼져 있고, **넙다리 근막긴장근**(fascia lata)로 불리는 섬유띠를 따라 넙다리뼈의 위쪽에 착지한다.

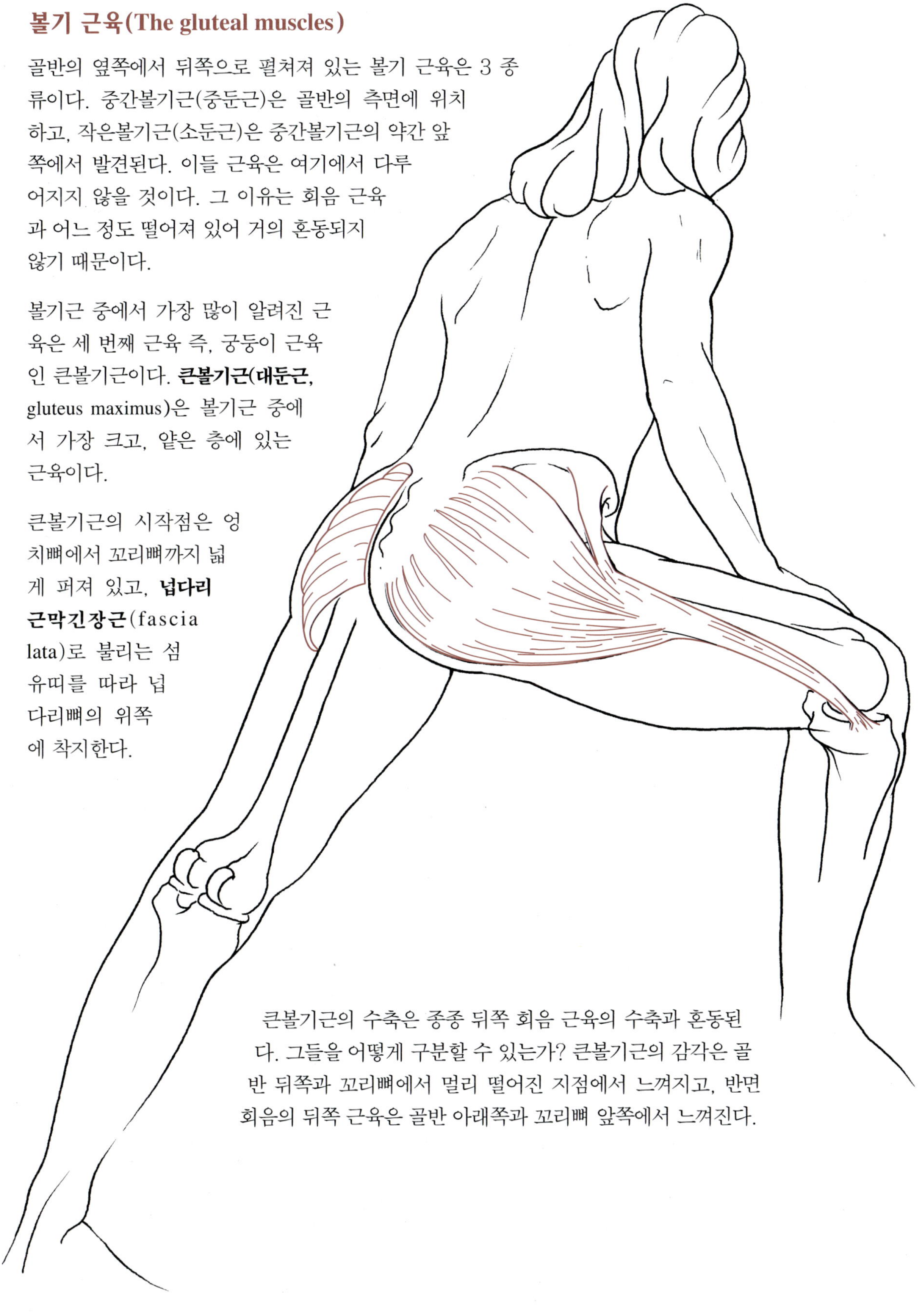

큰볼기근의 수축은 종종 뒤쪽 회음 근육의 수축과 혼동된다. 그들을 어떻게 구분할 수 있는가? 큰볼기근의 감각은 골반 뒤쪽과 꼬리뼈에서 멀리 떨어진 지점에서 느껴지고, 반면 회음의 뒤쪽 근육은 골반 아래쪽과 꼬리뼈 앞쪽에서 느껴진다.

회음 근육과 큰볼기근 사이의 차이점을 어떻게 구분하는가?

아래에 표현된 자세들은 항문올림근의 뒤쪽 근막, 항문조임근과 곧창자근 등의 뒤쪽 회음 근육을 운동하는 동안, 회음 근육과 큰볼기근을 구분할 수 있게 한다.

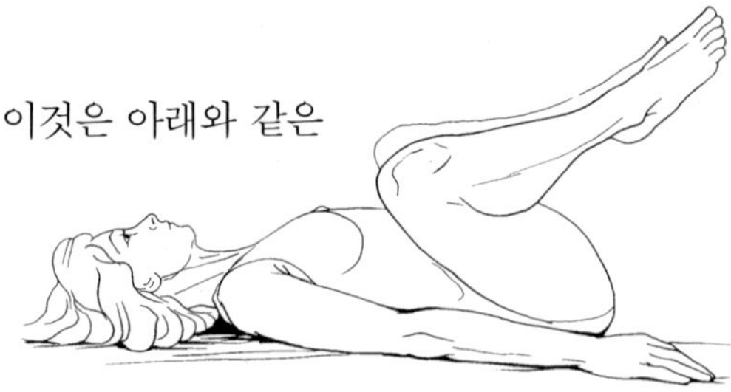

우선, 넓적다리를 굽힘으로써 큰볼기근을 신장시킨다. 이것은 아래와 같은 자세로 행해질 수 있다:

등을 대고 누운 자세에서 넙다리를 가슴쪽으로 들어올린 자세, 쭈그려 앉은 자세, 무릎을 꿇고 앉은 자세, 그리고 네발 기기 자세처럼 해 본다.

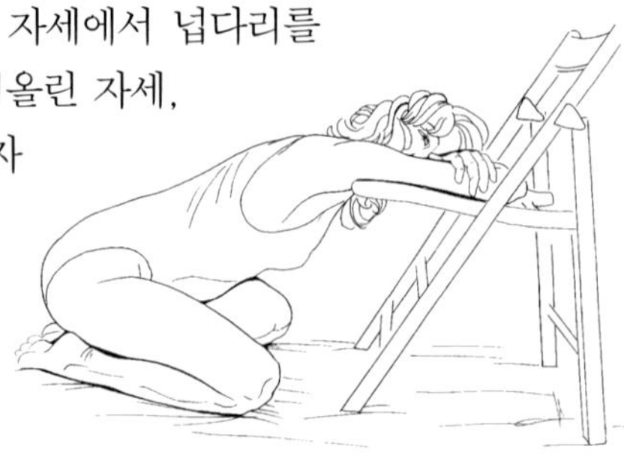

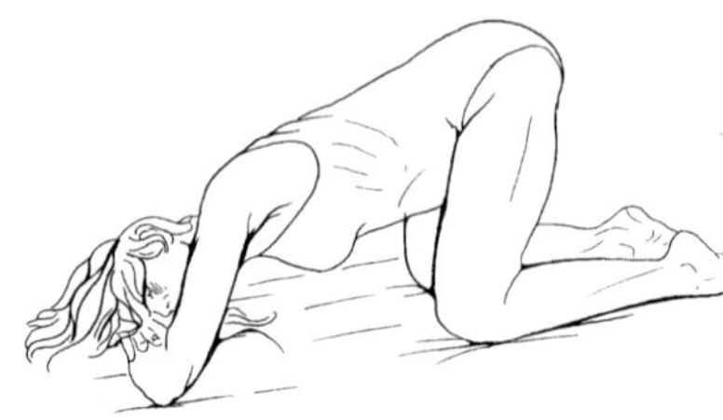

혹은 선 자세에서 한쪽 다리를 안쪽돌림하고 반대쪽 다리 앞쪽으로 교차시킨다(엉덩관절의 모음).

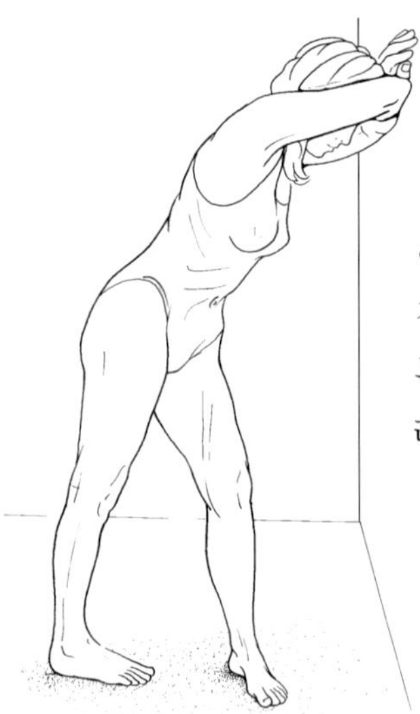

이런 자세는 큰볼기근의 활성화를 어렵게 만들어, 회음 근육의 활성화를 쉽게 확인할 수 있다.

여러분이 뒤쪽 회음 근육의 수축을 확실히 경험했다면, 근육의 작용을 분리시키기 위해 훨씬 어려운 자세에서 운동을 시도해 본다. 예를 들면, 엉덩관절을 편 자세에서(오른쪽 그림) 혹은 다리를 벌리고 앉은 자세에서 운동을 시도해 본다.

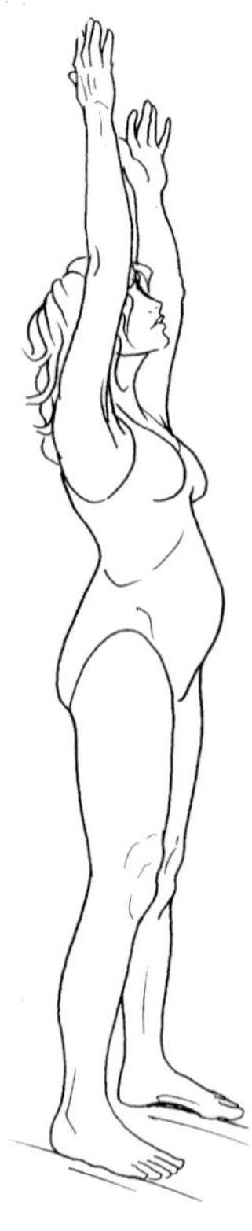

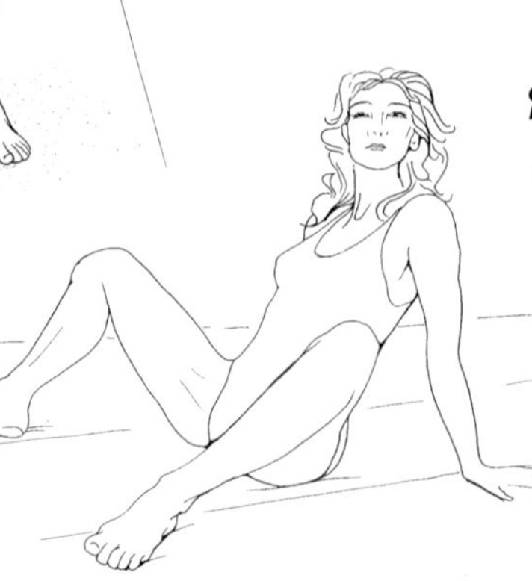

임신 기간 동안 큰볼기근 운동하기

임신 기간 동안에 유리된 특정 호르몬의 결과로, 골반 관절들은 더욱 유연해지고, 가끔은 너무 지나치게 유연해지기도 한다(p. 31 참고). 그래서 통증이나 불안정성을 느낄 수도 있다. 큰볼기근은 엉치엉덩관절을 덮고 있다. 이런 이유 때문에, 큰볼기근이 긴장되면, 골반이 꽉 조여질 수 있다. 그래서 큰볼기근을 강화시키는 운동은 이런 목적을 위해 제안된다(p. 131와 p. 132 참고).

모음근(The adductor muscles)

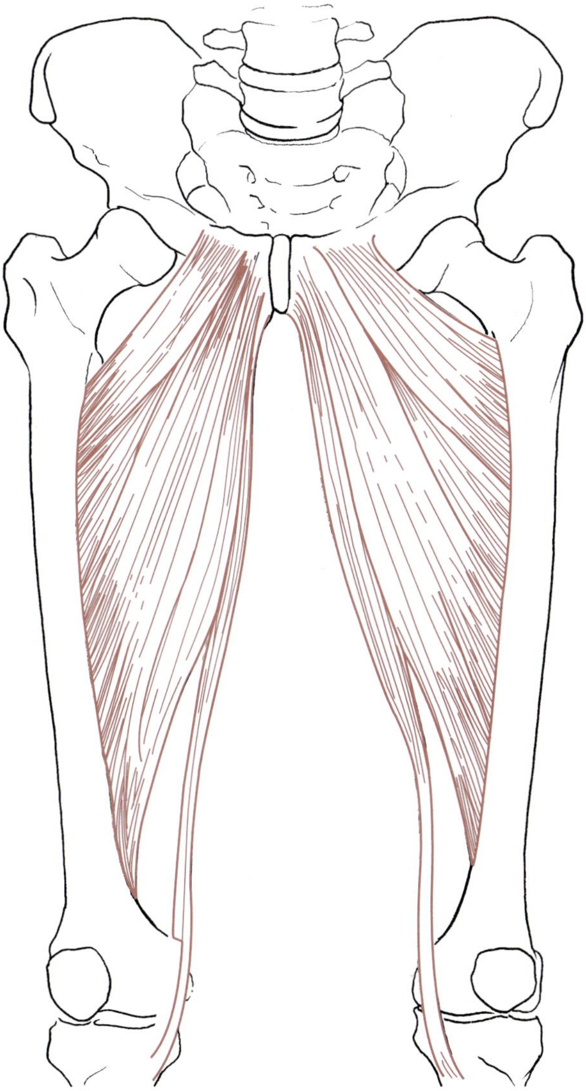

모음근들은 넓적다리 안쪽에서 발견된다. 5개의 모음근들이 있으며, 각각의 근육 길이가 다르고, 가장 바깥쪽에 있는 근육이 안쪽 근육을 덮고 있다.

두덩뼈의 윗부분과 넙다리뼈머리 사이에 3개의 작은 근육이 퍼져 있다:

- **두덩근**(치골근, pectineus)
- **작은모음근**(adductor minimus)
- **짧은모음근**(adductor brevis)

그리고 긴 근육이 있다:

- **큰모음근**(adductor magnus)
- **두덩정강근**(박근, gracilis muscle): 무릎까지 신장하여 정강뼈의 윗부분에 붙어있다.

이들 근육은 함께 작용하여 넓적다리를 당긴다. 이들 근육은 골반 가까이에 붙어 있어, 이들 근육의 수축은 앞쪽 회음근육의 수축과 혼동될 수 있다.

그러나, 모음근들이 수축할 때는, 골반 아래 부분이 아니라, 넓적다리 안쪽에서 느껴진다.

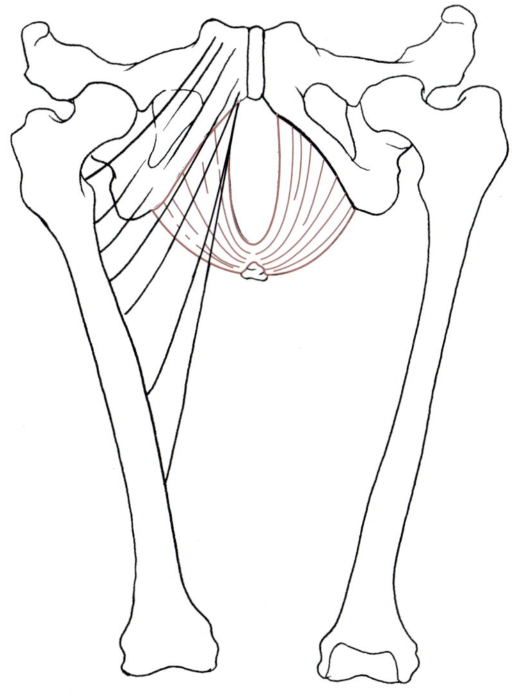

이 그림은 약간 아래쪽과 앞에서 골반을 바라보고 있어, 항문올림근(두덩뼈 뒤쪽)과 위쪽 모음근(오른쪽 다리에 부착)을 볼 수 있다.

분만 당일

중요한 것은 모음근이 유연해져, 앉거나, 쭈그려 앉거나, 누울 때 쉽게 넓적다리를 벌릴 수 있다. P. 133에 있는 모음근을 확인하고, 느슨하게 만들고, 긴장되게 만드는 운동들을 참고한다.

모음근과 앞쪽 회음 근육 사이의 차이점을 어떻게 구분하는가?

아래에 표현된 자세들은 앞쪽 회음근, 항문올림근의 앞쪽 부분, 및 요도조임근 등을 운동하는 동안, 모음근과 앞쪽 회음근을 구분할 수 있게 한다.

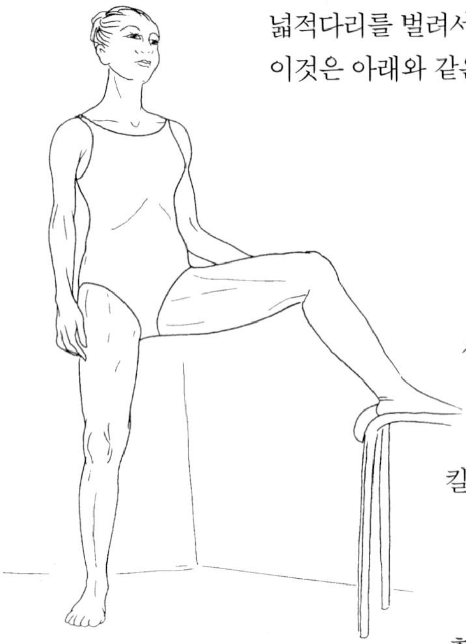

넓적다리를 벌려서, 모음근을 신장하는데 도움을 준다. 이것은 아래와 같은 자세로 행해질 수 있다:

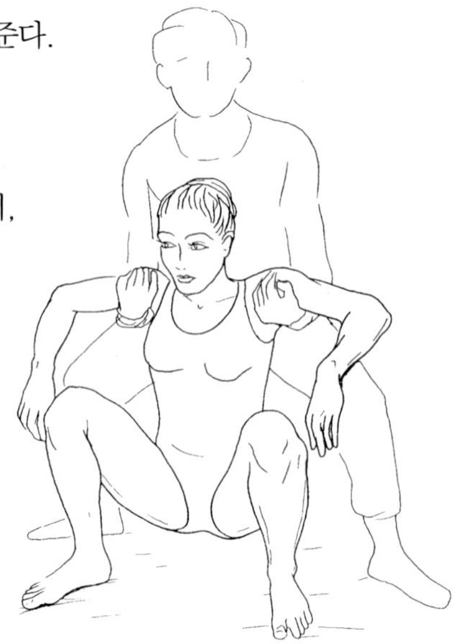

무릎을 벌리고 쭈그려 앉은 자세,

선 자세에서 한쪽 무릎을 옆으로 뻗은 자세(이 자세는 양쪽 다리를 분리시킬 수 있다),

혹은 넓적다리를 옆으로 벌리고 앉은 자세

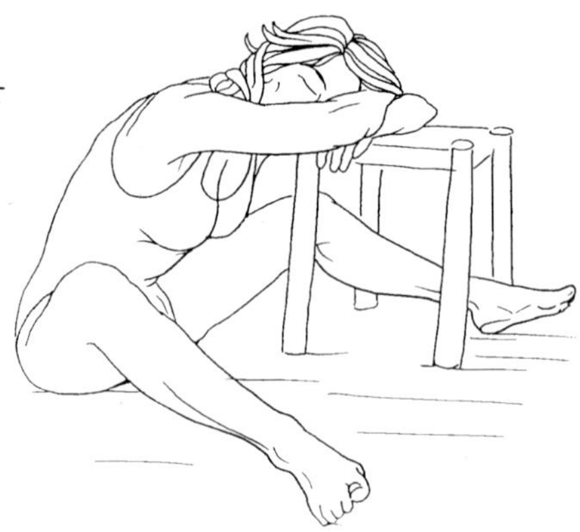

이들 자세들은 모음근의 활성화를 어렵게 만들어, 회음 근육을 쉽게 찾을 수 있게 한다.

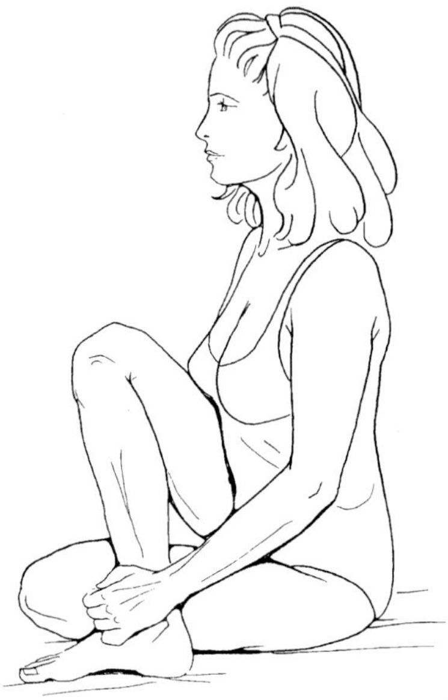

넓적다리를 서로 붙이거나 양 무릎을 약간 굽히는 자세는 피해야 할 자세이다. 이들 자세는 모음근을 활성화시키는 자세로서, 회음근의 움직임을 이해하기 어렵게 만든다.

여러분이 모음근과 회음근의 차이점을 정확하게 느꼈다면, 정상적인 일상생활 자세에서 회음근의 수축을 시도해 볼 수 있다(비록 그들의 차이점을 구분할 수 어렵지만).

배근육(The abdominal muscles)

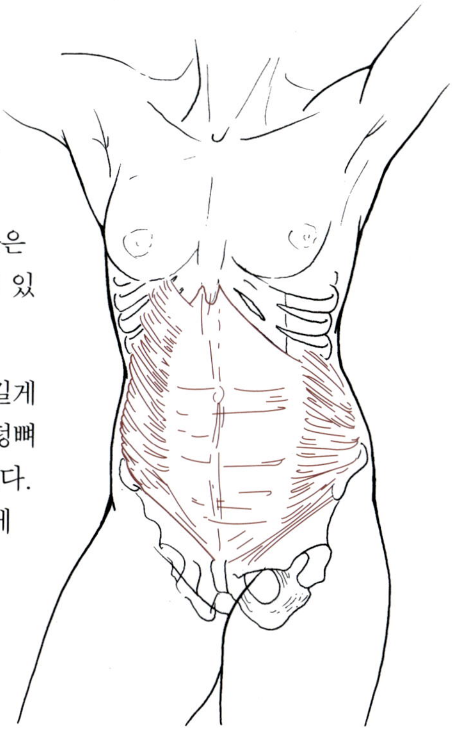

배근육(복부 근육)은 갈비뼈와 골반 사이에 위치한다. 이들 부위와 이들 근육에 대한 공통된 두 가지의 오해가 있다:

- 복부는 배근육의 영역으로 제한되지 않는다. 복부의 위쪽 부분은 갈비뼈 아래까지 뻗어 있다.
- 배근육은 몸통 앞쪽에 국한되지 않는다. 이들 근육의 대부분은 측면에 위치하고, 심지어는 아래쪽 그림 처럼, 뒤쪽까지 뻗어 있다.

배곧은근(복직근, rectus abdominis muscle)은 몸통의 앞쪽에서 길게 뻗어 있다. 이 근육은 가슴우리(복장뼈)의 앞쪽에서 시작해, 두덩뼈까지 뻗어 있다. 그리고 배곧은근의 긴 섬유는 쉽게 느낄 수 있다. 아래 섬유는 앞쪽 회음 근육 근처에 위치한다. 모든 배근육 중에서, *배곧은근 아래쪽 섬유의 수축이 회음 근육의 수축과 자주 혼동된다.*

배근육들은 몸통의 측면에서 3개의 층으로 구성되어 있다. 그들 근육은 몸통 측면에서 골반까지 뻗어 있다. 뒤쪽으로는 허리뼈에 붙어 있고, 앞쪽으로 넓은 널힘줄에 붙어 있다.

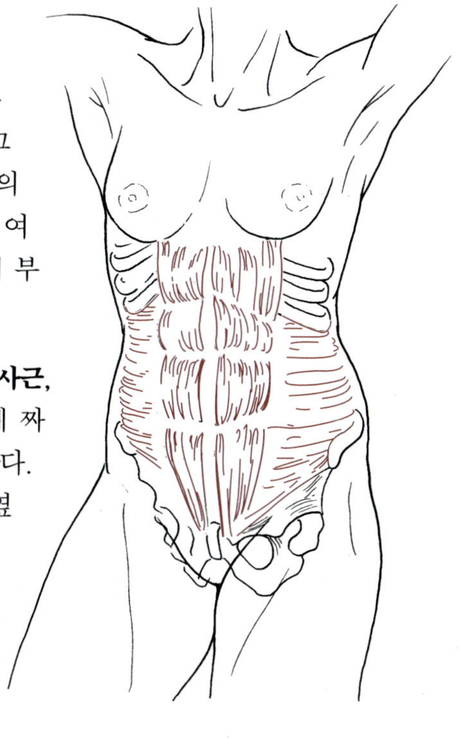

배근육 그룹 중에서 가장 깊은 근육은 **배가로근(복횡근**, transverses abdominis muscle)이다. 이 근육은 수평으로 달리고 있다. 그래서 이 근육이 수축하면, 마치 허리벨트를 조이는 것 처럼 복부의 직경을 안쪽으로 당긴다. 이들 근육은 특히 깊은 날숨을 돕는다. 여러분은 깊은 날숨을 하거나, 재치기 혹은 기침할 때 아래 갈비뼈 부위에서 이 근육을 느낄 수 있다.

배속빗근(내복사근, internal oblique muscle)과 **배바깥빗근(외복사근**, external oblique muscle)은 배가로근을 가로질러 서로 어긋나게 짜여져 있다. 이들 빗근들은 날숨 동안 복부를 쥐어짜는 역할을 한다. 이들 근육은 몸통을 가동시키고, 가슴과 골반을 회전시키거나 옆으로 굽힌다.

이들 근육은 임신 기간 동안 크게 늘어나기 때문에, 분만 이후에 이들 근육을 위한 운동이 필수적이다. 그리고 운동할 때 특정한 주의사항이 요구된다(p. 127-130과 p. 157 참고). 이들 배근육들은 분만 동안 서로 다른 역할을 한다(p. 77-79 참고).

배근육과 회음근육 강화하기(Reinforcing the abdominal and perineal muscles)

배근육들이 함께 수축하면, 허리를 당기게 된다. 복부는 압축되는 구조물이 아니기 때문에(액체 부피와 비교될 수 있다), 허리를 조이는 효과는 복부를 다른 지점으로 이동시키는 효과를 낸다:

- *위쪽으로의 이동*, 긴 날숨 동안 복부를 가슴쪽으로 압박되어, 폐의 비움을 돕는다.
- *아래쪽으로의 이동*, 태아 배출의 작용 동안, 복부가 회음부를 압박한다.
- *위쪽과 아래쪽 모두로 이동*, 가장 많이 일어나는 이동이다.

배근육을 운동하는 동안, 과도한 압박이 회음부에 가해질 수 있다. 특히, 모래시계 모양을 만드는 것 처럼, 허리를 과도하게 당겼을 때, 그리고 아래 복부의 근육(아래 복부와 골반의 근육)에 적절한 긴장이 부족할 때, 더욱 그러하다.

그런 압박은 회음을 손상시킬 수 있다. 특히 아래 상황에 의해 회음이 약해졌을 때:

- 임신(pregnancy)
- 분만 이후의 병변(열상이나, 외음절개술)
- 긴장성 소실(loss of tonicity)
- 탈장 출현(the presence of a prolapse)

만약 아래 상황일 경우는, 배근육을 강화하는 운동이 회음에게 부정적인 효과를 줄 수 있다:

- 아래 방향으로의 압박을 일으킬 때,
- 아래 복부나 회음을 팽창시킬 때

배근육 운동들을 수행하기 전에, 골반바닥을 안정화시킬 수 있도록, 골반바닥근육의 수축을 먼저 선행해야 한다.

배근육 운동은 p. 127–130에 기술되어 있고, 임신에 대한 단락인 p. 150–157에 기술되어 있다.

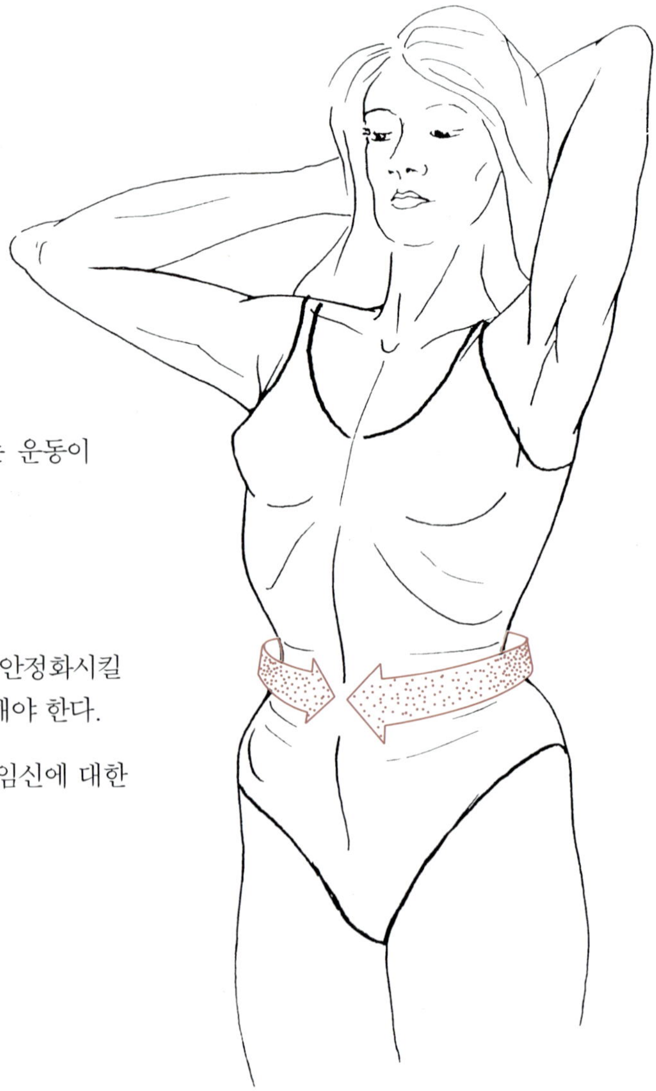

가로막(The diaphragm)

골반바닥근육을 복부와 가슴 사이에 붙어 있는 호흡 가로막과 비교해, 종종 골반가로막이라 부른다. 가로막은 돔 형태이고, 가로막의 위쪽 끝은 흰색의 비수축성 조직으로 되어 있다. 가로막의 이 부위를 **가로막의 중심힘줄**(central tendon of the diaphragm.)이라 부른다. 근섬유는 가슴우리의 안쪽면, 복장뼈, 갈비뼈 및 허리뼈로 퍼져 나간다.

가로막은 들숨의 주요 근육이다.

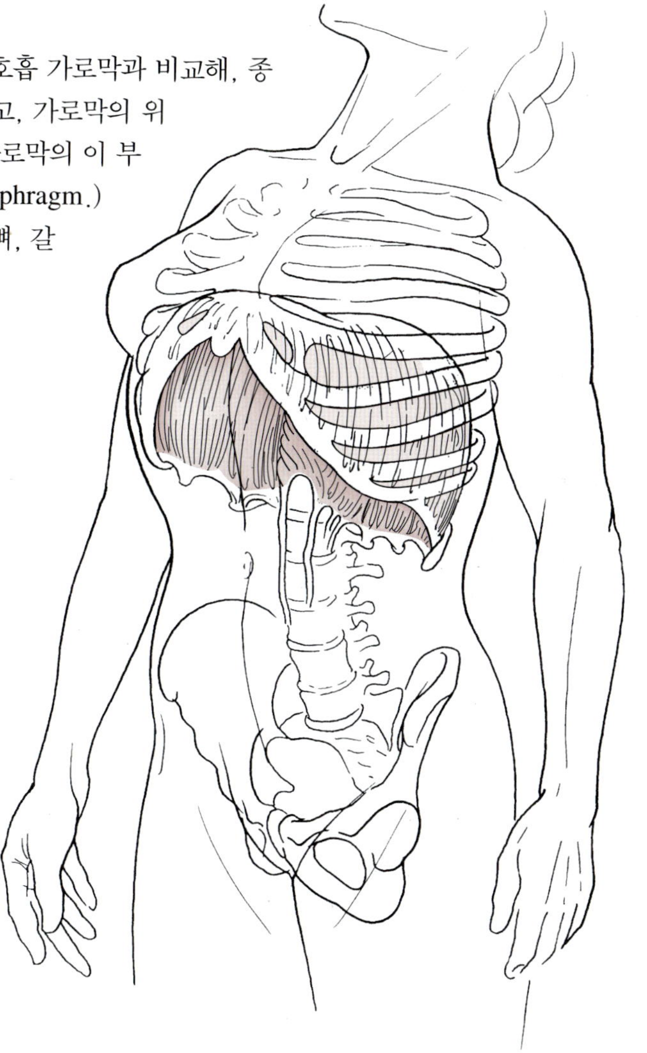

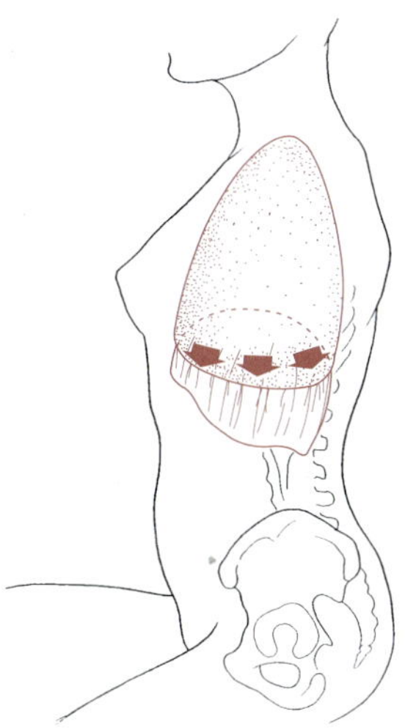

가로막의 작용은 복잡하다. 여기에서는 간단하게 설명하고자 한다:

근섬유가 수축할 때, 중심힘줄은 내려간다. 이것에 의해 폐가 폐 바닥쪽으로 팽창하게 된다. 그래서 폐가 늘어나면, 폐 안으로 공기가 들어오는 들숨 상태가 된다.

반대로, 날숨을 할 때는, 반대현상이 일어난다. 가로막이 위쪽으로 올라가고, 폐가 원래의 형태로 되돌아가게 된다.

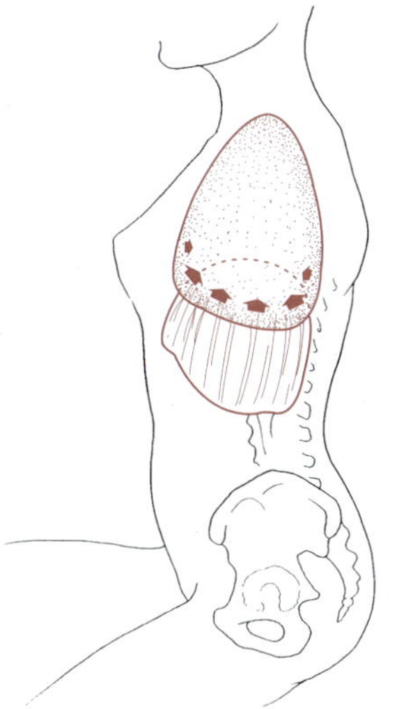

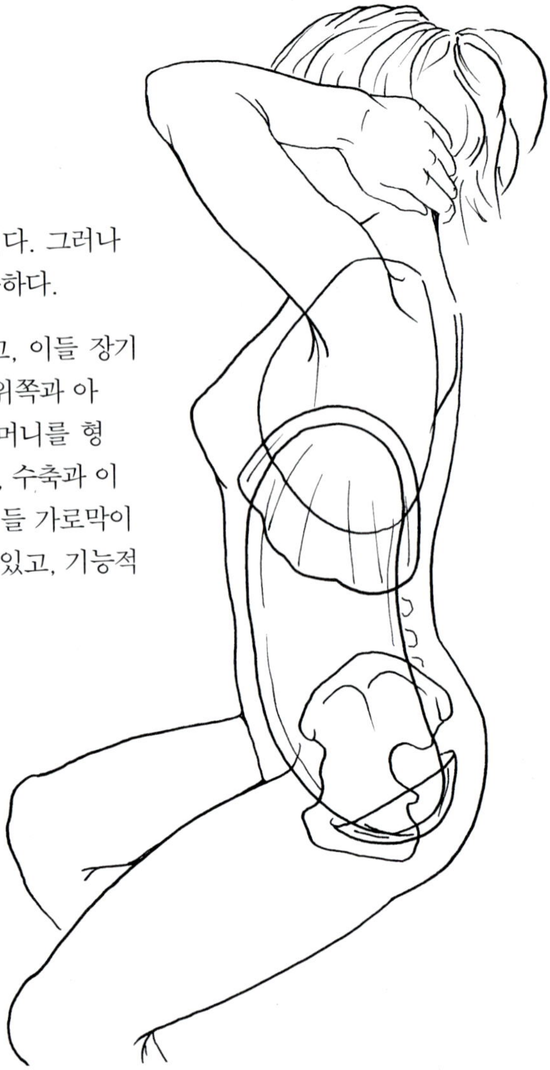

가로막은 위쪽으로 볼록하고, 아래쪽으로 오목한 형태이다. 그러나 골반바닥근육은 반대로, 위쪽이 오목하고, 아래쪽이 볼록하다.

가로막과 골반바닥근육 사이에 복부 장기들이 놓여 있고, 이들 장기를 복막이 둘러싸고 있다. 즉, 두 개의 가로막이 복부의 위쪽과 아래쪽에 위치하여, 역학적으로 물주머니와 같은 복부 주머니를 형성한다. 두 개의 가로막은 복부 주머니를 움직일 수 있고, 수축과 이완을 통해 주머니의 형태를 변형시킬 수도 있다. 비록 이들 가로막이 서로 멀리 떨어져 있지만, 두 가로막은 복부를 공유하고 있고, 기능적으로 연결되어 있다.

배출동안의 가로막 (The diaphragm during expulsion)

가로막의 움직임은 호흡 이외에, 소화, 순환, 기침 및 말하기 등과 같은 기능과도 관련된다. 특히, 가로막의 움직임은 아래의 배출작용에서 다른 근육들과 연결되어 있다:

- 배변
- 배뇨(필요 시)
- 분만의 최종단계

특히 분만의 2단계 혹은 최종 단계를 **배출단계**(expulsion)라고 부른다(p. 92 참고).

배출과정은 자궁목의 팽창 동안 경험된 감각으로부터, 산모에게 매우 다양한 감각을 유발시킨다: 통제할 수 없는 밀기와, 그 이후의 강한 자궁수축. 이런 현상은 **배출반사**(expulsive reflex)이고, 회음에 대한 태아의 압력에 의해 유발된다.

그러나 만약 팽창이 완전히 일어나고, 산모에게 미성숙한 밀기를 강요했을 때는, 배출반사가 발생하지 않을 것이다. 비슷하게, 경막외 주사(epidural injection)가 자연스런 감각을 없애버리고, 또 반사를 없애버릴 수도 있다.

분만에 영향을 주는 2단계 동안의 작용 힘을 확인해 봄으로써 시작해 보자.

위쪽에 위치한 **가로막**(diaphragm)은 아래 방향으로 수축하여, 피스톤처럼 어느 정도 밀어낼 수 있다.

작용하는 힘을 단순화시켜 보면:

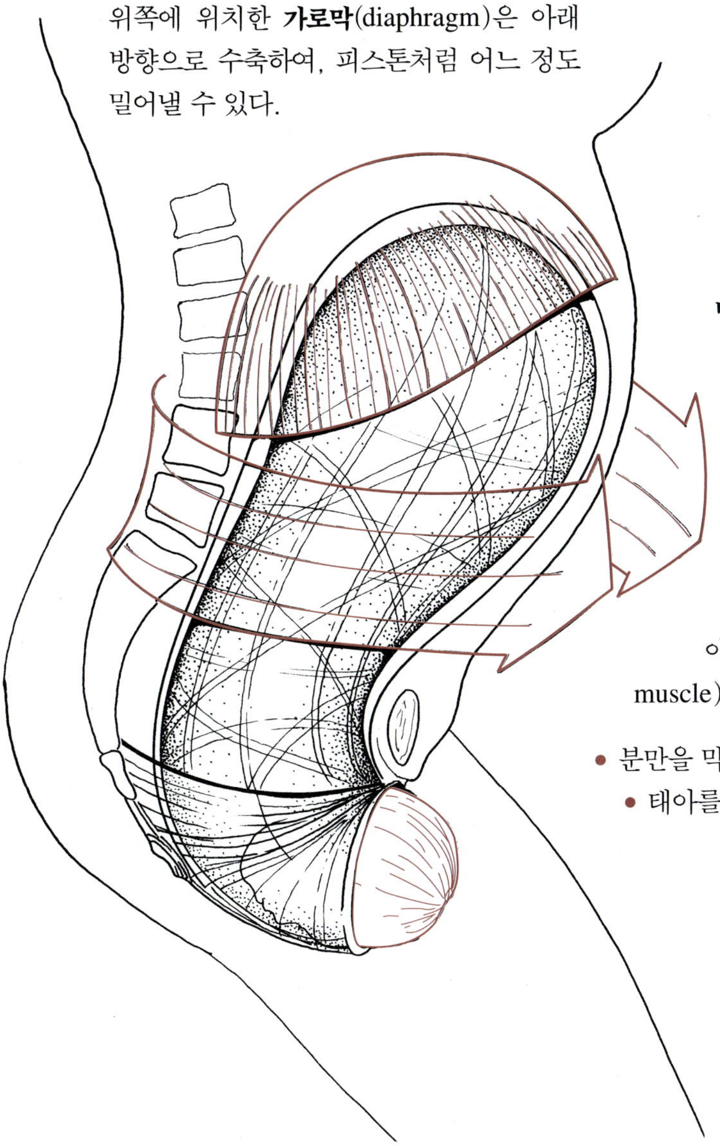

배근육(abdominal muscle)(화살표로 그려져 있음)은 길이와 폭에 따라 복부를 당길 수 있다.

자궁(uterus)은 태아에 가장 가깝게 위치하는 근육으로서, 매우 세밀하게 근섬유(짜여진 띠로 표현되어 있음)를 수축할 수 있다.

아래쪽에서는 **골반바닥근육**(pelvic floor muscle)이 아래와 같이 작용할 수 있다:

- 분만을 막기 위해 수축할 수 있다.
- 태아를 배출시키기 위해 이완할 수 있다.

끝으로, 분만 동안의 자세에 따라, **무게(중력) 요소**(weight factor)들이 배출 작용을 가진다. 위의 그림에서 알 수 있듯이, 똑바른 자세에서 분만을 하고 있다. 무게 요소는 태아를 회음 쪽으로 이동시켜, 배출하게 만든다.

그러나 만약 몸통이 수평 자세로 있다면, 무게 요소가 분만을 도울 수 없을 것이다. 심지어는 배출의 2단계를 방해할 수 있다.

차단된 들숨으로 밀기작용할 때, 가로막은 어떻게 작용하는가?(How the diaphragm acts when pushing with a blocked inhalation)

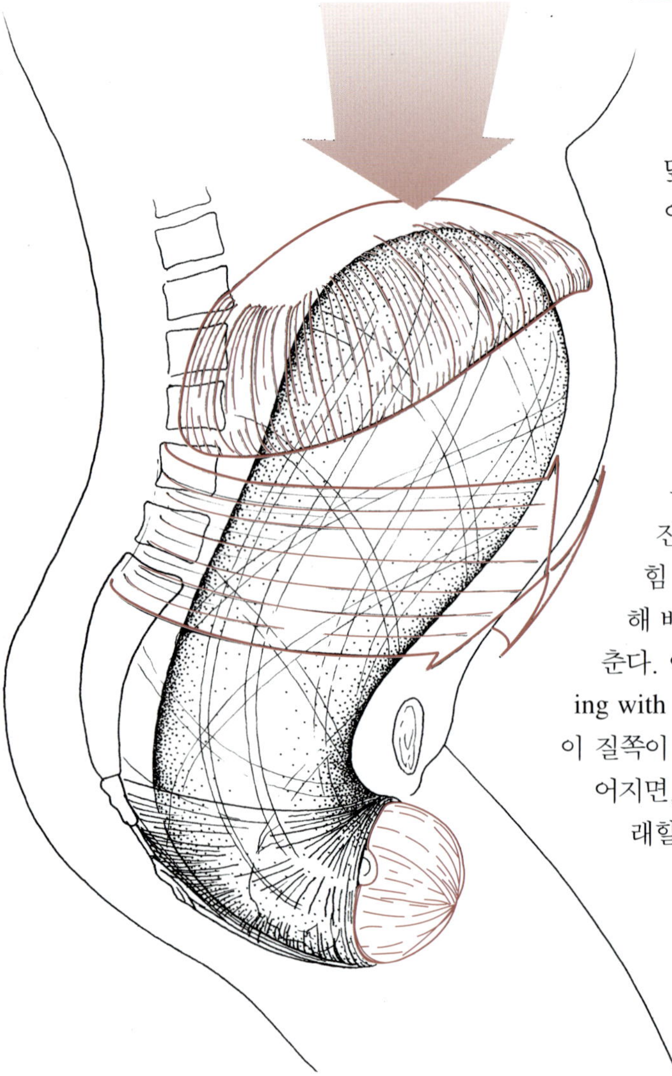

여기에서, 가로막은 수축하고, 전체 복부를 덮고 있는 돔(dome)을 아래쪽으로 밀어낸다. 이런 작용은 배근육의 수축에 의해 마무리된다. 배근육은 복부를 전체적으로 조인다. 배출을 위한 강한 아래쪽 방향의 압박을 위해 배근육들이 함께 수축한다(그러나 반드시 필요한 것은 아니다).

산모는 분만의 최종 단계 동안 이런 밀기 작용을 하도록 종종 주문받는다(도와주는 의료진들이 "힘 주세요" 혹은, "마치 용변을 보듯이 힘 주세요"라고 말한다). 산모는 밀기작용을 위해 배근육을 수축하는 동안에, 들숨한 후, 숨을 멈춘다. 이런 과정을 "**차단된 들숨으로 밀기 작용**(pushing with a blocked inhalation)"이라 부른다. 밀기작용이 질쪽이 아닌, 항문쪽이나 중심힘줄쪽으로 잘못 이루어지면, 자궁목의 목이 찢어지거나 외음절개술을 초래할 수 있다.

이런 종류의 밀기작용은 장점과 단점을 가진다.

장점: 강한 밀기작용은 최종 분만 단계에서 태아를 배출하는데 매우 효율적이다. 그리고 특히, 태아의 생명과 관련되었을 때 더욱 그러하다.

단점: 한편, 밀기작용이 너무 강하면, 과도한 압박을 일으켜, 회음부의 손상(특히 인대)을 일으킬 수 있다. 또 강한 밀기는 골반근육의 반사반응(강하게 신장되었을 때 나타나는)을 초래할 수 있다.

이완 대신, 골반근육이 수축에 의해 반응할 수 있고, 이로 인해, 근조직의 손상이나 찢어짐이 증가될 수 있다.

이런 이유 때문에, 회음이 열려 있거나, 2단계에 있을 때는 산모에게 밀기를 중단하도록 요구한다. 이것은 얕은 층 근육의 찢어짐을 어느 정도 막아주지만, 깊은 인대의 찢어짐은 보상해 주지 못한다.

날숨 동안 밀 때 가로막이 왜 방해하지 않는가?
(Why the diaphragm doesn't interfere when pushing during exhalation)

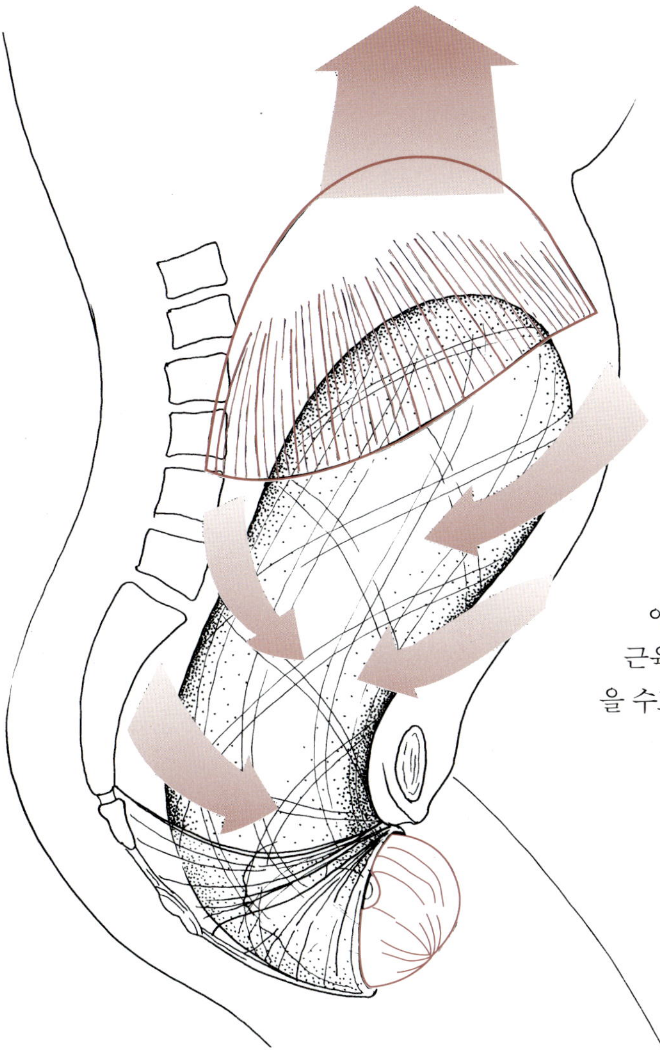

배출 순간에 가로막의 역할이 억제될 수 있다. 산모는 숨을 내보는데 집중해야 한다. 마치 숨을 헐떡거리듯이 숨을 내보내야 한다(필요하다면 지속적으로). 이런 방법을 통해, 폐가 가로막을 위쪽으로 당길 수 있다.

배출은 원칙적으로 **자궁근육**(uterine muscle)에 의해 일어나지만, 필요하다면, 깊은 아래 배근육(배곧은근의 앞아래 근막)에 의해 도움을 받을 수도 있다.

이런 배출 방법은 장점과 단점을 가진다.

장점: 회음근육의 압박은 점진적이고, 근육이 이완하는데 더 많은 시간을 제공해 준다. 그리고 배출성 자궁밀기 방법은 차단된 들숨으로 밀기 방법(앞 페이지에서 설명되었음) 보다 정확한 방향으로 밀기를 할 수 있다. 밀기 방향은 질과 앞쪽 회음 쪽으로 더욱 가까워질 수 있다. 그리고 중심힘줄(회음)의 찢어짐이 줄어든다.

단점: 태아가 위험상태에 있다면, 차단된 들숨으로 미는 방법이 더 빠른 결과를 이끌어낸다.

자궁의 긴장도가 나쁘면, 분만하기도 전에 산모가 피로해지거나, 분만하는데 너무 긴 시간이 소요될 것이다. 자궁이 아래 배근육과 함께 작용하여, 자궁의 긴장도를 어느 정도 높일 수 있다.

제 5 장

움직임 분석
(Analysis of Certain Movements)

다음 페이지들은 특정 움직임이 뼈, 관절, 근육 및 장기와 어떤 관계가 있는지를 보여 줄 것이다. 여러분은 우리가 8장(운동)에서 이들 움직임 분석을 종종 언급하는 것을 알게 될 것이다.

복부에 의한 골반 압력이 어떤 상황일 때 증가되는가?
(In certain situation the pressure on the pelvis from the abdomen is increased)

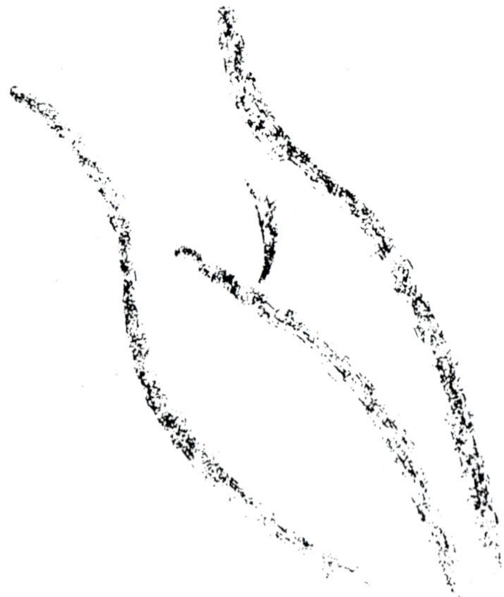

모든 회음 근육(골반바닥근육 뿐만 아니라, 3개의 구멍과 조임근)을 저항하게 만드는 즉, 강한 수축을 일으키는 활동들이 있다. 이들 작용은 여기에서 "+"로 표시되며, "+"는 가장 약한 경우의 1개에서 가장 강한 반응인 4개에 이른다.

복부장기가 갑자기 골반바닥으로 떨어지는 경험은 아래 활동들에 의해 일어난다:

- 점핑(++++)
- 달리기(+++)
- 빠른 걸음(++)

위의 모든 활동은 스포츠 활동, 특히 강한 스포츠 활동 시에 자주 일어난다. 왜 회음 근육이 스트레스를 받는지를 설명해 준다.

아래 상황일 때 복부장기들이 회음근육에 압박을 가할 수 있다:

- 쭈그려 앉기. 넓적다리가 복부에 압박을 가한다(p. 85 참고). 이것은 복부 지방이 많을 때 더욱 악화된다(+++).
- 벨트나 꽉 끼는 청바지와 같은 타이트한 옷을 입었으면, 복부에 압박이 가해지고, 또 이것에 의해 회음이 압박을 받게 된다(++).
- 과도한 복벽 강화 운동하기. 긴장도가 높은 배근육(배근육이 잘 발달된 여성 운동선수에서 발견되는)은 역설적으로 회음을 압박할 수 있다. 특히, 운동이 허리 레벨에서 복벽을 강화시킬 때, 복부가 모래시계모양 처럼 된다(++)(복부를 강화시키는 다른 방법들은 p. 127-130에서 설명된다).

아래처럼 용쓰는 활동(+에서 ++++)을 할 때, ***가로막이 마치 배근육처럼, 복부 장기를 압박할 수 있다:***

- 배뇨(urination)
- 분만(delivery)
- 배변(defecation)

부가적으로, 추가 압박이 복부를 브레싱하거나, 계단 오르기(+) 처럼 다리에 추가 노력이 요구될 때, 무거운 무게 부하를 초래할 수 있다.

복부는 배근육에 의해 위쪽 방향으로 압박될 수 있다. 이런 일이 갑자기 일어나면, 압박의 일부가 아래로 내려가서, 골반바닥을 압박할 수 있다:

- 크게 말할 때(+) 혹은 소리를 지를 때(++)
- 풍선 불기(+++)나 촛불 *끄기*(++)와 같이, 어떤 물체를 불 때
- 크게 웃을 때(++)
- 기침할 때(만성 기침이나 만성 기관지염을 가진 사람은 종종 팽창된 배근육이나 과로해진 배근육을 가진다)(++++)
- 구토할 때(+++)
- 재채기할 때(++++)

위의 모든 상황에서, 아래와 같은 현상이 일어날 수 있다:

- 오줌 누출의 위험
- 탈장의 증가 위험(p. 97–101 참고)

그러나 위의 특정 활동이 회음을 강화시키는 운동으로도 작용할 수 있다. 특히, 이런 활동들이 형식화된 운동이 아니라, 평상시의 일상 활동으로 작용할 때, 좋은 효과를 얻을 수 있다. 이런 이유 때문에, 이들 운동을 심화된 협응과 통합 운동으로써 8장에서 추천하고 있다(p. 145–148 참고). *이들 운동이 질구멍의 누출을 막지 못하거나, 탈장이 이미 존재한다면, 상태가 더욱 악화될 수 있다. 이런 경우는 먼저 의사에게 진료를 받아야 한다.*

쭈그려 앉기(The squatting position)

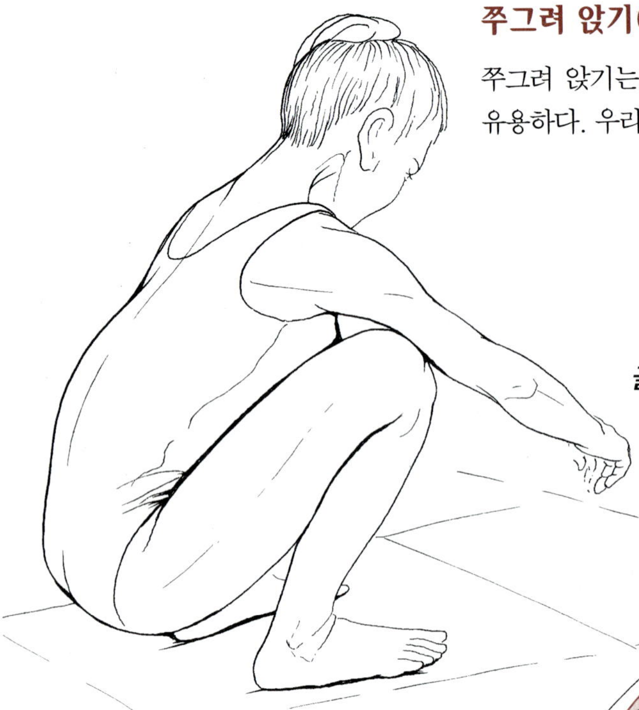

쭈그려 앉기는 분만 자세와, 회음과 내부 장기의 운동 자세로서, 유용하다. 우리는 쭈그려 앉기 자세에 대해 자세히 언급할 것이다.

골반에 대한 효과

쭈그려 앉으면 넓적다리와 엉덩관절이 굽혀지기 때문에, 엉덩뼈가 강하게 뒤쪽으로 돌아가게 된다. 이때 균형을 맞추기 위해, 몸통이 앞쪽으로 굽혀진다. 이 자세는 몸통 뒤쪽 근육을 신장시켜, 엉치뼈를 뒤쪽으로 끌어 당기고, 엉덩뼈가 동반하지 않도록 한다.

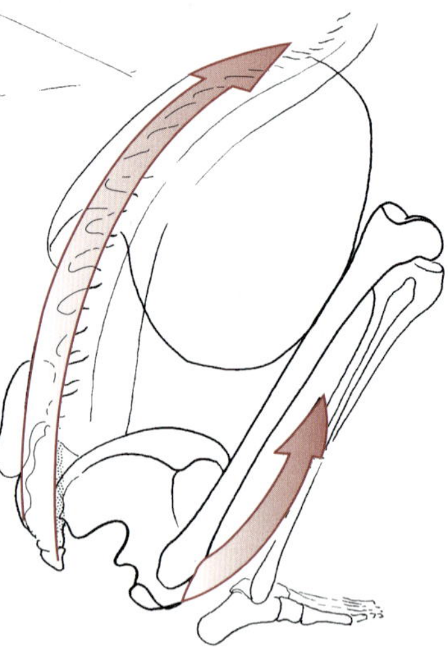

꼬리뼈가 뒤쪽으로 당겨지면, 궁둥뼈가 앞쪽으로 움직이는데, 이것은 엉치뼈의 뉴테이션 움직임에 해당하고, 아랫구멍(inferior opening)을 넓힌다.

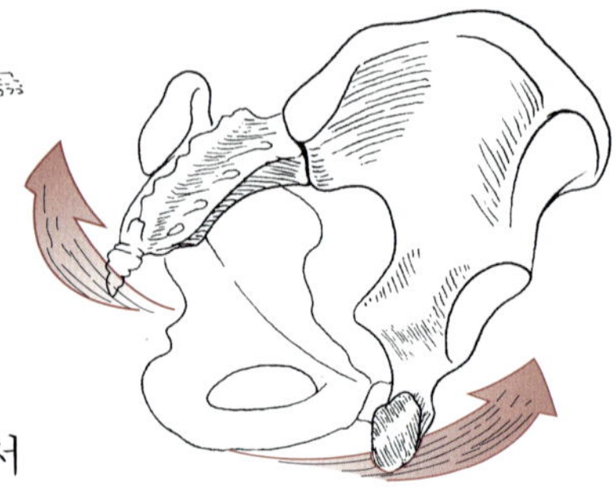

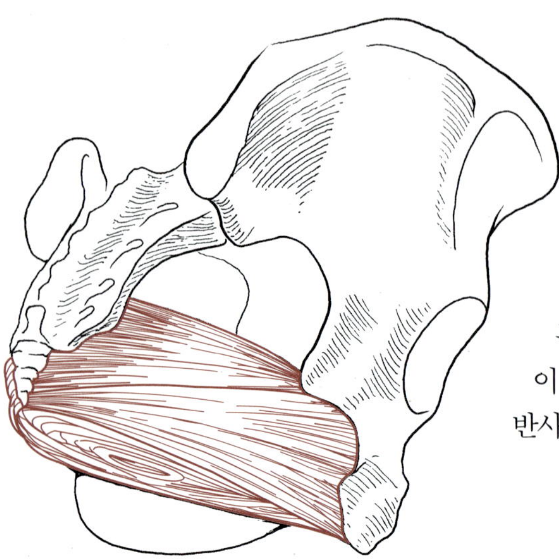

회음에 대한 효과

회음이 앞쪽에서 뒤쪽으로 긴장상태에 놓이면, 피부와 근육층이 신장된다. 여러분은 이 자세를 유지하면서, 이 영역을 생각해 볼 때, 이것이 고려되어져야 한다(p. 121 참고). 덧붙여, 근육의 신장은 반사 작용 즉, 근육의 수축을 유도할 것이다.

그러나 실제로, 쭈그려 앉기는 산모에게 있어 매우 어려운 자세이다. 왜냐하면 엉덩관절, 무릎관절, 발목관절이 충분히 굽혀져야 하기 때문이다. 게다가, 초기 굽힘이 어려울 때는 쭈그려 앉기 자세를 유지하기도 어렵다.

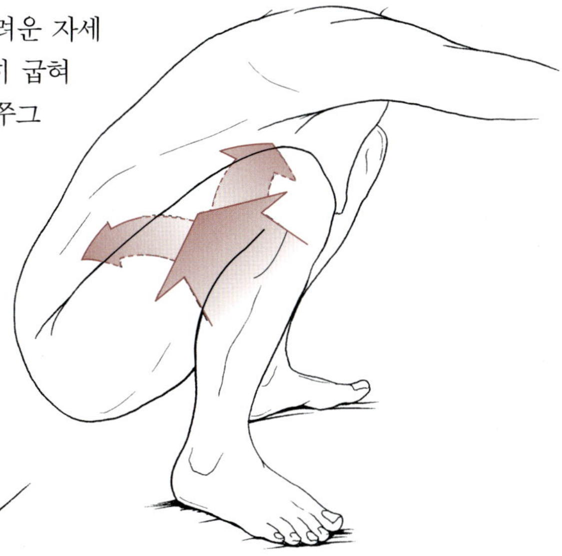

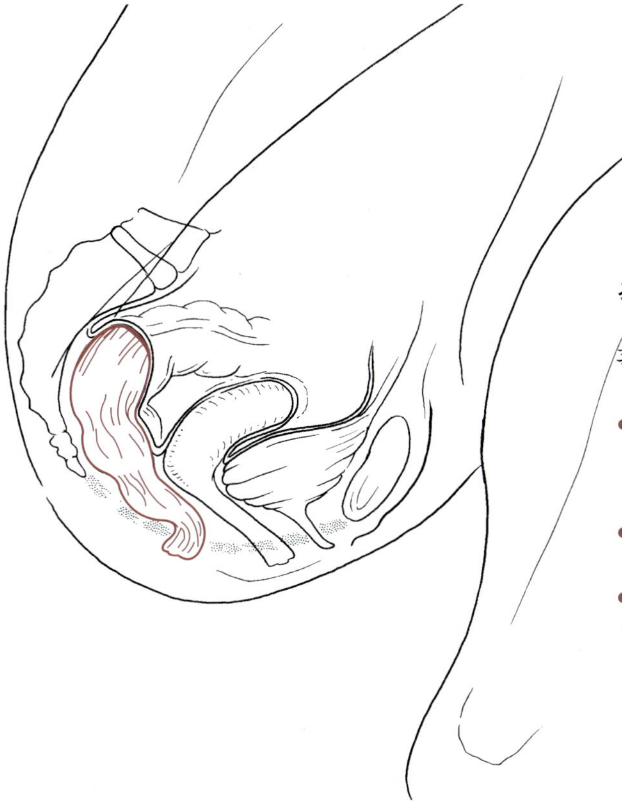

작은골반의 장기에 대한 효과

관련된 장기들로는:

- 방광은 복부에 의해 압박되고, 요도는 신장된다. 이런 결과는 배뇨 욕구를 자극한다.
- 질은 분만시 요구되는 용쓰기의 준비상태이다.
- 곧창자는 가동되고, 뒤쪽에서 앞쪽으로 압박된다. 배변 반사를 활성화시킬 수 있는, 뒤쪽 회음의 신장과 뒤쪽으로의 복부 압박을 가한다.

복부 장기에 대한 효과

넓적다리에 의해 복부가 압박을 받으면, 복부는 다음과 같은 방향으로 밀린다:

- 뒤쪽으로
- 일부는 위쪽으로
- 일부는 아래쪽으로

결과적으로, 복부는 회음을 압박하게 된다.

이런 압박은 회음의 저항을 증가시킬 목적으로도 사용된다(p. 121 참고).

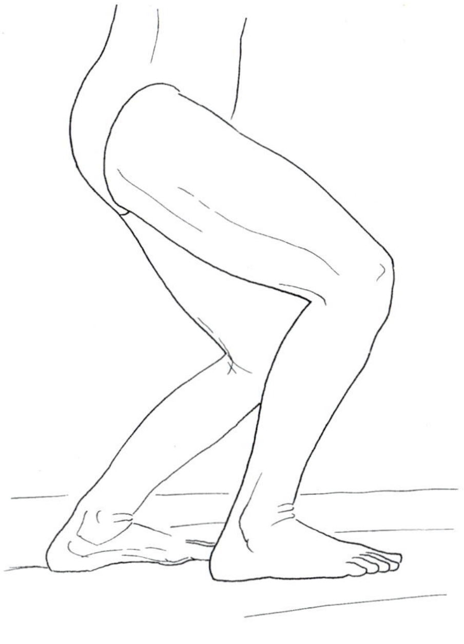

여러분이 쭈그려 앉기 자세를 안정되게 할 수 없다면, 몸을 앞으로 숙여 발가락으로만 쭈그려 앉기를 시도한다. 그러나 이것은 자세를 유지하기 더욱 어려운 자세일 수 있다.

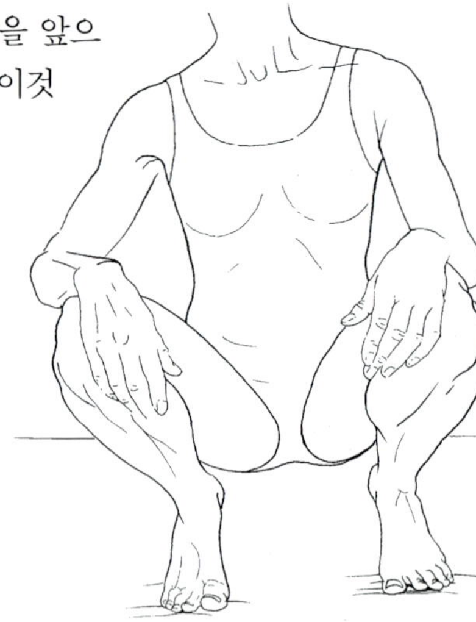

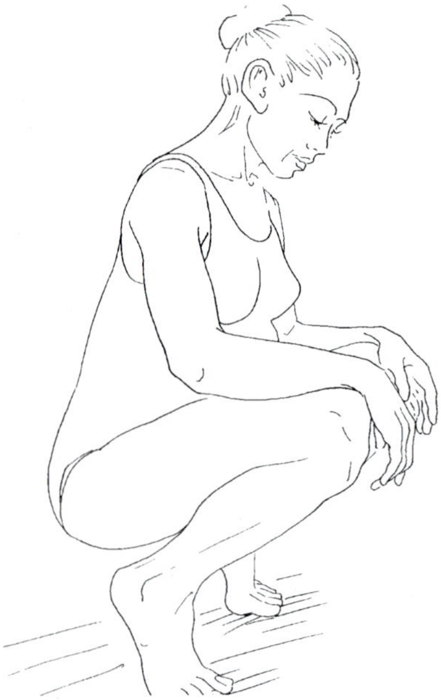

만약 피할 수 없다면, 여러분은 이 책에서 기술된 운동을 수행하기 위해, 다음과 같은 지지 방법을 이용할 수 있다.

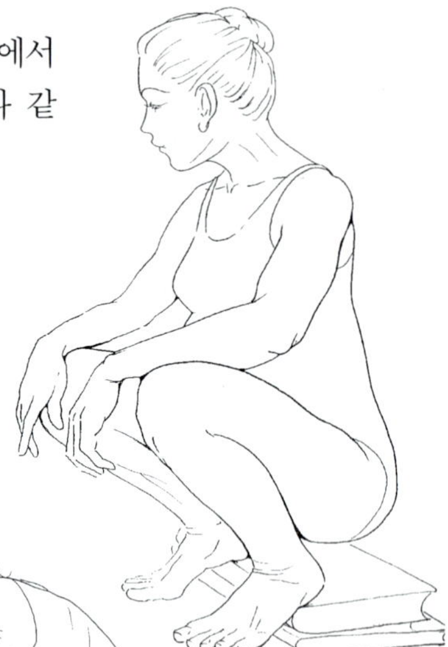

발꿈치 올려 놓기(몇 cm)

앞으로 숙여 기대기

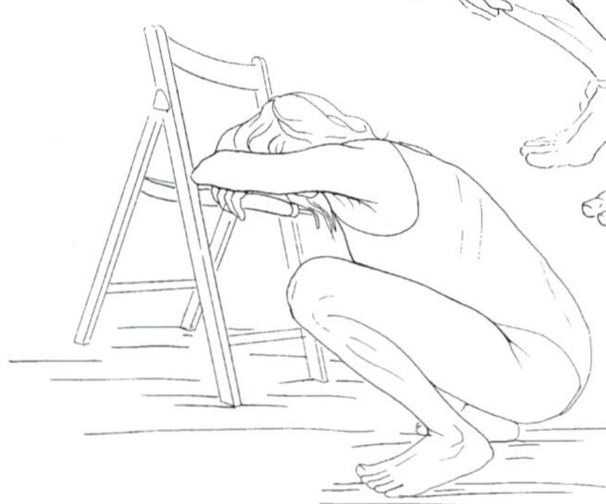

등을 기대고 앉기

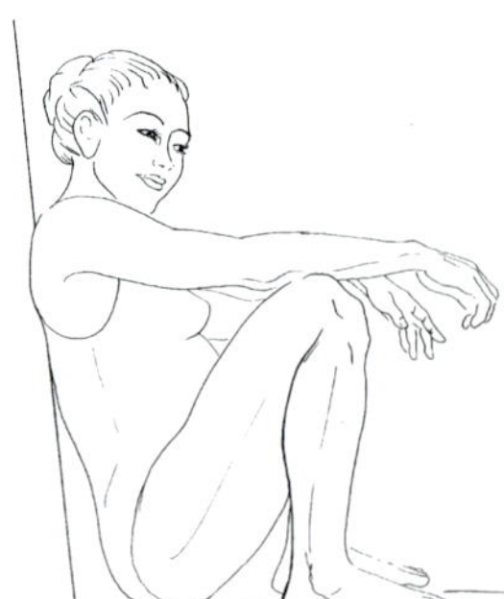

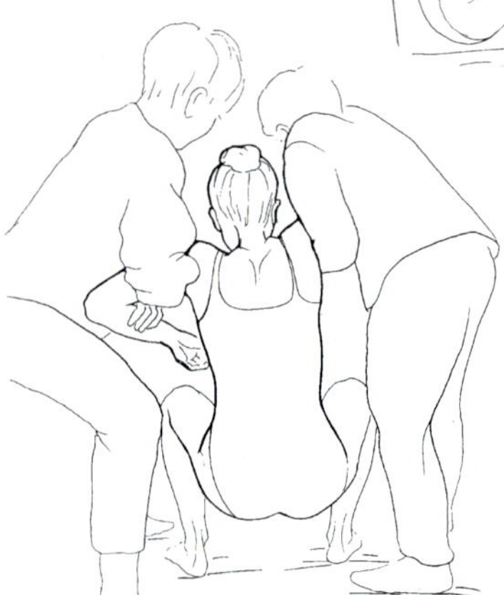

분만 당일, 두 사람의 지지를 받을 수 있다. 이런 쭈그려 앉기는 두 가지 장점을 가진다:

- 어깨를 들어 올릴 때, 갈비뼈까지 들어 올려지고, 또 가로막도 함께 올라간다. 이것은 자궁에 가해지는 압박을 감소시킨다.
- 산모가 매달리는 형태이기 때문에, 다리에 가해지는 압박도 줄어든다: 이것은 정맥 순환을 좋게 한다. 왜냐하면, 정맥이 더 이상 방해를 받지 않기 때문이다.

넓적다리의 자세가 골반뼈의 상관관계를 어떻게 변화시키는가(How the position of the thighs changes the relatiohships in the bony pelvis)

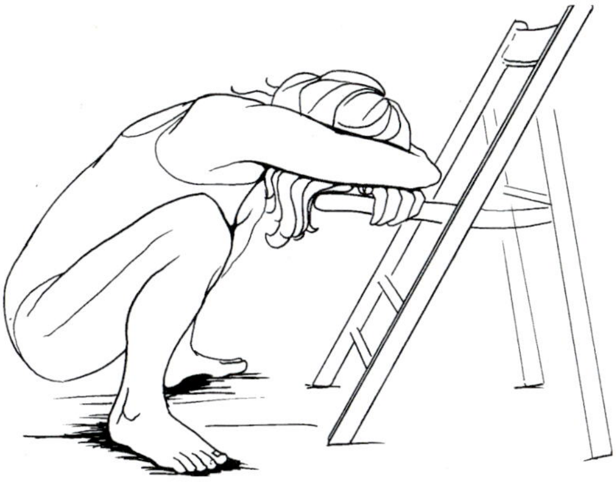

넓적다리의 자세를 변화시킬 때, 우리는 엉덩관절의 굽힘 각도를 변화시키고, 근육과 인대에 가해지는 긴장을 바꾸어 준다. 이런 증가된 긴장은 엉덩뼈의 움직임을 야기시킬 것이다.

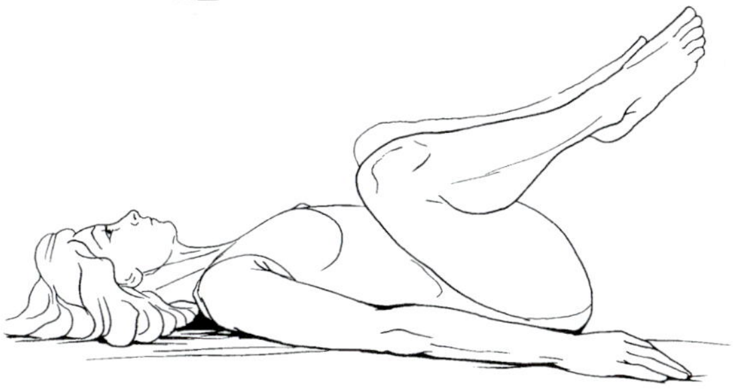

넓적다리를 과도하게 굽힌 자세

엉덩관절의 인대와 근육의 긴장이 증가되어, 엉덩뼈의 뒤쪽돌림을 야기시킬 수 있다. 궁둥뼈는 앞쪽으로 움직이고, 아랫 구멍이 열린다(분만의 용쓰는 단계에 유용하다).

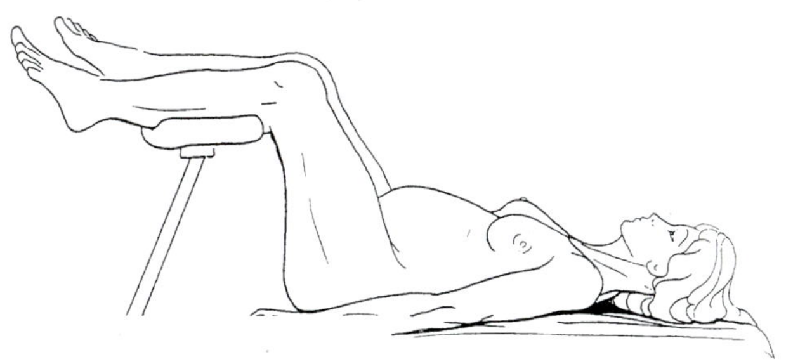

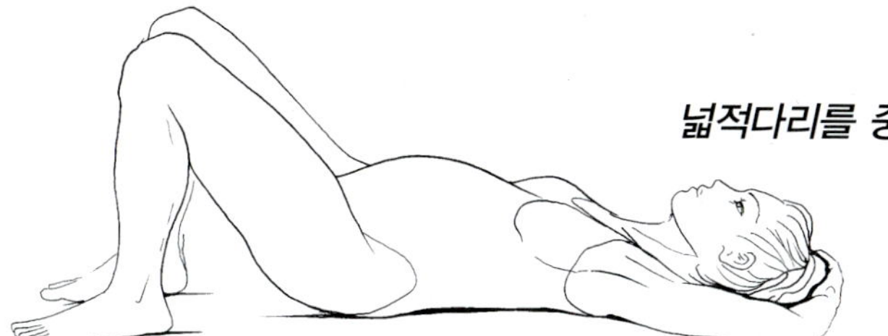

넓적다리를 중간 정도 굽힌 자세

이 자세에서, 앞쪽 인대와 뒤쪽 인대와 근육이 이완되고, 엉덩뼈가 앞쪽으로(앞쪽돌림) 혹은 뒤쪽으로(뒤쪽돌림) 자유롭게 움직일 수 있다(p. 33-34 참고).

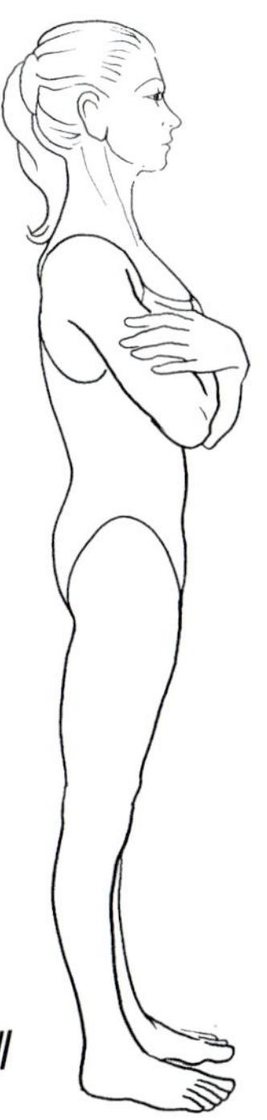

넓적다리를 편 자세

엉덩뼈가 앞쪽으로 당겨진다(앞쪽돌림).

그러나 여러분이 바로 누운 자세를 취하면, 엉치뼈가 지면에 닿기 때문에 더 이상 엉치뼈를 움직일 수 없다. 이런 결과 때문에, 엉덩뼈만 움직이게 된다.

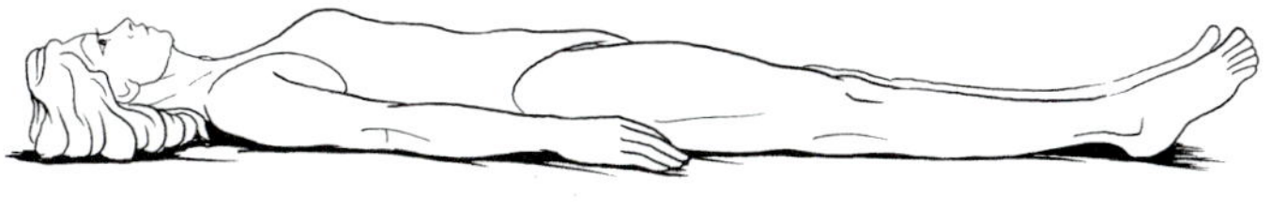

분만 당일과 골반바닥운동을 위한 위치와 자세의 예들(Examples of positions and postures for both the day of delivery and pelvic floor exercises)

여기에 제시된 위치와 자세는 분만 당일과 회음운동을 할 때 다양한 방법으로 이용될 수 있다. 그리고 그들은 8장의 운동 이후에 이용될 수 있다.

이들 각 자세를 위해, 다음 분석이 적용될 것이다:

- 골반이 **앞쪽돌림**으로 혹은 **뒤쪽돌림**으로 당겨지는가?
- 골반이 **앞쪽돌림**과 **뒤쪽돌림**으로 자유롭게 움직일 수 있는가?
- 엉치뼈가 **뉴테이션** 혹은 **카운터뉴테이션**으로 당겨지는가?
- 분만 동안, 무게 요소가 아랫방향으로 이루어지는 태아의 배출에 영향을 주는가? 그리고 회음 운동 동안 회음에 가해지는 압박이 증가하는가?

여기에서 **중력**(+)은 무게 요소가 효과를 갖다는 의미이고, **중력**(-)은 무게 요소가 효과를 가지지 않는다는 의미이다.

뒤로 기울인 자세:

등을 대고:

- 중력(-)

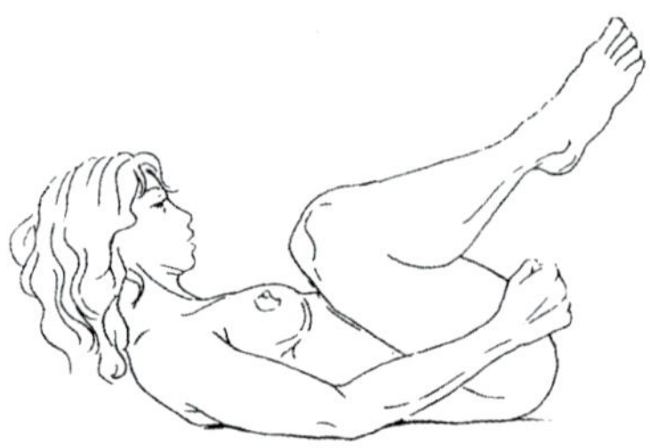

엉덩관절을 과도하게 굽힌 자세:

- 뒤쪽돌림
- 뉴테이션

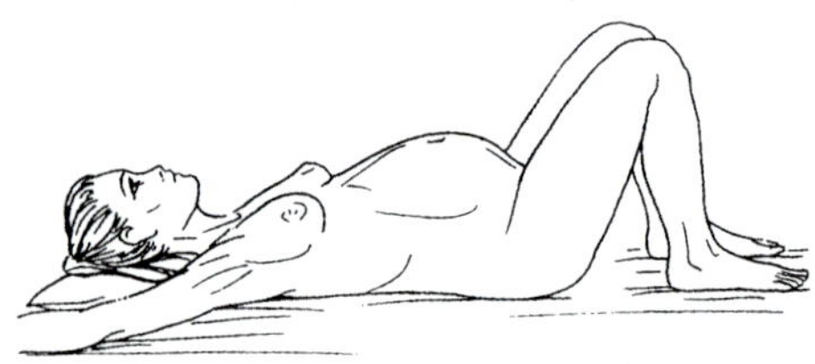

엉덩관절을 약간 굽힌 자세:

- 앞쪽돌림/뒤쪽돌림

옆으로 누운 자세:

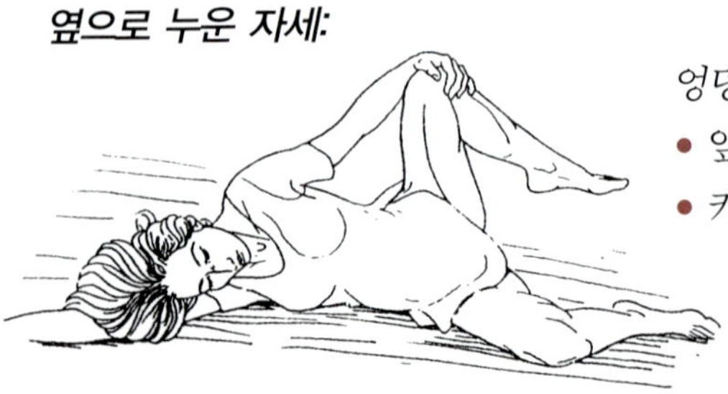

엉덩관절을 약간 굽힌 자세:

- 앞쪽돌림/뒤쪽돌림
- 카운터뉴테이션/뉴테이션

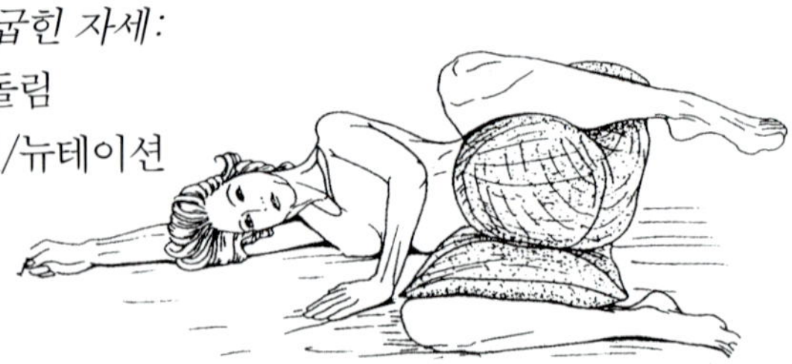

네발 기기 자세:

등을 수평되게:

- 중력(-)
- 앞쪽돌림/뒤쪽돌림
- 카운터뉴테이션 (counter-nutation)
- 뉴테이션 (nutation)

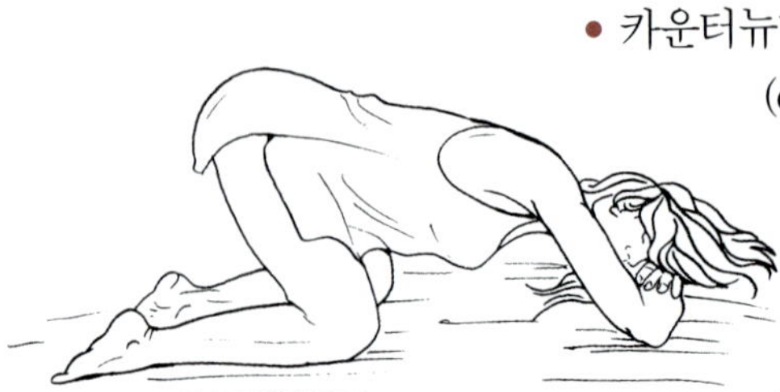

등을 앞쪽으로 기울인 채:

- 중력(-)
- 뒤쪽돌림
- 뉴테이션

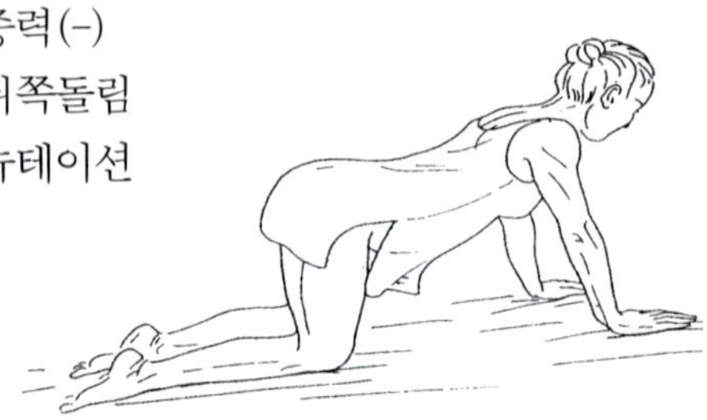

앉은 자세:

앞으로 혹은 뒤로 기대어 앉는다

- 중력(+)

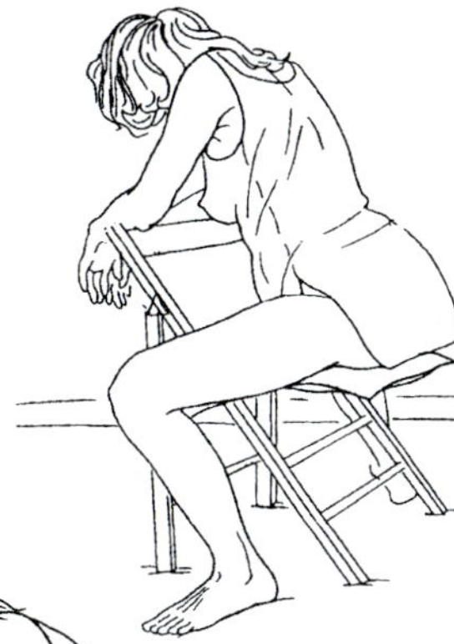

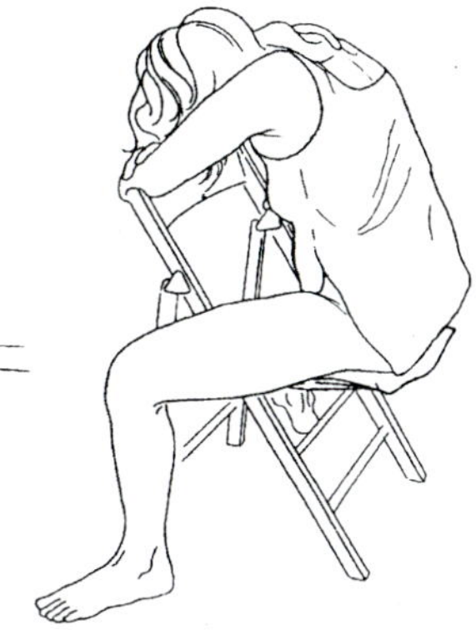

엉덩관절을 과도하게 굽힌다:

- 뒤쪽 돌림
- 뉴테이션

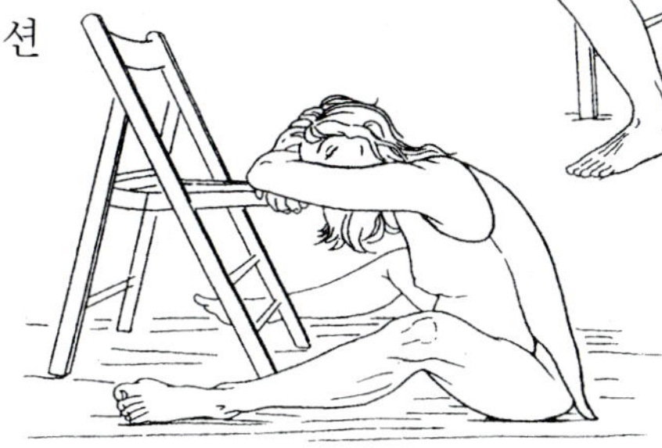

엉덩관절을 약간 굽힌다:

- 앞쪽 돌림/뒤쪽 돌림
- 카운터뉴테이션/뉴테이션

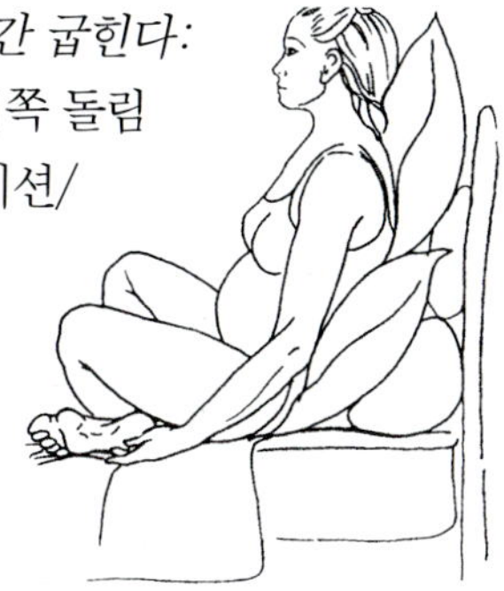

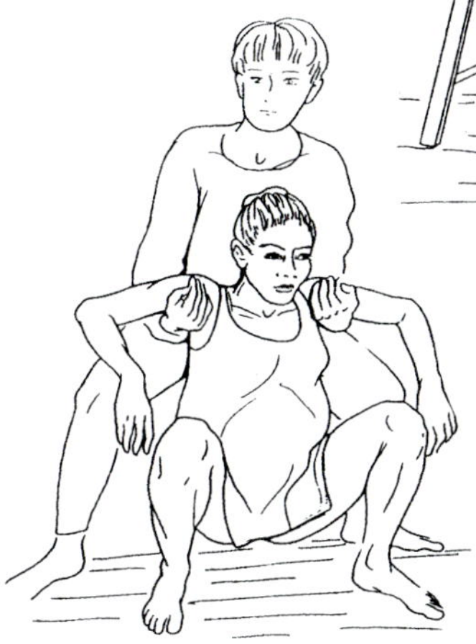

쪼그려 앉은 자세:

엉덩관절을 약간 굽힌다

- 중력(+)
- 뒤쪽돌림
- 뉴테이션

선 자세:

엉덩관절을 약간 굽힌다

- 중력(+)
- 앞쪽돌림/뒤쪽돌림
- 카운터뉴테이션/뉴테이션

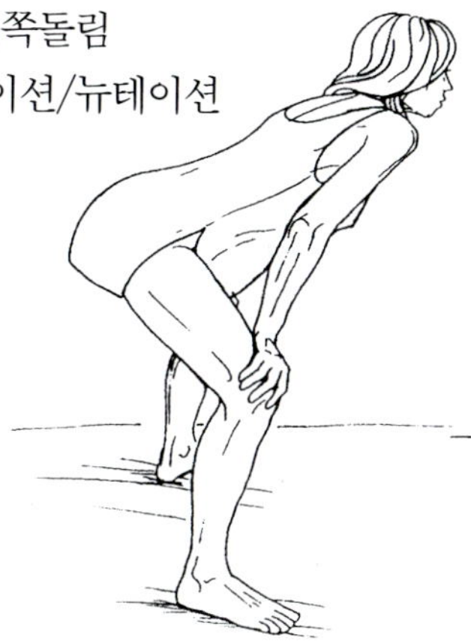

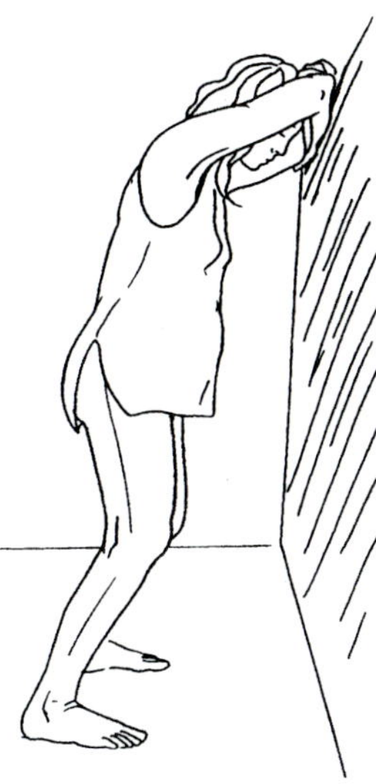

엉덩관절을 편 자세:

- 중력(+)
- 앞쪽돌림
- 카운터뉴테이션

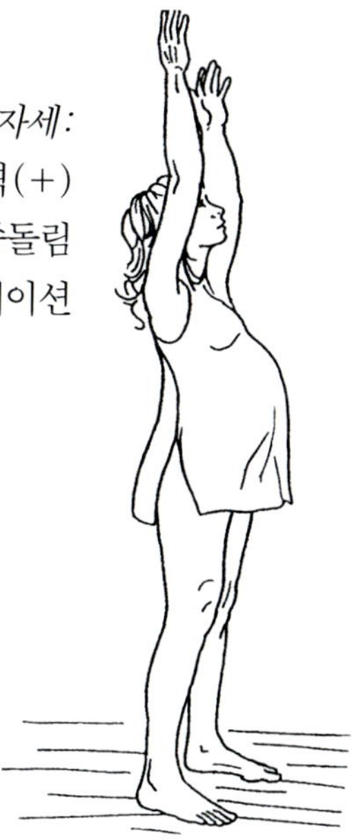

이들 자세를 알아본다. 그리고 여러분 스스로 이 자세를 취해 본다: 임신 기간과 회음 운동을 하는 동안. 여러분이 다른 자세를 선택할 때, 골반과 내부장기에 대한 해부학적 효과를 공부한다.

여러분이 이것을 행할 수 있으면, 분만 단계에 가장 잘 맞는 자세를 선택할 수 있을 것이고, 또 여러분이 수행하길 원하는 회음 운동을 선택할 수 있을 것이다.

제 6 장

회음과 분만
(Perineum and Delivery)

산모의 몸에서 태아가 세상 밖으로 나오는 복잡한 과정의 최고점을 분만이라 부른다. 자연적으로, 태아가 이 과정의 주요 요점이다. 그러나 태아가 자궁으로 배출되는 최종 단계 때는 산모의 회음 부위가 상당한 스트레인을 받게 될 수 있다.

이런 이유 때문에, 여기에서 제시되는 간단한 설명은 회음 부위에 초점을 맞추고 있다. 보다 자세한 설명을 원한다면, 우리는 특히 임산부를 위한, Frederik Leboyer' book인 "Birth without Violence"를 추천한다.

분만의 두 단계(The two stages of delivery)

첫 번째 단계

팽창(dilation)이라 불리는 첫 번째 단계는 연속적인 자궁의 수축으로 시작한다. 자궁수축은 율동적이고, 규칙적이고, 점점 강해진다. 자궁수축은 진통이 계속됨에 따라 더 짧아지는 완전한 이완의 순간에 의해 분리된다.

자궁수축은 자궁의 위쪽에서부터 자궁목에 이르기까지 자궁의 전반에서 일어난다. 처음에는, 자궁목이 두껍고 또 닫혀 있지만, 자궁수축은 점차적으로 자궁목의 팽창을 야기시킬 것이다. 이 시간은 매우 가변적이어서, 1시간에서 수 시간에 이른다.

자궁수축은 태아를 아래 방향으로 밀어낸다. 즉, 위쪽 구멍(superior rim)을 통과해 골반강 안으로 보낸다(p. 22-24 참고). 이런 과정을 "함입(engagement)"이라 한다(여기에서의 "**함입**(engagement)"은 임신 끝 단계에서 태아가 골반쪽으로 움직이는 가역적인 움직임과는 다른 용어이고, p. 28에서 설명되었듯이, 태아가 골반강 안으로 들어가는 것을 표현하고 있다). 태아의 머리가 먼저 회전하면, 태아의 머리 크기가 골반강의 크기에 맞게 조정된다(p. 29-30 참고). 그런 다음 태아가 중간구멍과 아랫구멍을 통과한다.

두번째 단계

끝으로, 가로질러야 할 마지막 통로인 회음부(perineum)에 머리가 놓이게 된다. 이것은 분만의 두 번째 단계인 **배출단계**(expulsion)이다. 골반바닥에 가해지는 머리의 압박은 **배출반사**(expulsive reflex)인 자궁의 반사 수축을 야기시킨다(p. 76 참고). 대개 산모는 배출하고 싶은 욕구를 느끼고, 통제할 수 없는 자궁수축이 일어난다. 머리의 압박 뿐만 아니라, 자궁수축의 압박이 회음을 두 단계로 신장시킨다: 처음에는 뒤쪽으로 신장시키다가, 그 다음에는 앞쪽으로 신장시킨다. 이런 변화는 분만 직전의 최종 진통 단계이고, 다음 페이지에서 설명될 것이다.

진통(배출) 동안 회음이 어떻게 신장되는가?
[How the perineum stretches during labor (in expulsion)]

먼저, 태아는 엉치뼈를 따라 아래 방향으로, 그리고 비스듬히 등쪽으로 움직인다.

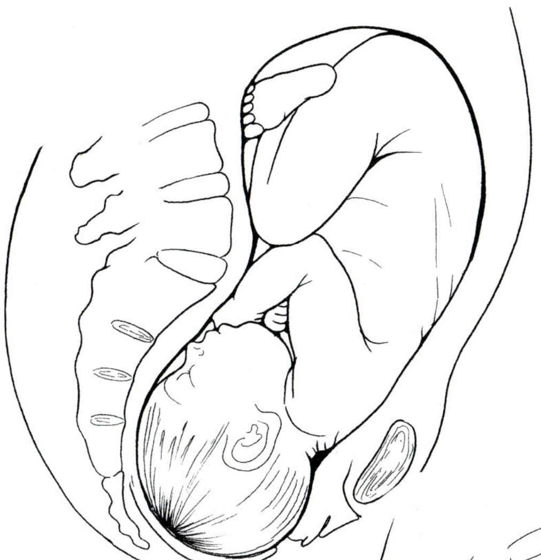

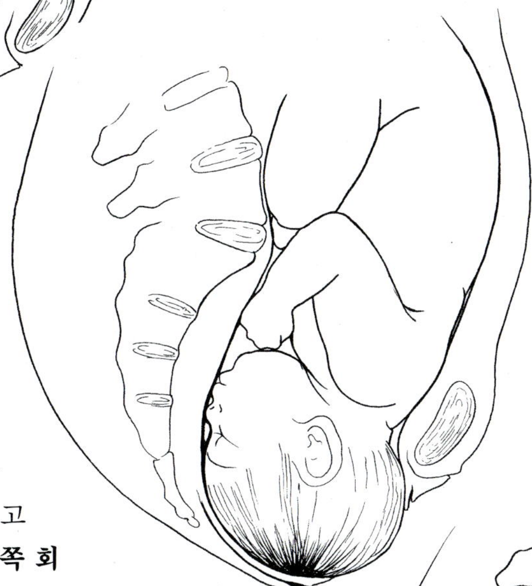

태아의 머리는 꼬리뼈에 도달하고, 꼬리뼈를 뒤쪽으로 밀어낸다. 그리고 항문 부위를 바깥쪽으로 밀어내고 항문구멍을 연다. 이것을 **뒤쪽 회음의 팽창**(expansion of the posterior perineum)이라 한다.

그러나 꼬리뼈의 뒤쪽 움직임이 곧 제한되는데, 바로 이 시점에서, 두 번째 단계 즉, **앞쪽 회음의 팽창**(expansion of the anterior perineum)이 시작한다.

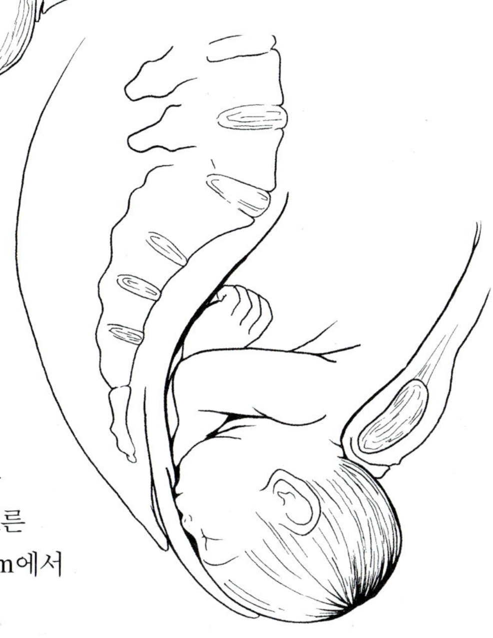

태아의 머리가 엉치뼈의 오목한 면을 따라 앞쪽으로 밀린다. 머리가 앞쪽의 요생식구멍을 통과하고(p. 43 참고), 앞쪽 회음을 신장시킨다. 이때 앞쪽 회음은 바깥쪽으로 부풀어 오른다. 이런 팽창 단계에서는 항문과 외음 사이의 거리가 3 cm에서 8 cm까지 증가한다.

여러 종류의 태위(The different types of presentations)

태위(presentation)라는 용어는 분만 순간, 골반 테두리 위에 놓여 있는 태아의 자세이다.

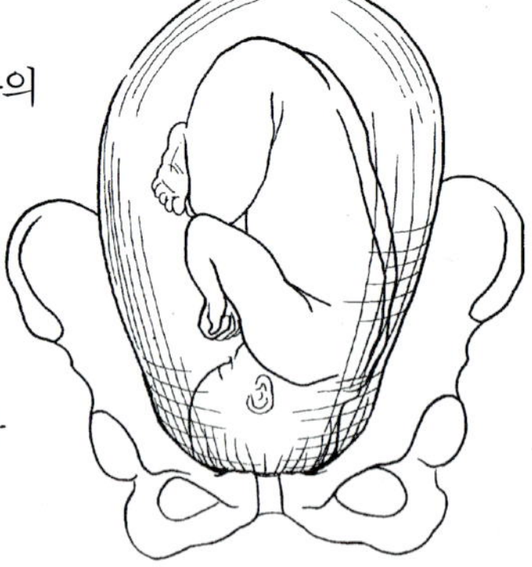

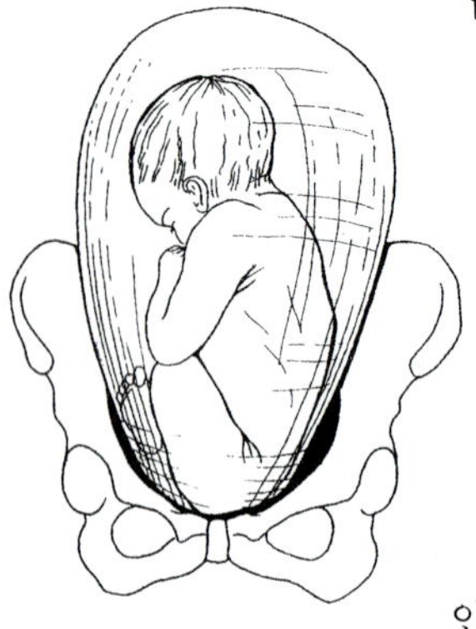

대부분의 경우는, 태아의 머리가 먼저 나오는 **두정위**(vertex presentation)이다.

다소 많지는 않지만, 태아의 아래쪽이 먼저 나오는 **둔위**(breech presentation)가 있다.

태아가 옆으로 누워 있다면, 자연분만이 불가능할 것이다.

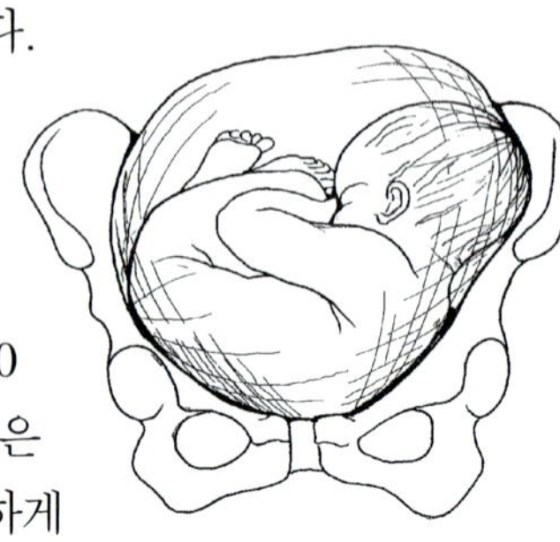

이들 세 가지의 태위는 각각의 변형을 가지고 있다. 특히 두정위(마루점 태위)는 태아가 엉치뼈를 바라보는 경우와 두덩뼈를 바라보는 경우가 있다. 특히 후자의 경우는, 태아 머리의 가장 큰 부분(p. 30 참고)이 분만 시 회음쪽으로 움직인다. 이런 분만은 태아에게 매우 힘든 일이고, 또 회음이 과도하게 팽창되어야 하기 때문에, 산모에게도 매우 힘든 일이다.

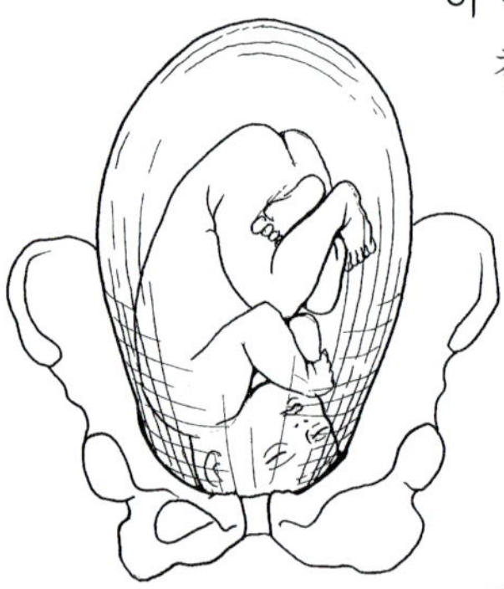

사실, 임신 말기에, 산모의 위치가 태아의 위치에 영향을 주고, 또 태아가 골반으로 이동하는 방법에도 영향을 준다. 앞으로 숙인 자세(똑바른 자세)는 태아가 마치 해먹 위에 누운 것처럼 자신의 등을 산모의 배쪽으로 하고, 얼굴을 산모의 등쪽을 바라보는 자세를 취한다. 태아는 엉치뼈 쪽으로 머리가 돌아간 자세로 분만되기 시작한다. 그리고 머리의 뒤쪽을 외음 쪽으로 내민다. 이것이 가장 좋은 자세이다.

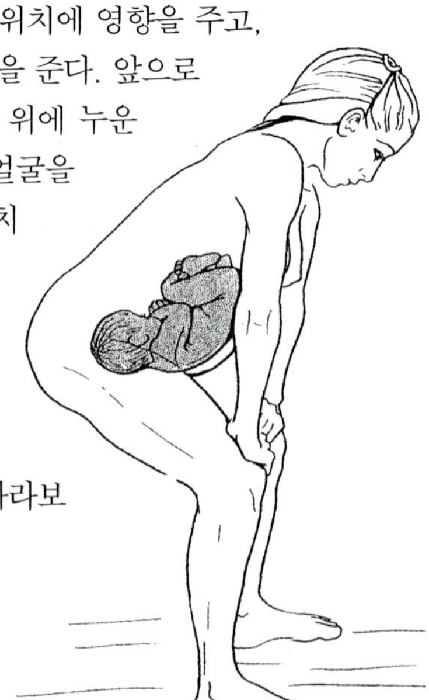

한편, 뒤쪽으로 기댄 자세(깊은 안락의자나 책상의자)는, 태아가 자신의 등을 산모의 등쪽으로 돌려 눕는다. 즉, 태아의 얼굴이 산모의 배 쪽으로 바라보는 자세가 된다.

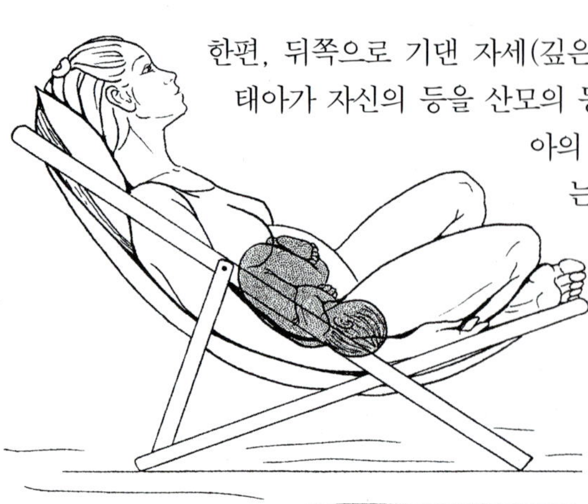

만약 이런 방법으로 태아의 머리가 골반에 위치하면, 태아는 얼굴을 두덩뼈 쪽으로 바라보고 산도(birth canal)를 통과할 것이다. 즉, 이마나 얼굴이 외음 쪽을 바라보게 된다. 이것은 좋지 못한 자세이다.

분만 동안 회음에서 일어날 수 있는 손상
(Injury that can occur to perineum during delivery)

손상은 다태분만(multiple delivery), 태아의 출산체중, 혹은 분만 자체의 문제로 일어날 수 있다:

- 빠른 분만 혹은 지연 분만
- 배출 반사(p. 76 참고)를 사용하지 않고, "숨을 멈추고 강한 밀기 작용"을 8회 이상할 때(p. 78 참고)
- 자궁에 가해지는 도수 압박

이들 요소들은 특히 복합되어 일어날 때, 자연스런 회음 신장을 방해할 수 있고, 근육 찢어짐이나 탈장을 일으킬 수 있다. 외음절개술이 너무 늦게 수행되거나 부적절하게 수행되면, 손상을 피할 방법이 없다.

분만의 최종 단계 동안(배출 단계), 중요한 것은 산모가 밀기 작용을 멈추는 것이고, 또 조산사가 다음 상황을 해 주어야 한다:

- 회음을 지지해야 한다.
- 태아 머리의 회전과 움직임이 자유롭게 되도록 도와 주어야 한다.
- 필요하다면, 외음절개술을 실시해야 한다.

위험할 수 있는 조직에는:

- 인대, 특히 둥근인대와 자궁엉치인대. 이들 인대는 임신으로 인해 이미 과도하게 신장되어 있다(p. 61 참고).
- 방광과 질 사이의 방광질근막(Halban 근막)과 같은, 유착된 표면들(p. 52 참고)
- 회음막과 같은, 널힘줄(p. 40, 58 참고)
- 조임근(태아 머리가 분만될 때 손상될 수 있음), 골반바닥근(이미 찢어졌을 수 있음), 그리고 항문올림근의 두덩곧창자 부위과 같은, 근육들(p. 43 참고)
- 회음 중심힘줄의 섬유층(p. 45 참고)

제 7 장

자주 발생하는 작은 골반의 질병들
(Some Pathologies Common to the Lesser Pelvis)

아래 골반(작은 골반)의 질병들은 소속된 기관(비뇨기계, 생식기계, 소화기계)에 따라 다양하다. 다음 페이지는 작은 골반 내의 3가지 장기에서 자주 발생하는 질병들을 설명할 것이다.

핵심: 여기에 설명되는 모든 내용은 일반적인 특징이다. *그러나 질병의 진단에 대한 내용은 의사들의 영역이기 때문에, 여기에서 다루지 않을 것이다.* 운동 연습 페이지에 있는 몇몇 운동들은 특정 질환과 관련하여 사용할 수 있지만, *먼저 의사의 진료를 받은 이후에 연습해야 한다.*

여기에서 설명하는 아래 골반의 질병들은 3종류이다:

- 오줌이나 변을 보유하기 어려운 경우(**실금**, incontinence), 혹은 반대로, 과도한 보유(**정체**, continence)
- 장기의 평상 시 위치에서 아래로 떨어지는 경우(**탈장**, prolapse 혹은 ptosis)
- 다른 장기 사이의 운동반사들을 파괴하는 경우

이들 3종류의 질병들은 누적될 수 있고, 또한 한 질병의 발병이 다른 질병의 발병을 유발시킬 수도 있다.

요실금(Urinary incontinence)

요실금은 오줌의 흐름을 수의적으로 조절할 수 없는 것으로 정의될 수 있다. 무수히 많은 요실금의 원인과 표명이 있다. 여기에서 우리는 가장 많이 나타나는 요실금에 대해서만 거론할 것이다.

압박에 의한 요실금(incontinence of effort)

이것은 복압 증가에 따른 오줌의 불수의적인 소실이다(p. 82 참고). 방광이 얼마나 찼는지에 관계없이 일어날 수 있지만, 방광이 완전히 차면 더 잘 일어날 것이다.

압박에 의한 요실금은 종종 근육 긴장성의 부족으로 일어난다. 특히 조임근과 같은 지지성 근육의 긴장 부족이 있을 때 더욱 그러하다. 이런 요실금은 임신 말기와 분만 이후의 몇 주 동안에 자주 발생했다가, 정상적으로 사라지지만, 호르몬 변화와 그 관련된 근력 소실의 결과로 인해 그대로 남아있거나 갱년기 때 재발할 수 있다. 어떤 여성들은 또다른 여성들에 비해 이런 유형의 요실금에 더 쉽게 노출될 수 있다. 그 이유는 장기간 기침으로 고생하는 사람(만성 기관지염 환자) 또는 역설적이지만, 집중훈련프로그램에 참여하는 운동선수와 같이, 특별한 생활 환경이나 생활양식 때문이다. 달리기, 점프 및 바운드에 관련된 대부분의 스포츠는 회음에 대한 복부압력의 빠르고 반복적인 변화를 유발할 수 있다. 여러분이 갑작스런 요실금으로 고생하고 있다면, 골반바닥근육의 강화 운동(p. 116-125)과 방광과 요도에 대한 운동(p. 135-139)을 수행해 보도록 권장하고 싶다.

요실금이 계속 유지된다면, 근육의 문제로 요실금이 발생한 것이 아닐 수 있기 때문에, 의학적 진단이 필요하고, 또 물리치료와 같은 특별한 치료가 필요할 것이다. 분만 이후에, 미래의 요실금을 예방하기 위해, 골반바닥 상태에 대한 평가와 적절한 치료(필요하다면)가 제공되어야 할 것이다.

불안정한 방광의 결과로 일어나는 요실금

우리들이 알고 있듯이, 배뇨는 배뇨절박에 의해 시작되는 방광근의 반사 작용인, 불수의적인 작용이다. 배뇨는 방광이 어느 정도 충만되었을 때 일어난다. 성인의 경우, 첫 번째 느낌은 방광 내의 오줌량이 약 200 *ml*이 될 때 일어난다. 그리고 오줌량이 400～500 *ml*에 이르면, 배뇨절박이 일어난다.

너무 빠르고 자주 발생하는 방광의 수축 때문에, 단지 150～200 *ml*의 오줌량이 방광에 차더라도, 가끔 강하고 심지어 고통스런 배뇨절박이 일어날 수 있다. 이것은 과활동적이거나, 불안정한 방광 상태로, 아래와 같은 요도조임근의 반응에 따라 불규칙한 배뇨가 초래될 수 있다:

- 요도조임근이 충분히 수축하면, 오줌을 가둘 수 있지만, 자주 배뇨를 해야 하는데, 이것을 **요절박**(urinary urgency)이라 한다.
- 요도조임근의 작용이 충분하지 않으면, 부분 요실금을 초래할 수 있는데, 이것을 **스트레스성 요실금**(stress incontinence)이라 부른다.
- 요도조임근이 완전히 작용하지 못하면, **전 요실금**(total incontinence)이 일어날 수 있다. 이것은 배뇨반사의 장애 때문에 일어난다. 이것은 노인층에서 자주 발생하지만(신경 기능의 변화로), 젊은 사람에게도 발생할 수 있다.

중요한 것은 여기에서 설명되지 않지만, 위의 3가지 상태가 모두 다른 원인을 가질 수 있다는 것이다.

여러분이 배뇨절박이나 빈번한 배뇨로 고생하고 있다면, p. 135-139의 방광과 요도에 대한 운동을 시도할 수 있다. 이들 운동은 자연스런 배뇨반사와 반응을 회복하는데 도움을 줄 것이다. 여러분의 문제가 이들 운동으로도 도움을 받지 못한다면, 의학적 진료와 치료를 받아야 할 것이다.

요 정체(Urinary retention)

배뇨 후, 방광은 정상적으로 완전히 비워진다. 그러나 특정 상태 아래에서는, 콩팥에서 생성된 오줌이 요도를 통해 계속 흘러가지만, 부분적으로 비워지거나, 매우 드물게 비워질 수 있다. 이런 현상이 일어나는 원인은 매우 많다: 무긴장성 방광(atoal bladder); 부정확한 압박 인지; 요 정체를 초래하는 오줌을 참는 습관; 요도나 방광 폐쇄(결석, 요도 협소, 혹은 암).

맨 후자의 경우, 방광이 과도하게 작용하게 될 것이고, 방광 근육이 상당히 비대해질 수 있다. 이것을 **스트레스성 방광**(stressed bladder)이라 부른다.

질탈(Varginal prolapse)

질은 신장되거나 질 근육의 긴장성이 부족해질 수 있다. 이런 경우, 외음이 불룩 나오고, 안쪽 입술(순)이 벌어진다(안쪽 입술들이 정상이라면, 서로 맞닿아 있어야 한다). 그리고 질의 입구가 비정상적으로 넓게 열린다. 이것에 의해 공기가 질에서 나오게 되거나(질 안에 들어 있던 공기가 압박 운동을 할 때 방출된다), 혹은 욕조의 물이 질 안으로 들어가게 만든다. 그리고 목욕한 이후에, 물이 질 속에서 흘러나온다. 이런 상태를 위해, p. 139-141에서 설명된 운동들을 시도해 본다.

질경련(Varginimus)

질경련이 있는 경우, 질이 과도하게 수축되고, 이로 인해 성교할 때 불편해지거나 심지어 통증이 발생한다[성교가 어렵고, 아픈 것을 **성교통증**(dyspareunia)이라 한다]. 질경련의 원인은 무수히 많고, 다음 것들이 여기에 포함된다: 분만 후의 병변, 질 분비물의 문제, 심리적 문제 등. p. 139-141에서 추천된 운동들이 이런 문제점을 교정하는데 도움을 줄 것이다. 수축 사이의 이완과 호흡을 촉진시키는 운동에 특별히 관심을 두어야 한다.

대변실금(Fecal incontinence)

이것은 대변을 참을 수 없을 때 일어난다. 이것은 분만 이후에 올 수 있는 문제이다.

많은 원인이 있지만, 아래의 것들이 주된 원인이다:

- 곧창자의 능력이 불충분할 때
- 곧창자가 너무 자주 수축할 때
- 아래 곧창자를 둘러싸고 항문 구멍을 닫는 바깥항문조임근이나 골반바닥근육을 강하게 수축할 수 없을 때(p. 65 참고).

말단성 변비(Terminal constipation)

이런 종류의 변비는 큰창자의 말단 부분인 곧창자에 관련된 병리상태이다. 많은 원인이 있다:

- 팽창되거나, 수축할 수 없는 곧창자
- 조임근에 의한 이완 부족

위의 두 가지 병리상태는 분만 방법인, "들숨 차단 동안의 밀기"를 할 때 일어날 수 있다(p. 78 참고).

이런 과정은 가로막과 배근육을 수축시켜, 회음부(그리고 태아)를 밀게 된다. 그러나 가로막과 배근육의 과도한 수축은 다음 사항을 초래할 수 있다:

- 장기의 탈장, 특히 곧창자의 탈장이 가장 쉽게 신장된다.
- 항문올림근과 항문조임근의 과도한 신장
- 이들 근육에 공급되는 신경의 신장. 이것은 신경운동의 퇴행을 초래시킨다.

이들 각 요소들은 대변실금을 일으킬 수 있다. 어떤 말단성 변비들은 곧창자와 항문의 운동을 통해 향상될 수 있다(p. 141–145 참고).

탈장(Prolapse)

장기의 탈장(prolapsed organ)은 지지의 약화나 느슨함에 의해 부분적으로, 혹은 완전히 떨어지거나 아래로 내려가는 것이다. 우리가 관심을 갖는 장기의 탈장은 다음과 같다:

- *질(vagina)*. 질이 내려갈 때, 질벽의 하방 붕괴가 일어나는데, 이것을 **질처짐증**(vaginocele)이라 한다.
- *자궁(uterus)*. 자궁이 질 안으로 부분적으로, 혹은 완전하게 내려갈 수 있는데, 이것을 **자궁 탈장**(uterine prolapse)이라 한다. 자궁탈장의 1도는 자궁목이 질 안에 있는 것이다. 2도는 자궁목이 질의 끝으로 내려가는 것이다. 3도는 자궁이 몸 밖으로 나오는 것이다. 자궁이 내려가면서 방광을 함께 당기고, 이로 의해 방광이 질의 앞쪽벽 쪽으로 나와 질의 앞쪽면이 부풀어 오르게 되는, **방광처짐증**(cystocele)이 일어난다.
- 곧창자. 곧창자가 질 안쪽으로 당겨 내려가서, 질의 뒤쪽면이 부풀어 오르게 되는 **곧창자처짐증**(rectocele)이 일어난다. 그리고 곧창자가 자체적으로 아랫 방향으로 미끄러져, 항문 밖으로 빠져나올 수도 있다. 그리고 항문을 함께 당길 수 있어, 아래 사항을 초래할 수 있다:
  - 항문 피부만이 내려올 때, **항문탈장**(anal prolapse)이 초래될 수 있다.
  - 곧창자의 안쪽 벽이 내려올 때, 곧창자 **탈장**(rectal prolapse)이 초래될 수 있다.
- *복막(peritoneum)*. Douglas 오목 부위 내의 복막이 질 안으로 당겨져, 질의 뒤쪽벽을 부풀게되어, 질처짐증(colpocele)을 일으킨다.

후자의 3가지 상태에서, 각 장기의 탈장 정도는 매우 다양하다. 방광, 곧창자 및 회음이 질 구멍 안으로 빠져 나오는 정도가 다양하다. 그리고 탈장의 여러 형태가 누적될 수 있고, 증상도 다양할 수 있다. 강한 복내압이 가해지는 순간, 처음에 질 부위에서 무거운 느낌을 느끼거나, 외음 레벨에서 틈이 악화된다는 느낌을 느낄 수 있다. *여러분이 이런 증상이나 느낌을 가졌다면, 의사에게 진료를 받아야 할 것이다.*

탈장에 대한 치료는 치료의 중요성에 따라 다양하다. 모든 치료는 의학적 진단에 근거되어야 하고, 의학적 감독 아래에서 수행되어야 한다. 중등도의 탈장은 본 책에서 설명하는 운동에 의해 좋아질 수 있다.

특히, 중요한 것은 호흡 기법을 통해 장기에 압박을 주지 않고 운동을 하는 것(p. 145 참고)과, 또 골반 바닥근육을 강화하는 것이다(p. 117–126 참고). 이때 회음부에 압박을 가하는 운동은 피해야 한다.

여러분은 손상된 근육의 재교육을 위해 전문 물리치료사의 도움을 구할 수 있다. **패사리**(pessary)를 질 안에 삽입하는 것을 추천한다. 패사리는 자궁목 안에 삽입하는 부드러운 고리로서, 자궁이 질안으로 더 이상 내려가는 것을 막아준다. 탈장이 더 심해지거나 불편할 때는 수술이 가장 좋은 방법이다.

치핵(Hemorrhoids)

치핵(치질, hemorrhoid)은 곧창자벽에서 한 개 이상의 혈관이 커진 조직을 의미한다. 치핵은 곧창자 안쪽이나 바깥쪽에서 팽창할 수 있고, 여러 가지 합병증을 일으킬 수 있다. 여성의 경우는 종종 분만 후에 치핵을 경험하거나, 이전의 치핵이 더 심해질 수 있다. 진통 동안 태아가 내려가면, 작은 골반의 혈관에 가해지는 압박이 증가한다. 분만의 최종단계에서, 태아의 머리가 뒤쪽 회음을 신장시키고, 곧창자 정맥 내에 위치한 혈관들을 포함한 회음 주위의 모든 조직을 항문쪽으로 압박하고 밀어낸다.

이것은 정맥을 팽창시킬 수 있다. 이와 동일한 강한 압력이 태아의 비함입 최종단계 동안 지속한다.

치핵 치료는 의학적 관리를 필요로 한다. 동시에 몇 가지 간단한 위생 규칙이 치핵을 예방하는데 도움을 줄 것이다. 특히 임신 동안, 다음 사항들을 피해야 한다:

- 다리를 움직이지 않고 장시간 앉아있는 경우. 특히 부드러운 면 위에 앉는 경우.
- 장시간의 뜨거운 목욕(long hot baths)
- 변비(constipation)

여러분은 다음 사항을 할 수 있다:

- 회음 근육의 긴장을 증가시키는 운동을 실시한다(p. 116–125과 p. 144 참고). 이 운동은 그 부위의 혈액순환을 자극한다. 하루 2~3번 정도 이들 운동을 실시해 본다. 특히 장시간 앉아 있어야 할 때(자동차 여행, 기차 여행, 비행기 여행을 할 때).
- 아래 골반의 압박을 줄이기 위해, p. 145–148에 있는 호흡운동을 실시한다.

제 8 장

운동

(Exercises)

중요한 주의사항(Important Precautions)

8장은 반복 훈련으로 감각과 기능적 발견에 도움을 주는 운동들을 소개하고 있다. 비록 운동이 치료적 프로그램에 포함되지만, 운동의 목적은 치료가 아니다. 오히려 운동의 목적은 건강과 삶을 윤택하게 하는데 있다. 운동이 치료적 목적을 가졌다면, 그 운동을 병리, 진단, 의학적 적응증 및 금기증에 적용시킬 수 있겠지만, 이 책의 목적은 이것이 아니다.

여기에 제시된 특정 운동들이 특정 생애주기 동안 병리 상태를 가진 여성에게는 적합하지 않을 수 있다. 여러분에게 어떤 운동이 적합한지를 알아 보기 위해, 본 장을 공부하기 전에, 7장의 "자주 발생하는 작은 골반의 질병들"을 다시 한번 복습하고, 또 9장의 주의사항도 미리 읽어보는 것이 꼭 필요하다. 일반적으로, 요통(lumbago), 좌골신경통, 심혈관질환, 암, 신경성 혹은 심리적 질환 등의 치료를 받는 사람들은 본장의 운동을 하기 전에, 의사의 진료를 먼저 받아야 할 것이다.

여기에 제시된 연습 과제는 신체 해부학에 대한 지식을 바탕으로 활동적인 신체 인지에 맞춰지고 있다. 각종 운동을 할 때, 여러분은 다음 단계들을 지켜야 한다:

운동을 할 때, 여러분은 신체 구조물에 대한 정확한 상상을 해 보라. 각 단계에는, 관련 해부학 단원을 복습하게 하는 *실천 제안*(practical suggestions)이 있다. 여러분은 신체 부분, 장기 혹은 근육 등을 제대로 이해하면서 시작해야 하고, 또 해당 연습 과제를 시작하기 전에 신체 구조에 대한 정확한 상상을 할 수 있어야 한다.

근육을 사용하기 전에 명확한 감각을 얻으라. 각 단원은 뼈의 움직임, 개별 근육층, 그리고 여러 장기와 조임근의 기능에 관련된 감각의 점진적인 발견을 통해 감각을 깨우는 운동으로 시작한다. 여러분은 그 감각들을 인지하고 훈련하는 방법을 배우게 될 것이다. 여러분은 자신의 감각 범위를 설정할 수 있는 시간적 여유를 가져야 한다. 운동들이 정확하게 수행될 수 있도록 시간을 잘 보내고, 또 나중에 여러분의 연습에 초점을 맞추게 될 것이다.

근 활동의 질을 변화시켜라. 이들 운동에 있어, 근육의 수축은 다음과 같은 목적들을 가질 수 있다: 지금까지 아직 알려지지 않은 근육을 발견하기 위해; 근력을 평가하기 위해(유연성 만큼 중요하다); 역으로 이완하는 능력을 평가하기 위해. 부가적으로, 여러분은 수축이 신체의 다른 부위나, 혹은 호흡과 다른 일상 활동과 같은 신체 기능에 어떻게 연결되는지를 배우게 될 것이다.

회음을 연구하고, 신체 내에서의 회음의 국소 기능과 광역 기능 모두를 평가하는 것을 배워라. 회음은 작은 부위이지만, 다양하고 복잡한 역할과 상호작용을 갖는다. 회음이 불필요한 신체적, 심리적 스트레스를 받게 될 수 있다는 것에 너무 집착하는데, 중요한 것은 신체 내에서의 회음의 역할을 전체적인 관점에서 계속 연구하는 것이다. 이런 이유 때문에, 특정 영역의 운동은 보다 광범위한 움직임으로 교체된다.

여러분의 연구 동안에 발생하는 심리적 요소와 회음의 운동을 인지하는 것을 배워라. 회음은 형식적인 신체 훈련 영역이고, 프시케(Psyche)에 깊은 영향을 줄 수 있는 경험이다. 조임근의 조기 훈련, 성교 활동, 그리고 출산 등은 심리적, 정서적, 사회적, 그리고 감정적 함축성을 가진다. 그래서 회음 부위에 관련된 많은 경험은 기쁨/통증, 관계, 압통 혹은 부정적 판단, 그리고 수용과 격려 혹은 거절 등에 의해 강하게 표시될 것이다.

특정 운동은 어떤 사람들에게 있어, 과거의 경험을 유발시킬 수 있을 것이다. 사실, 운동에 친숙해지는 시간을 갖는 것은 좋은 생각이고, 특정 운동을 하는 동안에 그런 정서들이 너무 강하다는 것을 증명해야 한다.

이것이 본 책의 주제는 아니지만, 그럼에도 불구하고 여기에서 언급될 만큼 중요한 이슈이고, 실제 운동 동안에 다시한번 생각해 볼 만큼 중요한 것이다.

골반(The pelvis)

자신의 골반을 정확하게 상상해 보라.

대부분의 사람들은 자신의 골반의 형태와 크기에 대해 막연한 생각을 한다. 종종 그들은 자신의 골반이 작고 매끄러운 뼈들로 구성되어 있다고 생각한다. 그러나 여기에서 시작하는 움직임과 감각을 정확하게 이해하기 위해서는, 골반뼈에 대한 명확한 상상이 필수적이다.

다양한 각도로 그려지고 설명된 1장의 골반 뼈구조물을 먼저 복습한다. 그런 다음, 그 그림을 보면서, 자신의 골반에 대입시켜 본다. 본 책의 운동들을 수행하기 위해서는, 여러분이 다음과 같은 뼈들의 위치를 알고 있어야 한다:

- 엉덩뼈능선
- 두덩결합, 궁둥뼈결절, 궁둥두덩가지 사이
- 뒤위엉덩뼈가시(PSIS)
- 엉치엉덩관절

골반의 가동성을 느껴 보라

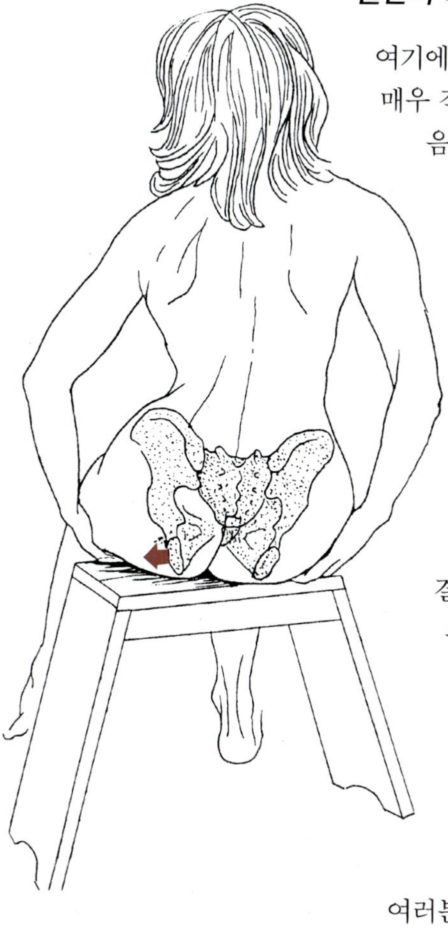

여기에서 알아야 하는 첫 번째는, 골반뼈들의 가동성에 관련된 감각이다. 매우 작은 변화가 골반에서 일어날 수 있다는 생각을 강화하기 위해, 다음과 같은 활동을 수행해 본다:

1. 가쪽 가동성

궁둥뼈결절 부위가 스툴(표준 의자 높이)에 닿도록 앉거나 지면바닥에 닿도록 앉는다. 앉은 자세에서, 먼저 오른쪽 궁둥뼈결절을 들어올리고, 체중을 왼쪽으로 이동시킨 다음, 여러분의 오른손을 우측 궁둥뼈결절 아래에 집어넣는다. 그리고 왼손도 앞의 방법과 같은 방법으로 궁둥뼈결절 밑에 놓는다. 이때 가능하면 양쪽 궁둥뼈가 최대로 벌어지도록 앉는다(여러분은 양 손을 이용해 궁둥뼈를 벌릴 수도 있다).

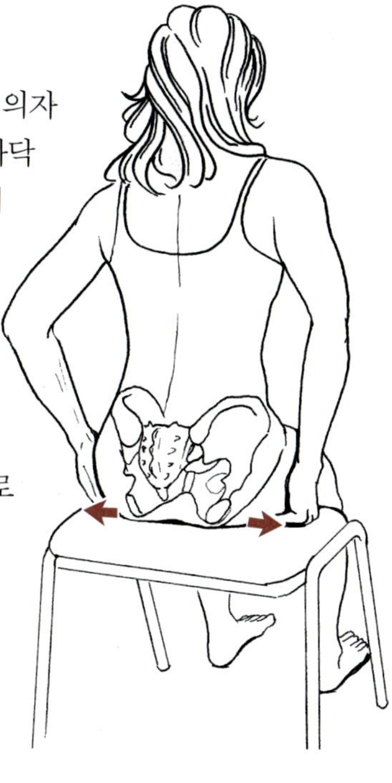

여러분은 양쪽 궁둥뼈의 기저면이 더 넓어질 수 있는지를 느끼는가? 이 자세를 한동안 유지한 후, 어떤 느낌을 갖는지를 확인한다.

이제, 우측 궁둥뼈결절을 스툴로부터 들어올려, 여러분의 체중을 좌측 궁둥뼈결절로 이동해 본다. 그런 다음, 양쪽 궁둥뼈결절로 다시 앉는다. 이제 여러분은 그들을 함께 느낄 수 있는가? 여러분은 양쪽 궁둥뼈를 함께 당길 수 있을 것 같은가? 그리고 다시한번 그것이 어떤 느낌인지를 확인한다. 똑같은 운동을 왼쪽으로도 실시한다. 좌우측을 여러 번 반복하여 완전한 움직임을 찾도록 한다.

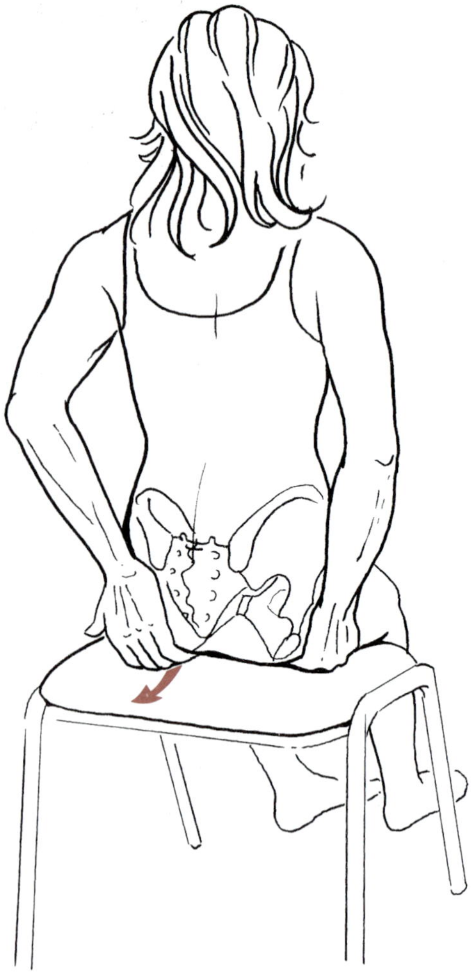

2. 앞뒤 가동성

이 운동은 앞의 가쪽 가동성 운동과 비슷하다. 양쪽 궁둥뼈결절로 앉는다. 여러분의 체중을 가능한 오른쪽과 멀어지도록, 왼쪽으로 이동시킨다. 여러분은 양쪽 궁둥뼈결절이 비대칭적임을 느끼는가? 그 느낌이 마치 한쪽 궁둥뼈가 한발짝 앞으로 내디딘 느낌인가? 다시 한번 양쪽 궁둥뼈에 변화를 준다.

잠깐 동안 시작자세에서 휴식을 취한다. 이제 여러분은 시작자세가 비대칭임을 알게 될 것이다. 이것은 정상적인 상태이고, 선 자세때 우리가 유지하는 비대칭 방법에 영향을 준다.

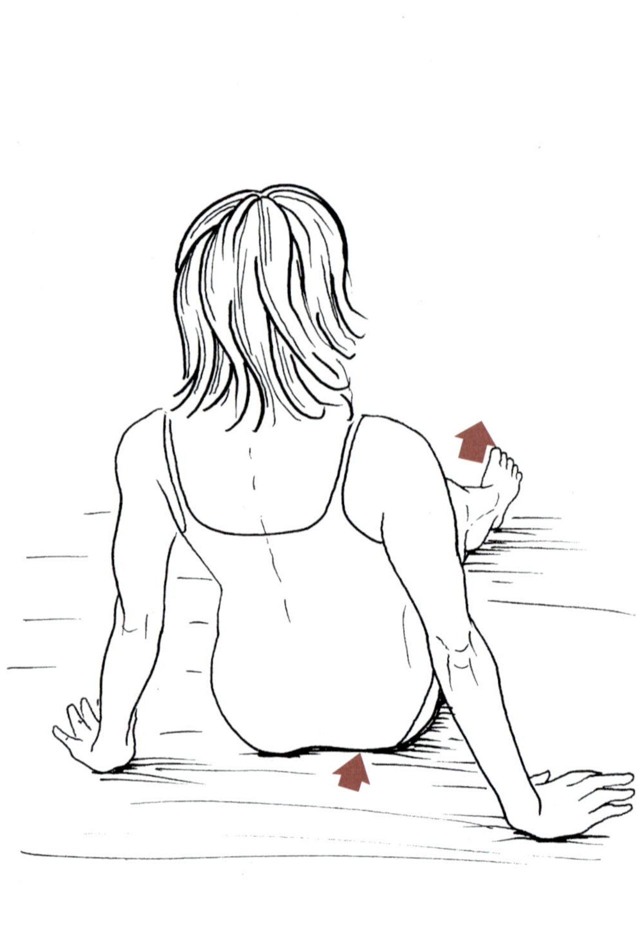

골반의 능동적인 가동(Active mobilization of the pelvis)

여러분은 무릎을 벌리고 지면 바닥에 앉은 후, 양 손을 앞으로 짚고 몸을 앞쪽으로 숙인다(만약 이 자세가 무릎에 통증을 일으키면, 지면 바닥이 아니라 의자에 앉고, 위의 자세를 취한다). 여러분은 이 자세에서 골반이 지면바닥에 닿지 않도록 들어올린다. 엉덩관절이 자유롭게 움직여지도록, 그리고 골반이 쉽게 움직일 수 있도록 넓적다리를 약간 벌린다(넓적다리를 너무 넓게 벌리면 근육의 긴장 때문에 넓적다리를 움직일 수 없다).

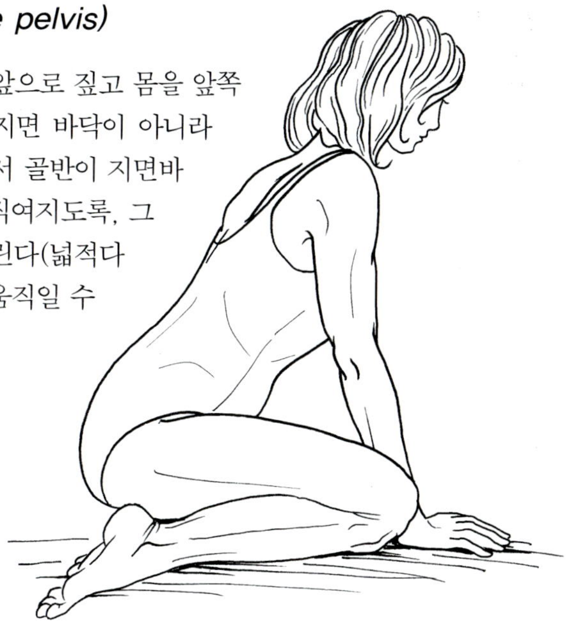

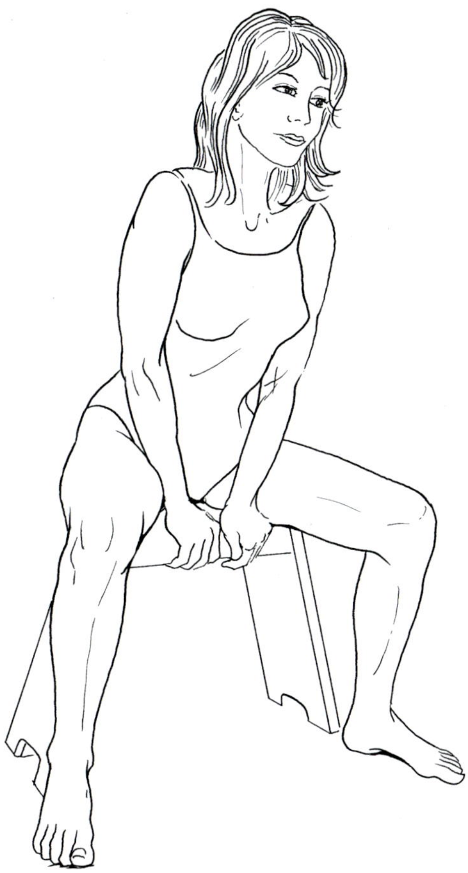

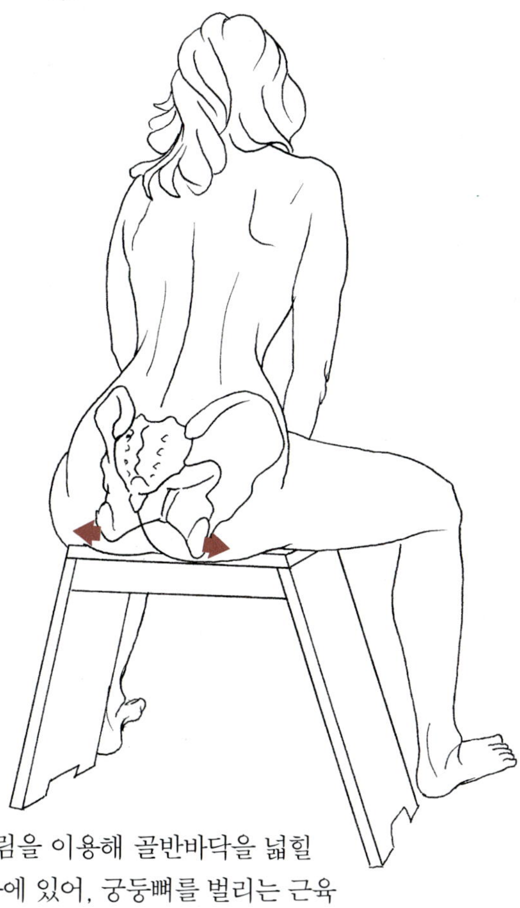

1. 가쪽 움직임

이 자세에서, 앞에서 설명한 움직임을 반복한다. 그러나 양쪽 궁둥뼈사이의 골반 기저면을 좀더 넓히도록 노력한다. 우선 첫 번째로, 여러분은 넓적다리의 안쪽돌림을 이용해 골반바닥을 넓힐 수 있지만, 이것은 반드시 필요한 운동은 아니다. 이 경우에 있어, 궁둥뼈를 벌리는 근육은 안쪽폐쇄근이다.

이제부터는, 양쪽 궁둥뼈 사이의 공간을 좁히도록 노력한다. 이때 사용되는 근육은 볼기근들이다.

2. 앞뒤 움직임

허리뼈를 휘지 않고, 골반을 앞쪽번짐(앞쪽 경사)하지 않고, 가능한 높게 꼬리뼈를 뒤쪽으로 들어 올린다. 이 움직임의 목적은 골반뼈 중 엉치뼈와 꼬리뼈만 움직이는 것이다.

3. 복합 가동

이제는 세 개의 주요 뼈를 움직여 본다. 꼬리뼈를 들어올리면서, 양쪽 궁둥뼈를 벌린다. 양쪽 엉덩뼈능선이 좁혀진다고 상상한다. 골반의 아랫구멍 레벨 바로 밑에서 완전히 열리는 것을 느껴야 한다.

이제 부터는 반대 운동을 실시한다: 양쪽 궁둥뼈를 모으고 꼬리뼈를 두덩뼈쪽으로 당긴다. 양쪽 엉덩뼈능선이 벌어진다고 상상한다. 그리고 골반 아랫구멍 레벨의 공간이 상당히 줄어드는 것을 느껴야 한다.

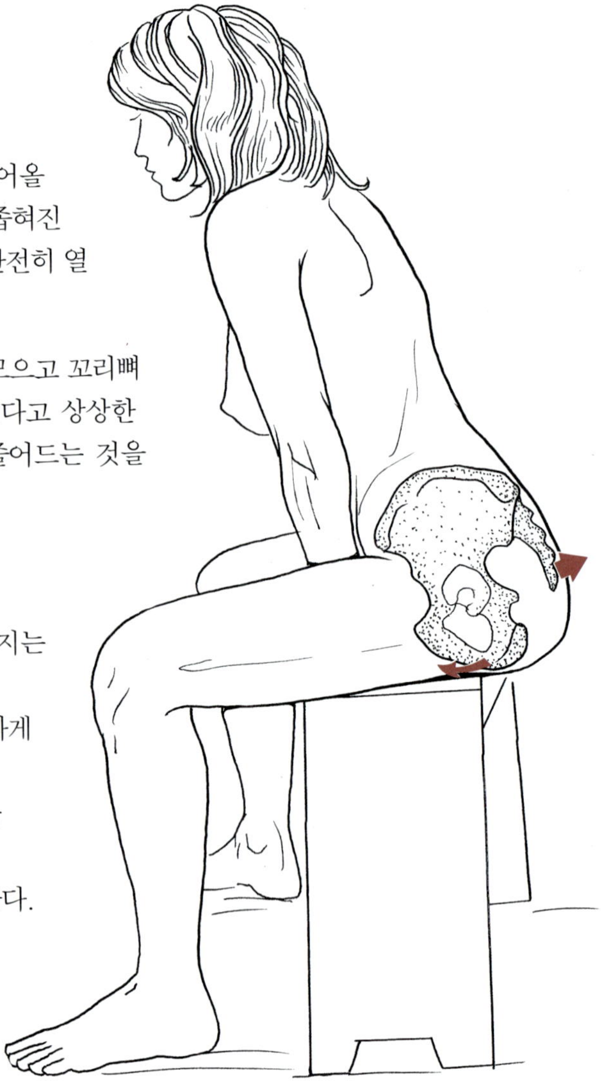

이들 운동을 어떻게 실행할 수 있는가

- 골반의 양쪽 궁둥뼈 사이의 공간이 벌어지고 좁혀지는 움직임을 12번 정도 실시한다.
- 움직임을 억지로 해서는 안되지만, 가능한 완전하게 일어나도록 해야 한다.
- 한 방향의 움직임을 끝내었을 때, 수동으로 골반을 원래 위치로 되돌려 놓는다.
- 끝으로, 반대쪽 운동을 시작하기 전에 심호흡을 한다.

아무리 작은 움직임이라 하더라도, 앞의 모든 움직임은 아래골반의 형태를 변화시키고, 관절, 근육 및 내부 장기를 움직여 준다.
이들 움직임은 혈액과 임파의 순환을 좋게 한다. 이런 이유 때문에, 이들 운동이 아래골반의 건강을 유지하는 매우 좋은 방법이다.

골반 가동성을 위해 엉덩관절의 움직임을 이용하라

1. 앉은 자세: 가쪽 움직임

지면 바닥 위에 앉은 후, 양 손을 뒤쪽에 놓고 뒤로 몸을 기울인다. 이 상태에서 한쪽 넓적다리를 점차 옆으로 벌린다. 이 움직임을 시작할 때, 골반을 움직이지 않고 한쪽 엉덩관절만 움직여야 한다. 한쪽 다리를 더 이상 움직일 수 없을 때까지 벌리고, 이때 골반이 움직여서는 안된다.

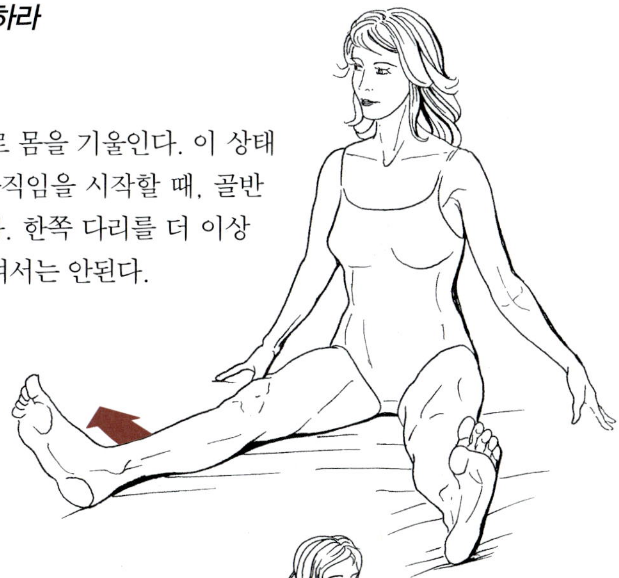

다시 시작자세로 돌아가서, 이번에는 양쪽 넓적다리를 동시에 똑같이 벌린다. 벌리는 한계점에 도달하면, 골반이 더 이상 넓적다리를 따라가지 않고 그 위치에 머무르게 된다. 그러나 골반이 넓적다리 근육들에 의해 당겨지면, 약간 뒤틀리게 된다. 엉치엉덩관절의 뼈들은 뒤쪽에서 압박되는 동안, 골반은 앞쪽으로 약간 당겨진다.

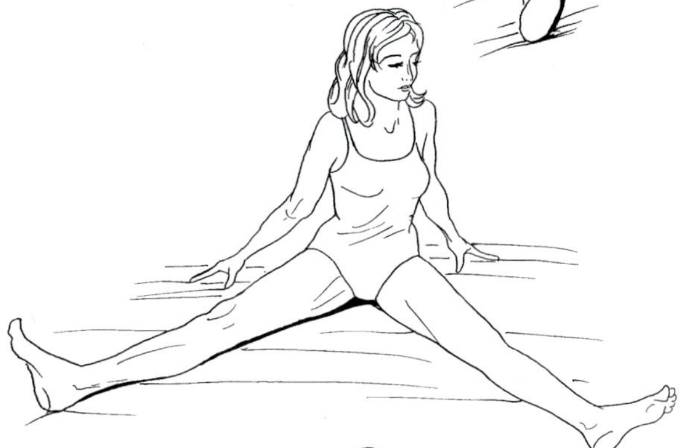

2. 바로 누운 자세: 가쪽 움직임

누운 자세에서 똑같은 동작을 반복해 본다.

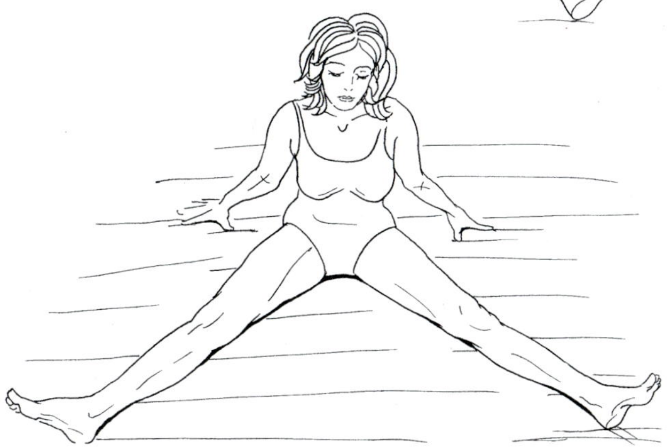

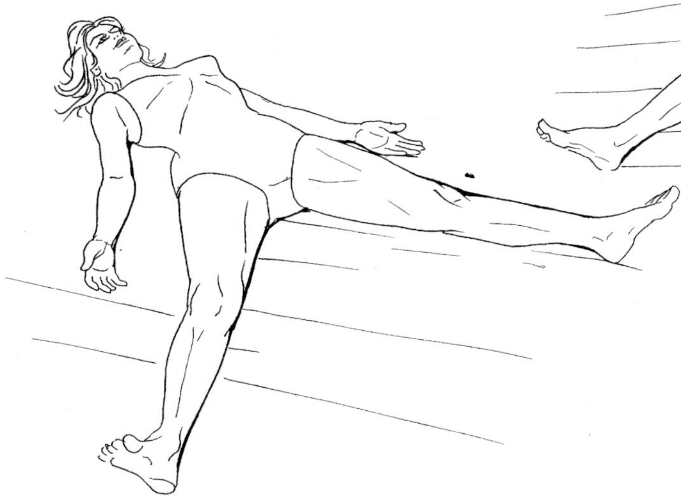

먼저 한쪽 넓적다리를 벌린다. 벌리는 한계점에 도달하면, 골반이 어떻게 움직이는지를 느껴본다: 골반은 한쪽으로 쏠리게 된다. 이번에는 양쪽 다리를 동시에 벌려 본다. 골반이 뒤틀리는지를 느껴본다. 두덩결합의 아래 부분과 엉치엉덩관절은 신장되고, 두덩결합의 위쪽 부분은 압박된다.

3. 누운 자세: 앞뒤 움직임

누운 자세에서 양 팔을 옆으로 벌린다. 이때 양 팔의 높이는 같아야 한다. 얼굴은 천정을 쳐다보고, 양 팔은 흉곽을 고정하기 위해 지면을 눌러 준다.

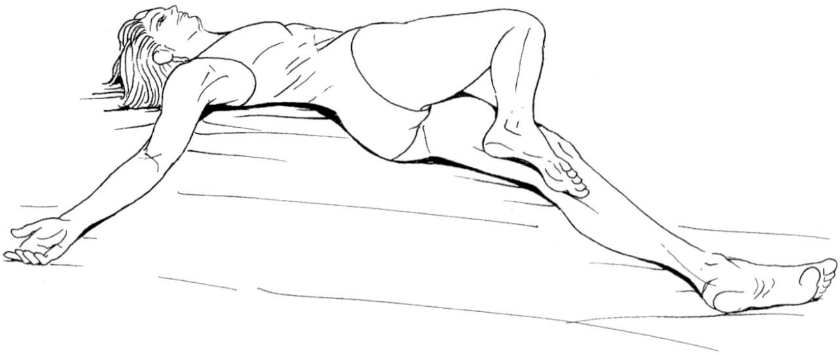

이 자세에서 오른쪽 다리를 왼쪽 다리 쪽으로 교차시키는데, 가능하면 크게 교차시킨다. 그리고 교차할 때 정강이 부위에서 교차하는 것이 아니라, 넓적다리 부위에서 교차하여, 골반이 왼쪽으로 움직이도록 한다. 그러나 어깨는 지면에 붙어 있어야 한다. 우측 다리의 무릎을 굽혀, 지면에 닿게 한다. 이때 골반이 뒤쪽의 엉치엉덩관절 레벨 보다 앞쪽의 두덩결합에서 압박되는지를 느껴본다. 그리고 반대쪽인 좌측도 위의 동작을 똑같이 실시한다.

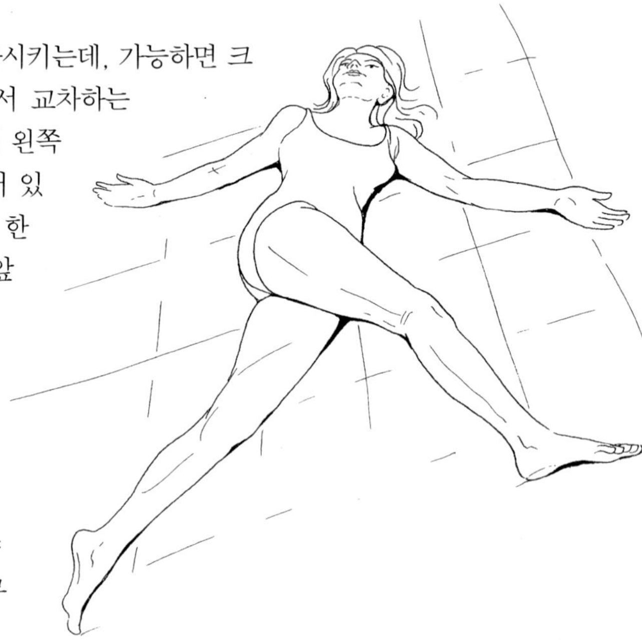

이번에는 오른쪽 다리를 앞쪽으로 최대한 뻗을 수 있도록, 왼쪽 다리를 뒤쪽으로 최대한 뻗는다. 그리고 동시에, 우측 무릎을 펴도록 노력한다(만약 왼손으로 오른발을 잡을 수 있다면, 조금더 쉽게 무릎을 펼 수 있을 것이다).

이 자세에서, 양쪽 엉덩뼈는 반대 방향으로 당겨진다. 우측 엉덩뼈는 뒤쪽돌림하고(뒤넙다리근에 의해 당겨져서), 좌측 엉덩뼈는 앞쪽돌림한다(좌측 엉덩관절의 앞쪽인대들에 의해 당겨져서). 두덩결합은 비틀리게 되고, 엉치엉덩관절의 뼈들은 회전하게 된다.

이들의 예를 통해, 여러분은 엉덩관절을 움직일 때, 골반뼈들이 약간 움직이는 것을 볼 수 있다. 골반관절을 잘 관리하기 위해, 위의

움직임이나 다른 움직임을 연습하는 것이 필요하다. 이런 연습은 여러분의 감각 인지능력을 향상시켜 줄 것이다.

엉덩관절을 움직이는 동안 골반을 안정되게 유지하라

앞의 운동들을 연습할 때, 여러분은 다양한 방법을 이용해 골반뼈들이 움직이지 않게 할 수 있다. 예를 들어, 첫 번째 운동에서 여러분이 넓적다리를 벌릴 때, 두덩결합이 벌어지지 않고 앞쪽으로 타이트하게 당겨지도록 만들 수 있다. 똑같은 방법으로, 이번에는 엉치엉덩관절의 뒤쪽이 압박되지 않고, 가능한 열려있게 할 수 있다.

가동성을 증가시키기 위해 운동하는 것은 아니다. 오히려 운동의 목적은 골반의 안정성을 유지하기 위한 특정 근육의 능동적인 참여를 촉진하는 것이다(여기에서는 이들 근육에 대해 언급하지 않을 것이다).

엉덩관절에 대한 골반의 움직임: 앞쪽돌림과 뒤쪽돌림

1. 골반을 먼저 움직이고, 그 다음 허리를 움직여 본다.

- 네발기기 자세를 취한다.
- 꼬리뼈나 궁둥뼈를 위로 올리는 것처럼 골반을 회전시킨다.

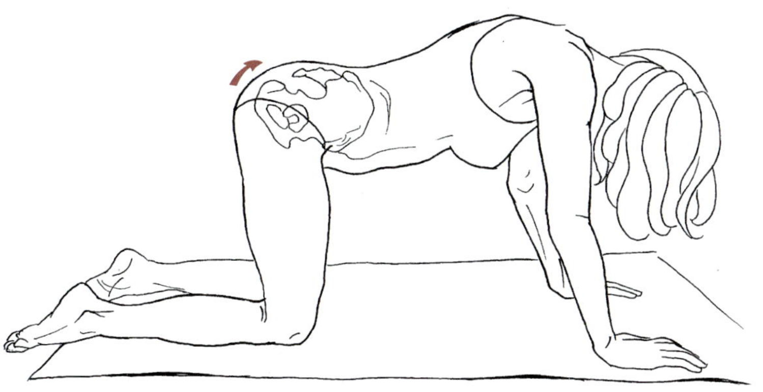

이것은 L5/S1 연결부의 바닥(base)을 오목하게 만들고, 허리뼈 압굽이를 증가시킨다.

- 꼬리뼈를 숙이는 것처럼 반대 방향으로 골반을 회전시킨다.
- 양쪽 넓적다리 사이의 앞쪽으로 궁둥뼈를 당긴다.

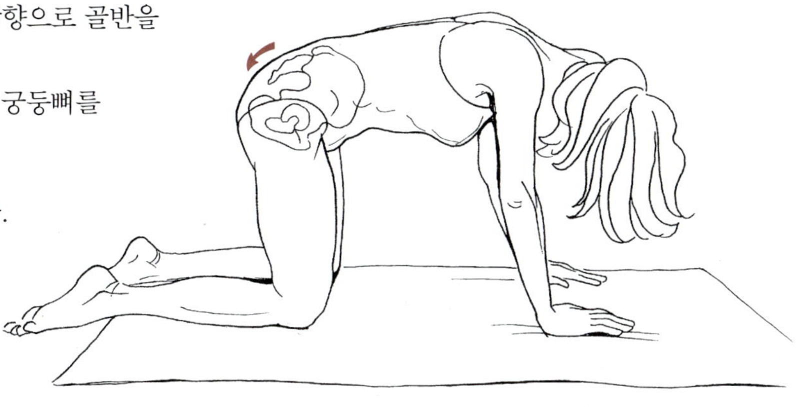

이것은 허리뼈 압굽이를 없애 준다. 먼저 골반에서 이들 움직임이 어떻게 시작되는지를 느껴보고, 그 다음 허리뼈에서 어떤 움직임이 일어나는지를 느껴본다.

2. 허리를 먼저 움직이고, 그 다음 골반을 움직여 본다.

앞의 운동과 같은 자세에서 시작하여, 등을 오목하게 만든다. 이것에 의해 허리부위의 압굽이가 더욱 증가된다. 여러분이 할 수 있는 만큼 크게 압굽이를 만든다. 여러분은 이 움직임이 골반의 앞쪽돌림을 어떻게 일으키는지를 느껴본다.

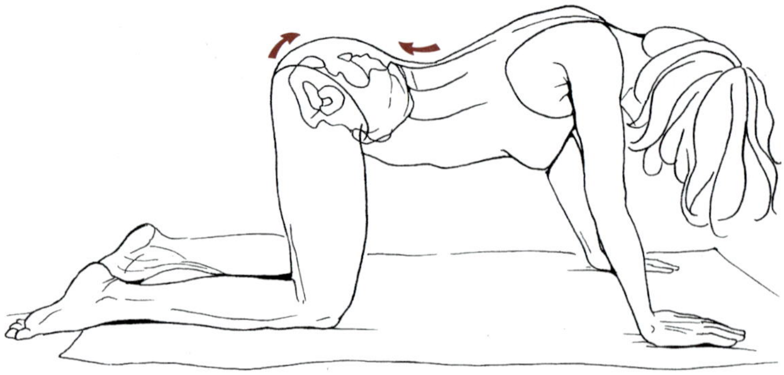

이번에는 반대 동작을 해 보자. 등이 위로 올라가도록 허리뼈를 당겨본다. 어떤 사람은 이 동작을 할 때, 등 부위만 둥글어지게 한다. 여러분은 이 움직임을 할 때 골반이 어떻게 참여하는지를 느껴보고, 허리 부위가 뒤쪽돌림 되도록 당긴다. 여러분은 이 운동을 12번 정도 반복할 수 있고, 골반이나 허리뼈를 먼저 움직일 수 있다. 그리고 호흡운동과 함께 이 운동을 동시에 할 수 있다.

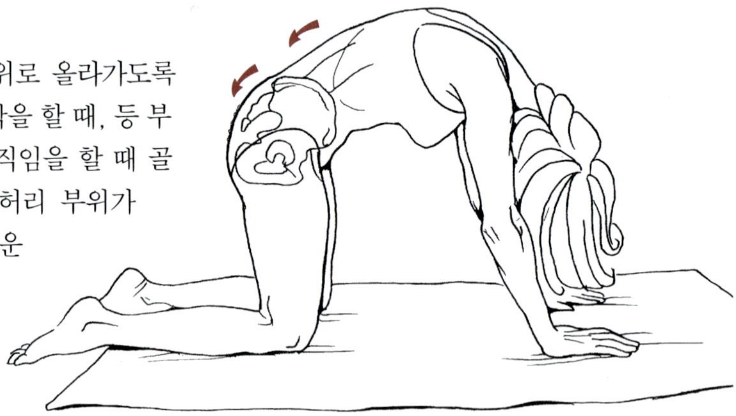

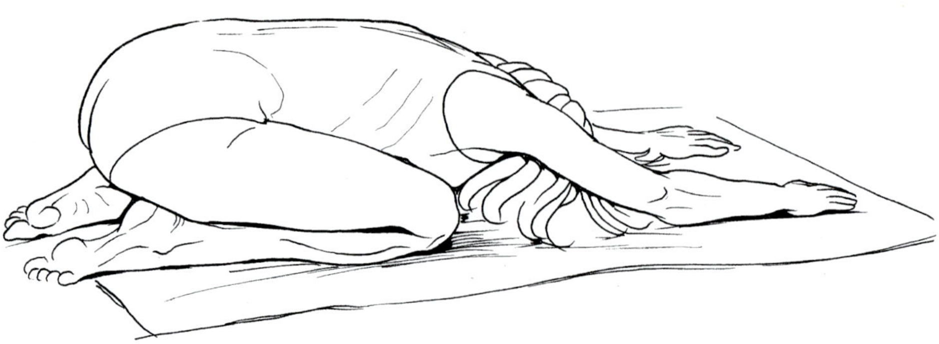

운동을 끝낸 후, 여러분은 허리(등)를 쭉 펴주는 것이 좋다. 무릎꿇고 앉은 후, 몸을 앞쪽으로 숙인다. 그리고 양 손을 지면에 닿게 하고, 할 수 있는데 까지 앞쪽으로 쭉 뻗는다. 이 동작은 날숨을 하면서 수행하고, 숨을 깊게 내뱉으면서 그 자세를 유지한다.

골반바닥의 근육(The muscles of the pelvic floor)

여러분은 무엇보다 자신의 신체 근육에 대해 잘 알고 있어야 한다. 다음 운동들은 여러분이 아래의 근육들을 인지하는데 도움을 줄 수 있다:

- 골반바닥이 압박되었을 때 반응하는 근육
- 골반바닥과 접촉하는 근육

여러분은 이들 운동이 두 개의 근육층을 상상하는데 도움을 준다는 것을 알게 될 것이다.

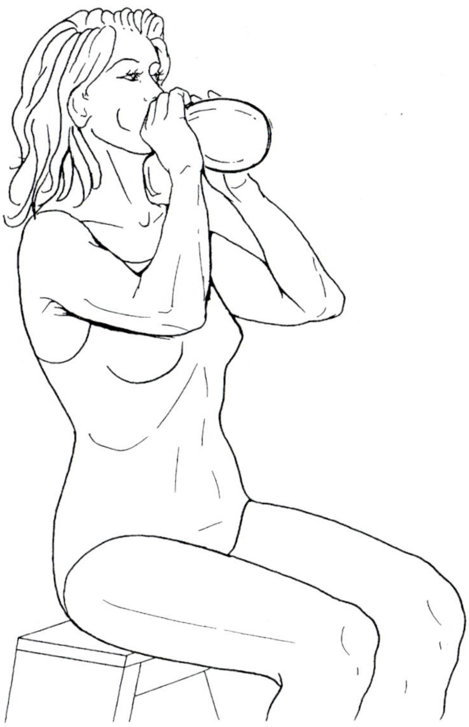

골반바닥근육의 위치를 알아본다

1. 골반바닥근육을 느껴 본다.

앉은 자세에서, 풍선을 강하게 불거나 풍선불기 동작을 취해 본다. 여러분은 풍선을 불 때 골반 아래부위가 움직이기 시작한다는 것을 즉각적으로 느낄 수 있는데, 바로 이 부위가 골반바닥 부위이다.

2. 다른 3가지 반응을 느껴 보고 검사해 본다.

여러분이 풍선을 불 때, 골반바닥 부위에서 일어나는 것을 관찰해 본다. 여러분은 아래와 같은 느낌을 느낄 수 있다:

- 풍선을 부는 활동이 *배뇨절박을 일으키는 느낌*
- 골반바닥이 아래로 *밀리는 느낌*
- 반대로, 골반바닥이 *강하게 수축하는 느낌*과 오히려 골반바닥이 위로 올라가는 느낌

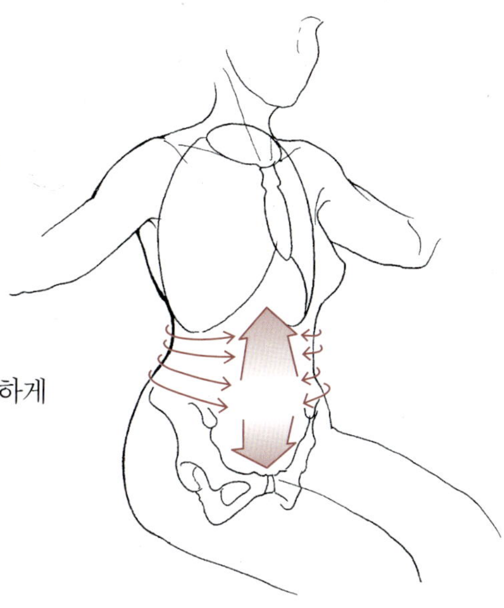

무슨 일이 일어나는가? 풍선을 불기 위해서는 압력을 이기고 공기를 불어야 하듯이, 높은 압력을 만들기 위해서는 복부 근육이 수축해야 한다. 즉, 복부를 당기고, 가슴우리를 위쪽과 앞쪽으로 밀어야 한다. 그러나 압력의 일부는 아래로 내려가서, 가슴우리를 압박하는 것이 아니라 회음부위를 압박하게 된다(p. 82 참고).

골반바닥근육이 약한 긴장성을 가지고 있다면, 이런 압력에도 배뇨 절박이 일어날 수 있다. 골반바닥근육의 긴장성이 충분히 강하다면, 배뇨를 통제할 수 있다. 이런 경우, 근육이 다소 아랫방향으로 수축하는 것을 느낄 수 있다.

반대로, 골반바닥근육이 매우 강한 긴장성을 가지고 있다면, 다양한 역할을 할 수 있을 것이다: 복부 근육과 함께 작용하여 가슴우리를 위로 올릴 수 있는 압력을 증가시킬 수 있다. 이 레벨의 근육 긴장성은 운동 초기에서는 거의 일어나지 않는다. 그러나 여러분이 복부 근육과 골반바닥근육을 동기화시키는 다음 페이지의 운동(p. 127 참고)들을 연습하면, 점차 위의 레벨까지 근육 긴장성을 달성할 수 있을 것이다.

그래서 이 운동을 할 때 3가지 반응이 일어날 수 있다. 각 반응들은 회음 근육의 근력과 참여 근육에 좌우된다. 이런 인지는 운동이 일어나는 부위를 정확하게 알 때 가능하고, 또 골반바닥근육과 이웃한 근육(종종 회음근육과 혼동되는 근육)을 구분할 수 있을 때 가능하다(4장 참고).

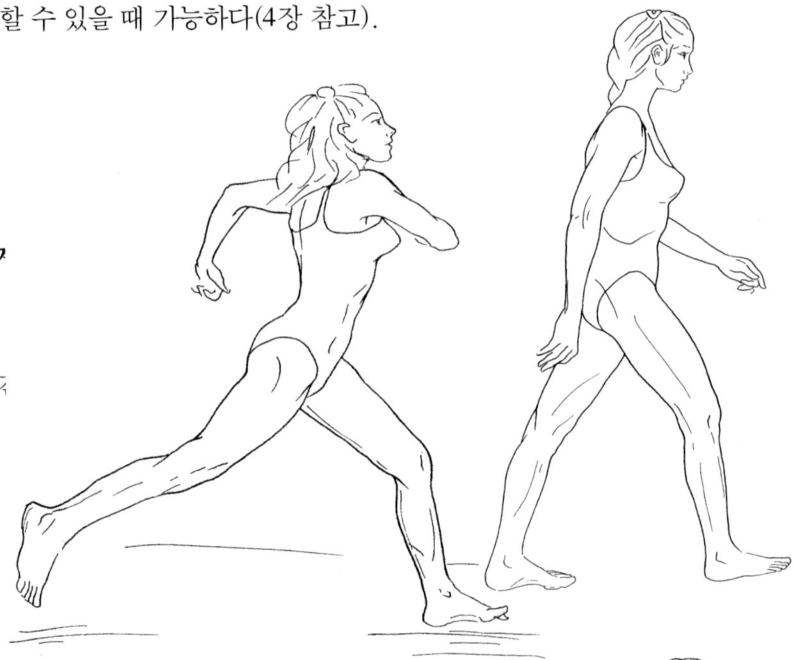

3. 일상생활에서도 똑같은 감각을 느끼

예를 들어,

- 기침하거나, 기침하기 직전의 순간
- 목소리를 높일 때
- 웃을 때
- 활동하기 전에 숨을 멈출 때, 예를 들어, 무거운 물건을 들어올리기 전에
- 촛불을 끌 때

이들 모든 상황은 회음에 압박을 가할 수 있다. 여러분은 위의 상황을 쉽게 인지할 수 있다. 여러분은 평상시 연속 운동을 수행하거나, 일상적인 움직임을 수행함으로써도 회음 근육을 훈련시킬 수 있다.

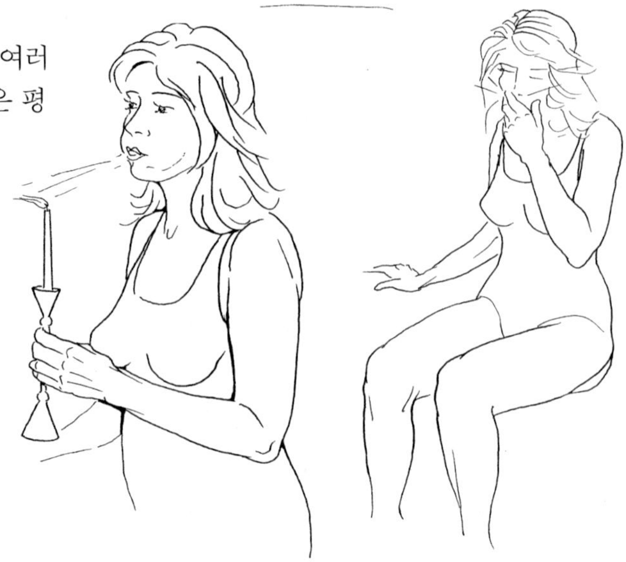

4. 회음을 수축해 본다.

작은 수건을 1/4 크기로 접는다. 의자에 앉은 후, 그 수건을 양쪽 궁둥뼈, 두덩뼈와 꼬리뼈 사이에 놓는다.

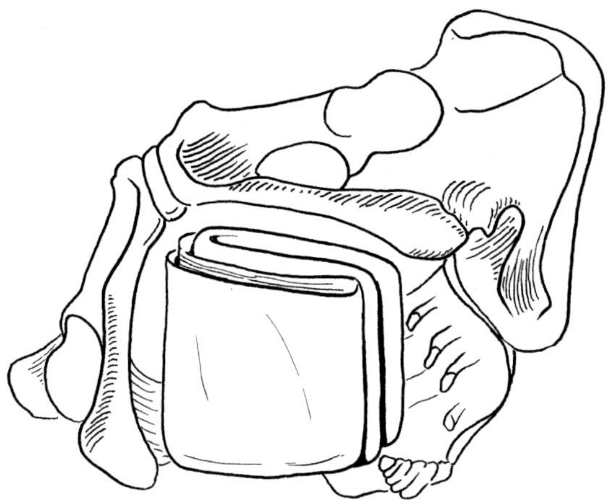

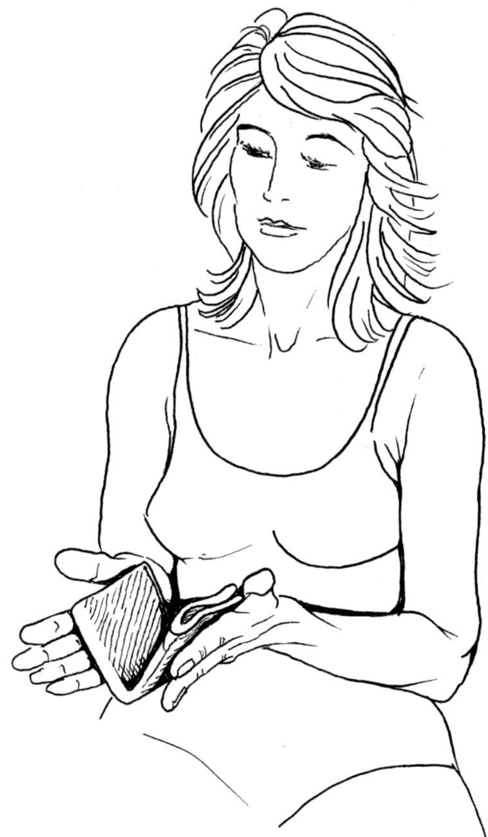

여러분은 무엇을 느끼는가? 수건과 접촉하는 신체 부위가 편안하게 적응하는가? 아래 동작을 따라해 본다:

- 이 자세를 유지하고, 몇 번 깊은 호흡을 한다. 들숨과 날숨할 때 다른 느낌이 일어나는지를 관찰한다.
- 이런 접촉을 이용하여, 3개의 구멍 위치를 알아보고, 각 구멍 사이의 거리를 상상해 본다.
- 풍선 불거나 풍선불기 동작을 취하는 앞쪽 페이지의 운동들을 반복해 본다. 접혀진 수건과 접촉하는 신체 부위가 풍선불 때 압박되는 부위와 일치하는지를 확인해 본다.

이번에는 수건을 제거하고, 앞의 동작을 반복해 본다. 여러분은 무엇을 느끼는가?
그 부위가 똑같은 부위인가?

여러분은 본 단락의 운동을 통해 회음에 대해 2개의 기본적인 사실을 알 수 있었다:

1. 여러분은 관련된 근수축 운동과, 압박 부위와 접촉 자극을 통해 회음 부위의 위치를 배웠다.
2. 여러분은 회음 근육의 긴장성에 대한 인지와 감각을 발달시켰다.

골반바닥 반응을 위한 운동: 이완에서 긴장에 이르기까지

이제부터는 골반바닥근육을 강화하고 그 위치를 찾아내는 운동을 시작할 것이다. 여러분은 다음의 운동 원칙을 지키는 것이 중요하다: 여러분은 이 부위를 매우 유연하게 만들어야 하고, 또 그 부위가 매우 이완되거나, 활성화되도록 만들어야 한다. 분만 과정에서는, 골반바닥근육이 찢어지지 않고 최대로 신장되는 것이 필요하다. 한편, 골반바닥근육은 탄력성을 가져야 한다. 탄력성은 배뇨와 호흡과 같은 일상생활 활동에 꼭 필요하다(p. 75-77 참고).

그리고 분만 이후에는, 아래 복부를 지지하고 곧창자와 방광의 실금을 피할 수 있는 골반바닥근육의 능력이 필요하다. 이런 이유 때문에, 근육의 긴장성이 꼭 필요하다. 이것은 호흡에서도 꼭 필요하다.

주의: **탄력성과 긴장성은 모순적이지 않고, 함께 공존해야 한다.** 중요한 것은 회음 근육의 긴장성 강화 운동이 유연성과 분만 과정의 신장 능력을 나쁘게 만들지 않는다는 것이다. 비슷하게, 회음 부위를 이완하고 신장하는 운동도 동일 근육을 강화하는데 도움을 줄 것이다.

아래와 같은 심한 상황에서는 몇몇 문제가 발생한다. 예를 들면:

- 탈장으로 과도하게 신장된 회음을 강화시키는 것은 매우 어려운 일이기 때문에, 물리치료를 받아야 한다.
- 매우 긴장된 회음 근육을 이완하기도 매우 어려운 일이다. 근육의 과도한 긴장은 분만 당일 태아의 출산을 방해할 수 있다.

근육의 긴장을 강화하는 운동들은 근력을 증가시키고, 조직의 혈관화와 영양 상태를 좋게 한다. 반면, 근육 긴장만 강화하는 운동들은 근육의 강직과 과긴장성을 유발시킬 위험이 있고, 이로 인해 산모는 출산에 관련된 미묘한 감각을 느끼지 못할 수 있다.

근육을 이완하고 신장하는 운동들은 탄력성을 증가시킬 뿐만 아니라, 산모로 하여금 미세하고 정확한 감각을 인지하도록 만든다. 그리고 이들 운동도 근육의 혈관화와 영양 상태를 좋게 한다. 다음 페이지는 긴장성과 탄력성을 모두 좋게 하는 운동들을 지속적으로 반복할 것이다.

골반바닥의 얕은 층 근육을 수축하고 강화한다.

이들 운동은 주로 골반바닥의 얕은 층 근육에 관련되지만(p. 39 참고), 다른 근육들도 강화하는데 특히 여러분이 처음 이들 운동을 시작할 때 그러하다. 왜냐하면, 이들 근육을 분리해서 운동하기가 불가능하기 때문이다.

1. 아랫구멍을 상상해 보라

골반바닥근육의 얕은 층 근육의 4가지 부착점(두덩뼈의 아래 끝, 양쪽 궁둥뼈, 꼬리뼈)은 모두 바깥쪽에서 촉진할 수 있기 때문에 그 위치를 쉽게 찾아낼 수 있다.

주의: 대개 자신의 궁둥뼈가 위치하는 것보다 더 뒤쪽에 위치한다고 상상하게 된다. 이들 4가지 뼈 부착점을 설명했던 단락을 다시 한번 복습하는 시간을 가져 본다(p. 17-27). 그리고 필요하다면, 4가지 뼈 부착점을 여러분 자신의 몸에 대치시켜 본다.

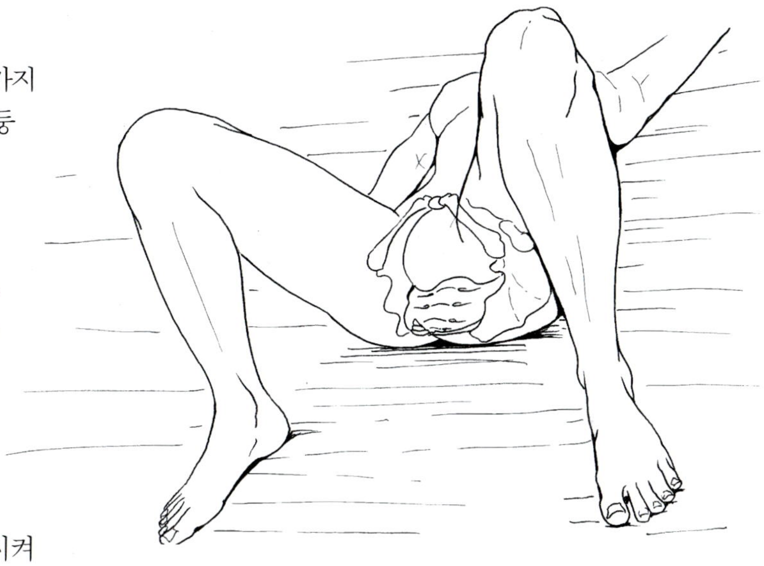

여러분은 아랫구멍의 둘레로 눕는다. 수축 근육들은 아랫구멍을 형성하는 골반뼈의 안쪽면에 붙어 있다.
주의: 여러분이 똑바로 선 자세를 취하고 위쪽에서 아래쪽으로 신체를 쳐다볼 때, 아랫구멍은 깊은 층 근육의 아래쪽에 위치한다.

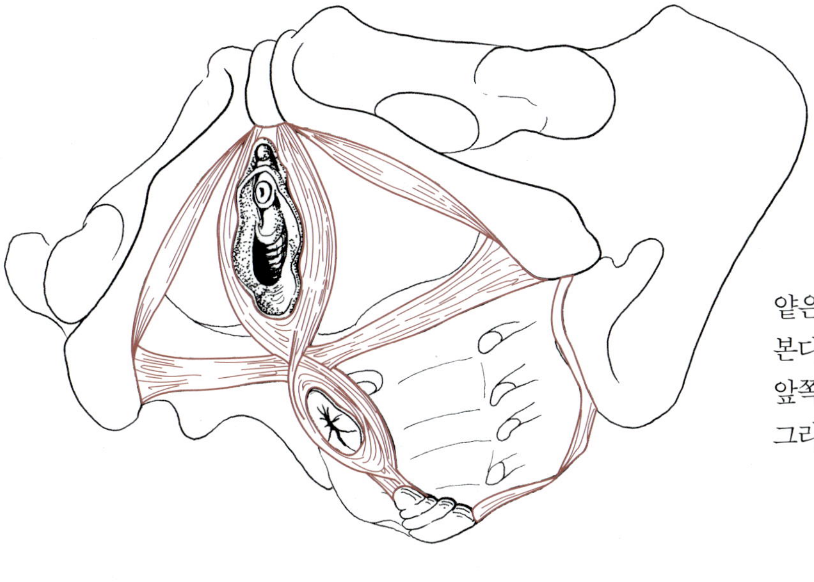

얕은 층 근육의 구조물을 시각화해 본다(p. 39-40 참고). 이들 근육은 앞쪽에서 뒤쪽으로 가로질러 8자를 그리고 있다.

2. 근육을 앞에서 뒤로 수축해 본다.

매트나 매트리스 위에 등을 대고 눕는다. 그리고 양쪽 무릎을 굽힌 후, 양 발바닥을 지면에 댄다. 그런 다음, 등을 평편하게 만들고, 골반을 약간 뒤쪽으로 경사지게 한다.

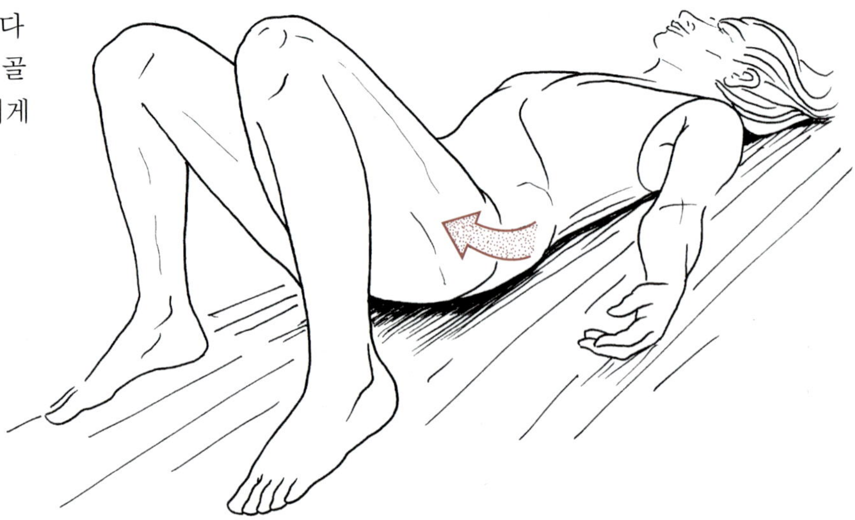

이 자세에서, 꼬리뼈와 두덩뼈를 서로의 방향 쪽으로 당겨 본다. 이완하고, 다시 움직임과 근육을 반복 확인해 본다. 여러분은 회음의 정중선(8자형)을 따라 수축하는 느낌을 느껴본다. 여러분은 골반 안에서 깊게 수축하지도 않고, 또 골반을 들어올리는 느낌을 가져서도 안된다. 오히려, 중심힘줄의 뒤쪽에서 앞쪽으로 수축하는 느낌을 갖거나, 앞쪽에서 뒤쪽으로 수축하는 느낌을 갖는다. 여러분은 손가락 하나를 중심힘줄 위에 놓거나, 손 전체를 회음 부위에 놓음으로써 올바른 움직임을 체크할 수 있다. 여러분이 느껴야 할 움직임과 감각은 정중선을 따라 일어나야 하고, 피부 근처에서 일어나야 한다. 조임근의 수축이 일어나지 않도록 해야 한다.

바람직한 움직임은 바깥조임근과 속조임근을 수축하는 것이 아니라, 망울해면체근을 수축하는 것이다(p. 39 참고). 여러분이 운동을 처음 시작할 때면, 회음 근육과 조임근을 한꺼번에 수축하게 될 것이다. 그러나 여러분이 운동을 계속 반복하여 점차 좋아지면, 정확한 근수축을 하게 될 것이다.

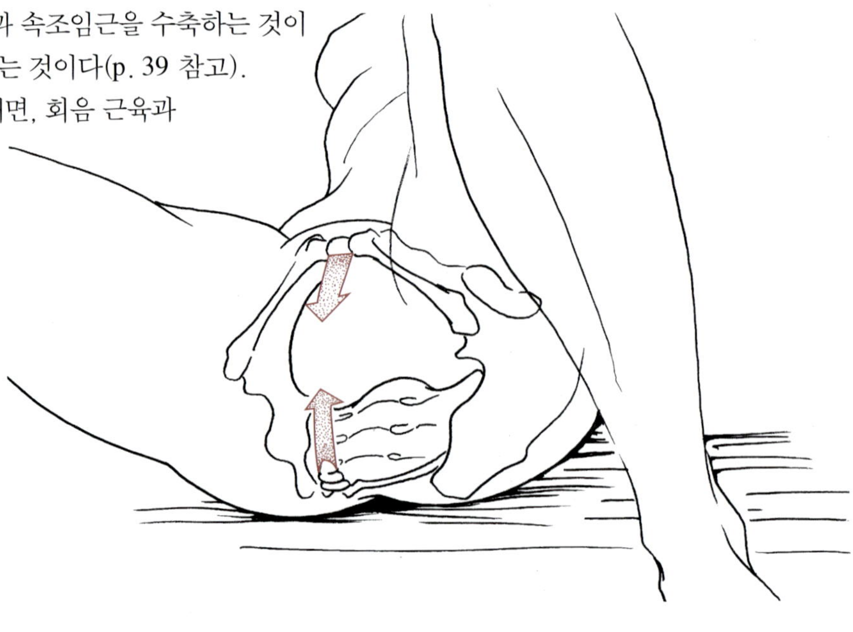

3. 근육을 좌우로 수축해 본다.

마치 양쪽 궁둥뼈결절을 서로의 방향 쪽으로 당기듯이 근육 수축을 시도해 본다. 이번 수축 방향은 앞의 수축 방향과 완전히 다르다. 여기에서 근육은 좌우 방향으로 달린다(얕은 가로근). 앞의 경우처럼, 한 방향으로만 달리는 수축 방향을 느끼도록 노력하고, 더 이상 앞에서 뒤쪽으로 달리지 않는 수축을 느끼지 않는다. 여러분은 수축을 느끼기 위해 궁둥뼈의 바로 안쪽 부위를 만져 본다.

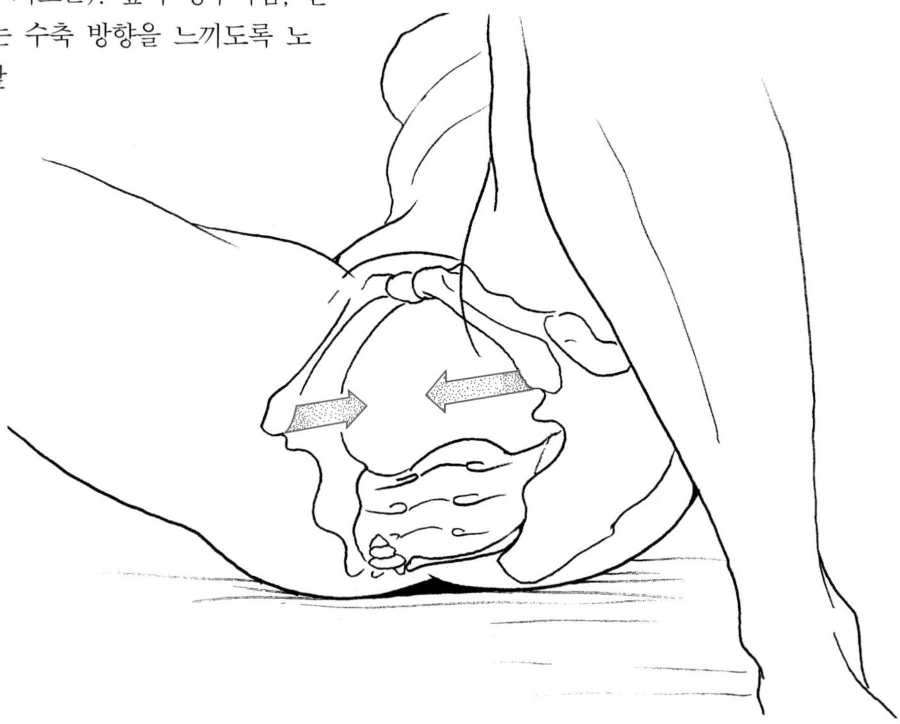

4. 근수축의 종류를 변화시킨다.

여러분은 두 개의 수축방향을 발견했을 때, 다음 절차를 이용하여 한 번에 하나씩 수축 방향을 찾아본다:

- 긴 수축. 몇 초 동안 수축을 유지하고(7초 정도가 좋다), 그 다음 수축 시간의 두 배되는 시간을 이완한다. 여러분은 이완하는 동안 깊게 호흡을 한다. 다섯 번 정도 이 운동을 반복한다.
- 강하고 짧은 수축. 여러분이 할 수 있는 만큼 강하게 수축을 한다. 2초 동안 수축을 유지해야 한다. 그런 다음 완전히 이완하고, 깊은 호흡을 한다. 좌우 방향으로 수축 해야 하고, 다섯 번 정도 운동을 반복한다.

근육을 수축한 후에, 완벽하게 이완을 시도한다. 이런 이완 순간은 매우 중요하다:

- 여러분의 회음이 너무 긴장되지 않도록 한다.
- 여러분이 근육 움직임을 정확하게 인지하도록 돕는다.

여러분은 다음 운동을 시작하기 전에 두 근육의 방향을 명확하게 구분할 필요가 있는데, 이런 구분 능력은 며칠 동안의 연습을 필요로 한다.

5. 교차 수축을 한다.

여전히 누운 자세에서, 두 방향의 근육을 동시에 수축해 본다. 이것은 회음 바닥을 가로질러 당겨지는 두 방향의 수축과 함께 당김 감각을 일으킬 수 있다. 주의: 깊은 층 근육의 수축과는 달리, 얕은 층 골반바닥근육의 수축은 편평하고, 들어올리는 수축(lifting contraction)이 아니다.

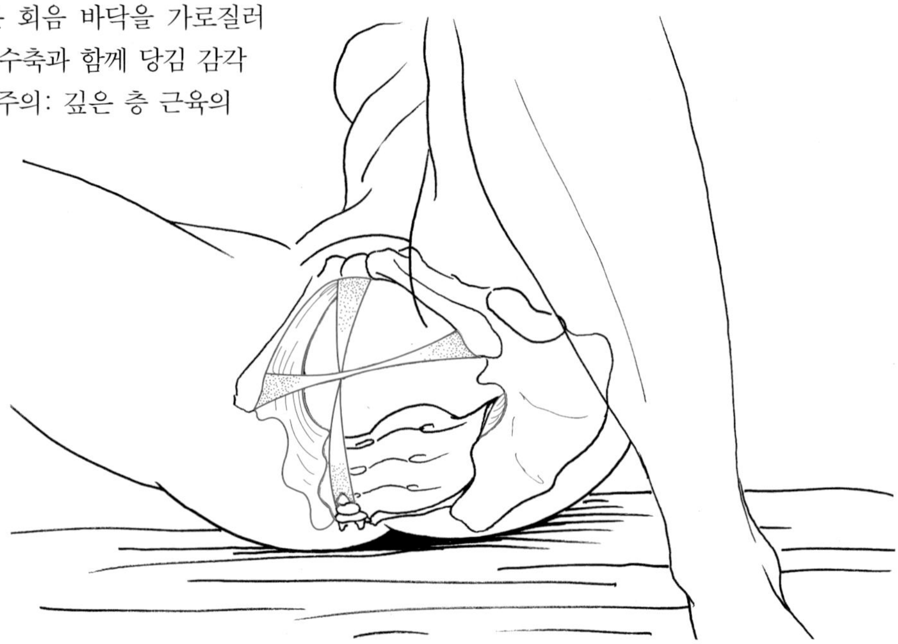

앞 페이지에 설명된 과정들을 반복해 봄으로써 이것을 따라해 본다. 수축을 길게 하고 (7초 동안), 또 할 수 있을 만큼 최대로 강하게 수축해 본다(단지 2초 동안만).

6. 호흡과 근수축을 협응시킨다.

마치 부드럽게 입으로 "스스스스스스" 하면서 약 15초 동안 길게 날숨하는 동안, 근육을 수축한다. 이번에는 약간 빠르게 "프프프프프프" 하면서 날숨해 보고, 그 다음에는 "치치치치치치치치" 하면서 날숨한다. 그리고 "치치치치치치치"할 때는 더 빠르게 날숨을 한다. 그리고 날숨의 마지막 공기가 내뱉어지는 것을 여러분은 느껴 보아야 한다. 마지막, 여러분은 웃거나, 기침하거나, 점프하거나, 점프를 준비하는 동안, 이들 수축을 시도해 볼 수 있다.

이들 운동은 평상시 호흡패턴과 얕은 층 회음 근육의 수축을 잘 협응되게 만들어 준다. 여러분이 운동을 처음 시작할 때는, 운동을 하면서 의식적으로 호흡을 수행하게 되겠지만, 점차 시간이 지나면 필요할 때 자동적으로 그것을 수행할 수 있게 된다. 즉, 그 수축이 신체 반사와 통합되기 시작한다.

여러분은 이들 근육의 긴장성을 유지하기 위해 운동을 규칙적으로 해야 하는데, 그 이유는 이들 근육이 우리들의 좌식 생활에서 자주 사용되지 않기 때문이다. 다음 원칙을 항상 기억해야 한다: 강한 수축을 한 다음에는, 같은 시간만큼의 이완을 해야 한다.

골반바닥의 깊은 층 근육을 수축하고 강화한다

이들 운동은 주로 중간구멍에 붙어 있는 근육과 관련된다(p. 25와 p. 42 참고).

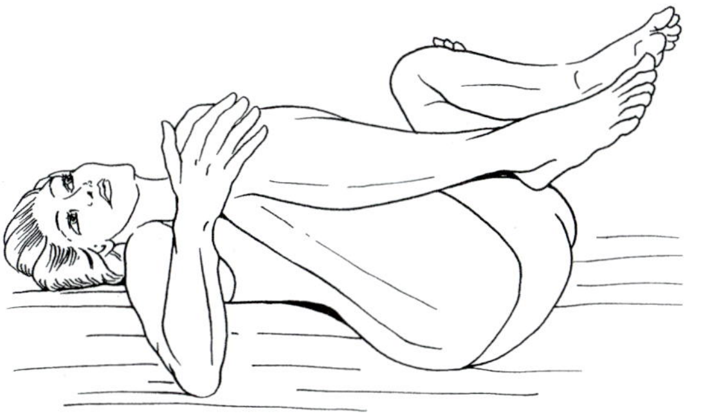

1. 상상을 해 본다

부드러운 운동을 위해, 등을 대고 눕거나 옆으로 누워 양 무릎을 가슴쪽으로 가져온다. 강한 운동을 하기 위해서는, 양쪽 궁둥뼈를 벌리고 앉는다. 그리고 더욱 강한 운동을 하기 위해서는 완전한 쭈그려 앉은 자세를 취한다.

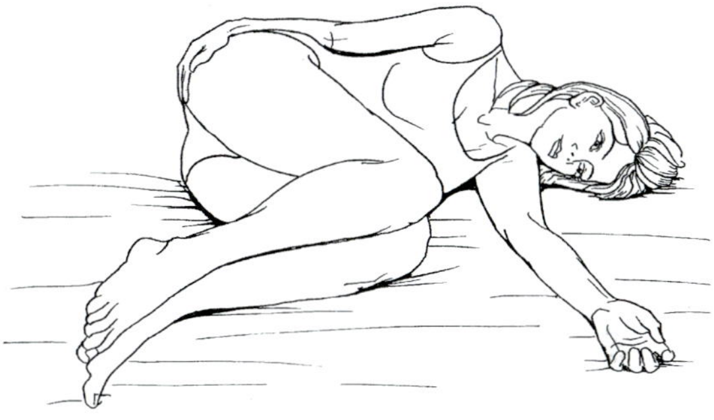

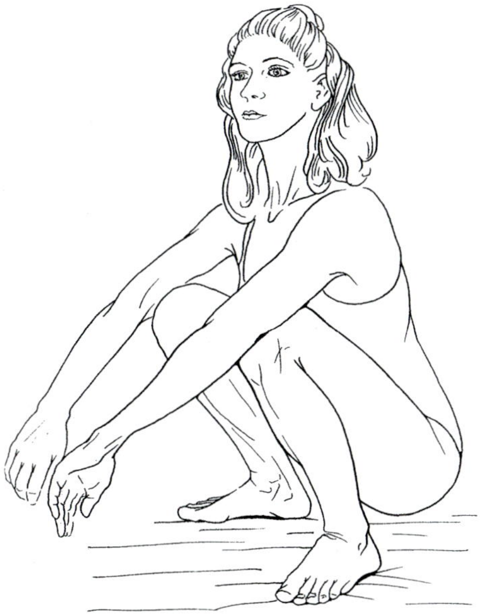

이 자세에서, 양쪽 궁둥뼈, 엉치뼈, 두덩결합을 머릿속으로 그려 본다. 그리고 골반 내부에서 위쪽으로 이동하여 상상해 본다. 여러분의 상상은 깊은 피부에 있는 것이 아니라, 중간구멍 레벨 보다 위쪽으로 5 cm 되는 지점에 있다.

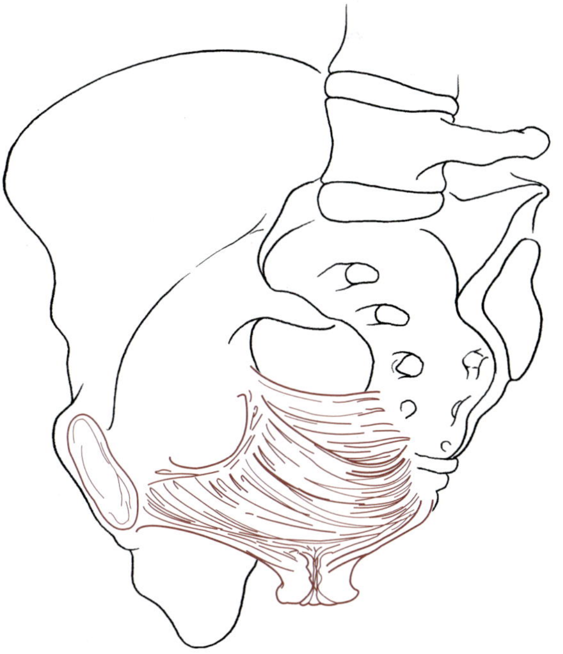

2. 전체 깊은 층 근육을 수축한다

근육을 위쪽과 안쪽으로 당겨 본다. 수축은 항문을 위쪽으로 당기게 되고, 또 앞쪽으로 항문을 당기게 된다. 그러나 여러분은 이 움직임을 앞쪽의 움직임들과 혼동해서는 안된다. 근육을 위쪽과 안쪽으로 당겨 본다.

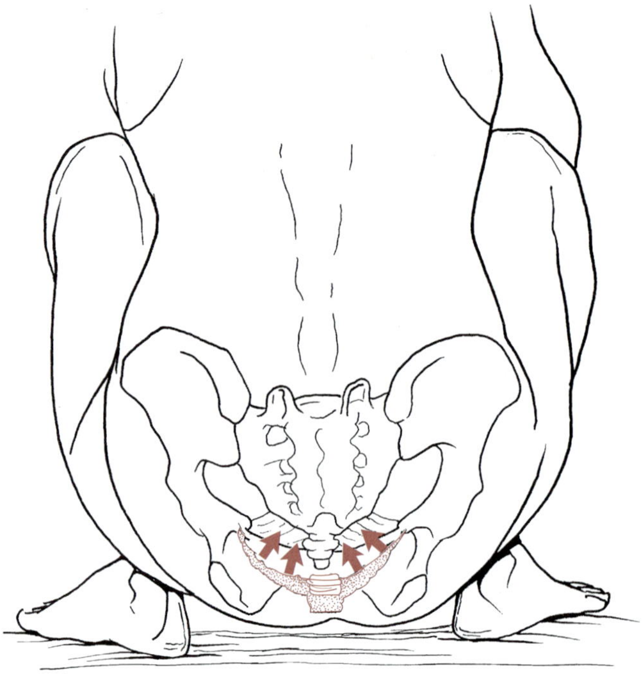

여러분이 깊은 층 근육을 잘 알 수 있도록 돕기 위해 몇 가지 제안을 제시하고자 한다:

- 항문조임근을 수축하는 것이 아니라, 항문을 위쪽으로 당기는 것이다. 항문조임근의 수축은 완전히 다른 느낌을 준다. 만약 필요하다면, 항문조임근을 위한 운동을 참고하기 바란다(p. 144).
- 전체 골반강을 가로질러 뻗어 있고, 질과 요도를 당기는 근육 수축의 감각을 얻도록 노력한다. 그것은 여러분이 찾고 있는 중간 부위의 수축이 아니고, 아래골반의 가장자리 안쪽에 있는 근섬유를 이용하는 큰 수축이다.

그런 다음, 가능하면 완전히 이완한다. 그리고 호흡을 하면서 내부 장기의 무게가 근육을 어떻게 팽창시키는지를 느껴본다.

여러분이 연습해 왔던 중요한 두 가지 수축 느낌을 유지하도록 한다: 표면 수축과 위쪽 당김 수축. 여러분은 수축 느낌에 익숙해지도록 똑같은 운동을 여러 번 반복하고 그 전체 부위를 이완해 본다. 현재 운동의 느낌과 이전 운동의 느낌을 비교해 본다.

3. 골반바닥근육의 3층을 위쪽으로 수축한다

앞의 운동처럼, 날숨을 할 때 "프프프프프프" 하는 소리를 낸다. 그러나 이번에는 마치 계단을 올라가듯이, 골반바닥을 위쪽으로 당긴다. 그리고 작은 골반 안에 있는 3개의 층을 상상해 본다.

- 첫 번째 단계: 첫 번째 층까지만 약간 위로 당긴다. 그리고 5초 동안 유지하고, 호흡을 편안하고 규칙적으로 한다. 이제는 완전하게 떨어져 나와 호흡을 깊게 한다.
- 두 번째 단계: 마치 다음 층까지 올라가도록 조금 더 위로 당긴다. 그리고 몇 초간 유지하고, 심호흡을 하면서 이완한다.
- 세 번째 단계: 가능하면, 위로 높게 당겨, 세 번째 층까지 올라가도록 한다. 항문조임근을 수축하는 것이 아니라, 골반바닥의 전체 표면을 위로 당긴다. 5초 동안 이완하고, 일정한 리듬으로 호흡을 유지한다. 그런 다음 완전하게 이완한다. 다시한번, 내부장기의 무게가 근육을 어떻게 팽창시키는지를 알아본다.

위의 세 단계를 몇 번 반복해 본다.

4. 골반바닥근육의 3층을 아랫방향으로 수축한다

여러분은 작은 골반의 3층으로 된 계단을 내려갈 수 있다. 계단을 올라가듯이 강하게 수축했던 것을 기억해 본다. 그러나 여러분이 계단을 내려오듯이 수축할 때는, 한 번에 한 계단씩 내려와야 하고, 각 계단에서 몇 초간 머물러야 한다. 여러분이 마지막 계단에 도달할 때, 완전히 이완하고 몇 번 깊은 호흡을 한다.

여러분이 이 운동을 처음 시작할 때는, 아마 호흡하는 것을 잊어버릴 수도 있다. 즉, 숨을 멈추고 이 운동을 하게 될 것이다. 그러나 여러분이 계단을 어떻게 올라가고 내려가는 것을 배운 후에는, 아래의 과정 동안에 호흡과 운동을 잘 조화시킬 수 있을 것이다:

- 계단을 올라갈 때
- 각 계단에서 머무를 때
- 얕은층으로 내려갈 때

5. 빠른 수축

앞의 운동을 반복하고, 한번의 강한 수축으로 3층의 모든 계단을 올라간다. 몇 초간 수축을 유지한 후, 갑자기 몇 초 동안 이완을 한다. 그리고 호흡을 하고, 몇 번 이 운동을 반복한다. 이번 운동이 앞의 운동과 다른 점은 수축과 이완을 빠르게 한다는 것이다. 이것은 재치기나 기침과 같이 회음에 가해지는 압력이 갑작스럽게 증가하는 순간을 여러분으로 하여금 준비할 수 있도록 하는 것이다.

6. 비대칭 수축

골반바닥의 깊은 층은 사발의 안쪽 처럼 생겼고, 골반장기를 함유하고 있다. 이 근육층은 오른쪽 근육층이나 왼쪽 근육층만으로 수축할 수 있다. 이것은 마치 좌우 복부 장기 중 한 쪽만을 들어 올리는 느낌이다. 이것은 운동을 처음 할 때, 양쪽 빰이나, 양쪽 턱, 양 손 혹은 양 발처럼, 다른쪽 근육도 동시에 수축시킬 것이다. 그러나 점차 운동을 많이 할수록, 이런 현상은 사라질 것이다.

7. 일상생활

여러분은 재치기, 기침, 웃음, 점프, 달리기 혹은 무거운 물체를 들 때와 같은(p. 82 참고) 일상생활 활동으로부터 회음이 압박될 때는 언제든지 이 운동의 통합을 배울 수 있다.

두덩곧창자근을 위한 운동

깊은 층 근육의 가장 중앙 부분은 두덩곧창자근이다(p. 42 참고). 이 근육은 요생식구멍을 따라 달리고 있다. 2장에서 우리가 보았듯이, 요생식구멍은 중요한 출산 통로이다. 그러나, 이 부위는 약한 부위로, 앞쪽 회음 장기들이 지지를 받지 못하고 있다. 두덩곧창자근은 3개의 장기와 경계를 이루고 있고, 요생식구멍과 나란한 두꺼운 벽을 형성한다.

두덩곧창자근의 근력은 내부 장기, 특히 방광과 자궁을 지지하는데 있어 꼭 필요하다. 이 근육이 구멍(특히 항문) 주위에 슬링(sling)을 형성하기 때문에, 수의적인 억제에 중요한 역할을 담당한다(p. 65 참고). 이 근육이 약해지면, 탈장이 일어나고 요실금이 발생할 수 있다. 다음 운동들은 깊은 층 근육의 근력을 강화시키는 운동들이다.

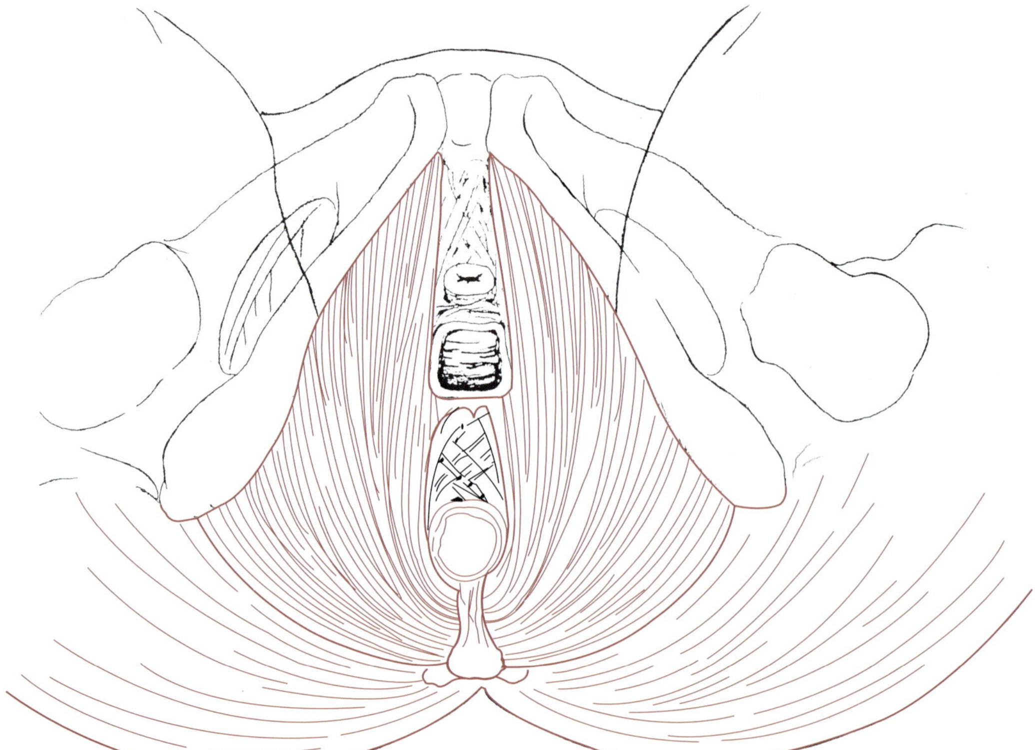

1. 두덩곧창자근육을 상상해 본다

회음의 정중선에 위치하는 3개의 구멍을 상상해 본다: 요도, 질, 항문. 이들 3구멍들은 정중선 상에서 각각 3~4 cm 떨어져 있다. 각 구멍이 좌우의 근육띠로 둘러싸여 있다고 상상해 본다. 이 근육띠는 두덩뼈에서 시작해 3개의 장기 측면을 지나가고, 항문 뒤쪽을 감고 돌면서, 좁고 긴 U자 형의 근육 다발을 형성한다. 이 근육띠는 긴장되었을 때 두께가 약 2 cm 정도 된다.

2. 두덩곧창자근을 수축한다

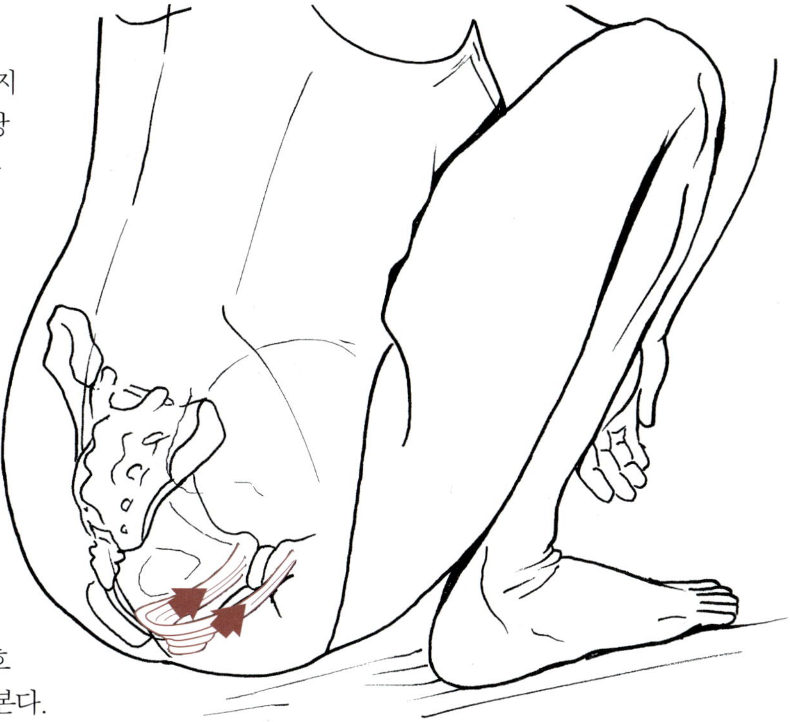

U자형 근육다발이 수축하면, 두 가지 현상이 일어난다: 항문을 앞쪽으로 당기고, 구멍의 좌우측 근육다발이 두꺼워진다.

여러분이 두덩곧창자근을 위한 운동을 시작하기 전에, p. 148에 있는 깊은 층 근육의 수축 운동을 반복해 본다. 그 다음에, 근육성 해먹(그물침대)이 완전하게 펴지도록 위로 당겨 본다. 그리고 마치 여러분이 해먹 위에 설 수 있을 것처럼, 이 레벨을 유지한다. 여러분은 항문을 두덩뼈 쪽으로 최대한 당겨본다. 그리고 이완하고, 심호흡을 한다. 이 운동을 몇 번씩 반복해 본다.

3. 강한 근력강화운동을 한다

이제 여러분은 아래의 3단계 운동을 수행할 수 있다:

- 숨을 내뱉으면서, 두덩곧창자근을 완전하게 위쪽으로 당긴다. 그 위치를 그대로 유지하고, 숨을 들여 쉰다. 다시한번 숨을 내뱉으면서, 항문을 앞쪽으로 수평되게 당기고, 그대로 유지한다. 그리고 항문을 앞쪽으로 당기는 수축을 이완하지 않고 숨을 들여 쉰다.
- 다시 숨을 내뱉으면서, 항문을 앞쪽으로 조금 더 당긴다. 더 강한 수축을 이완하지 않고 그대로 유지한다. 그런 다음 다시 숨을 들여 마신다.
- 숨을 내뱉으면서, 마치 항문이 두덩뼈 쪽으로 움직이는 느낌을 느낄 때까지 그 근육을 더 강하게 수축한다. 그런 다음 완전히 이완하고 숨을 깊게 쉰다.

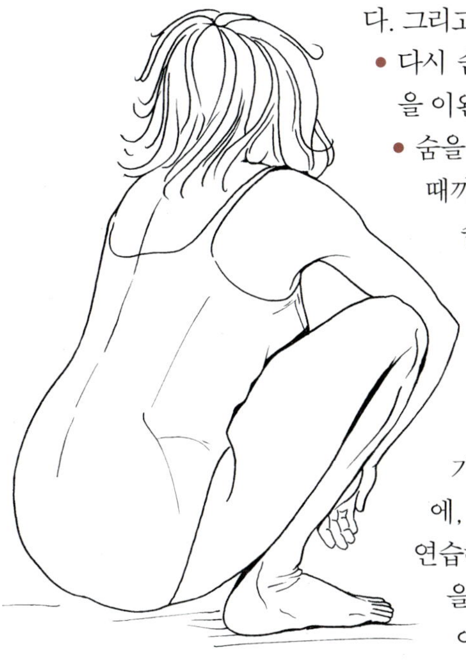

이 운동을 2~3번 반복한다. 그러나 더 중요한 것은 매일 이 운동을 반복하는 것이다. 여러분은 여러분이 점차 진화되고 있다는 것을 곧 알게 될 것이다. 즉, 여러 단계를 느낄 수 있게 될 것이고, 또 수축을 유지할 수 있을 만큼(첫 며칠 동안에는 불가능한) 여러분의 근력이 강하다는 것을 곧 알게 될 것이다. 나중에, 여러분은 하루에 한 번씩, 일상생활에서 규칙적으로 이 운동을 연습해야 한다. 여러분은 이 운동을 처음 시작할 때, 아래 복부 근육을 수축하지 않고는 이 운동을 할 수 없다는 것을 알게 될 것이다. 여러분은 규칙적인 연습을 통해 필요한 특징을 알 수 있다.

4. 일자형 조임근의 길이를 따라 두덩곧창자근을 수축한다

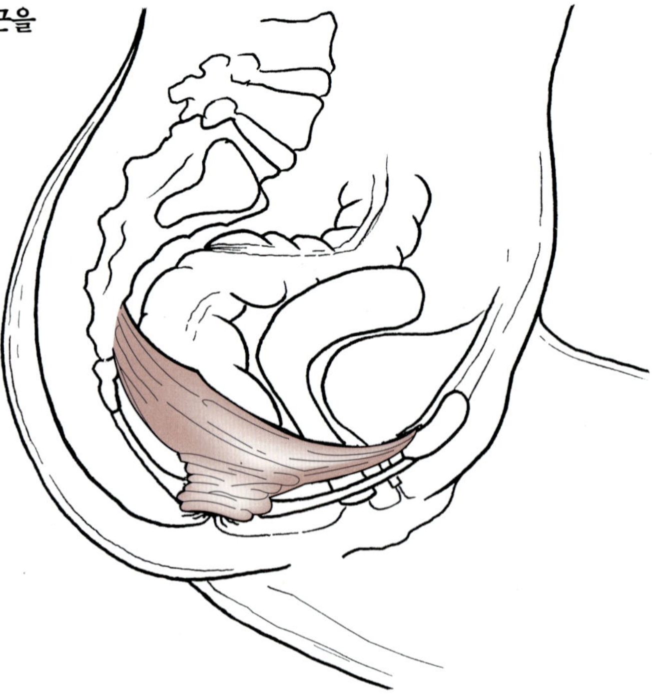

항문은 아주 짧은 구멍이다. 사실, 항문조임근은 2~3 cm 밖에 되지 않는다. 우리는 이런 것을 염두에 두고, 앞의 운동들을 반복하고, 또 뒤쪽에서 항문을 둘러싸고 있는 전체 근육을 수축해 본다. 이것은 항문을 앞쪽으로 가져갔을 때 여러분에게 더 강한 근력의 느낌을 제공할 것이다. 운동을 처음 시작할 때는 이 느낌이 항문조임근의 수축과 비슷한 느낌이지만, 연습을 계속하다 보면 두덩곧창자근의 고리를 앞쪽으로 당기는 수축이 항문조임근의 수축과 다르다는 것을 알게 될 것이다.

5. 한쪽 두덩곧창자근만 수축한다

우측 근육과 좌측 근육은 말 고삐를 당기는 것처럼, 분리되어 수축될 수 있다. 앞 페이지의 두 번째 운동을 반복한다. 그러나 우측 근육만 이용하여 항문을 앞쪽으로 당겨본다. 이때 좌측 근육은 가능한 이완하고 있어야 한다. 이것은 자궁과 질의 우측 경계면으로 힘의 방향을 생성한다.

여기에서 여러분은 p. 121에서 설명된, 3단계의 수축을 이용하여 이 운동을 강화할 수 있다. 한쪽 수축을 완전하게 마무리한 후에는, 호흡을 깊게 하고 다른 쪽 운동을 시작할 때까지 잠시 기다린다.

여러분은 조금씩 좌측 수축 반응과 우측 수축 반응을 알게 될 것이고, 장시간 수축을 유지하는 방법도 알게 될 것이다. 여러분은 좌우측 두덩곧창자근의 근력 불균형을 감지할 수도 있을 것이다. 한쪽 근육이 약하다면, 여러분은 약한 쪽의 근육을 강화시켜야 할 것이다. 이들 가쪽 근육의 수축을 알아내는 일은 요생식구멍의 가장자리를 안전하게 만들어 주는 중요한 과정이다.

6. 지속적으로 운동을 하고 일상생활과 통합한다

이제 여러분은 여러 상황에서, 이들 운동을 수행할 수 있다. 풍선불기나 기침과 같은 몇몇 상황들은 회음에 가해지는 압력을 증가시킬 수도 있다.

회음에 인접한 근육들(The muscles adjacent to the perineum)

배근육을 위한 운동

여기에서 추천된 운동들은 배근육을 강화시키는 운동이 아니고, 회음 운동과 잘 협응하는 운동들이다. 이 운동들은 회음 레벨에서 일어날 수 있는 많은 문제들을 피하는데 도움을 줄 수 있다.

1. 배근육의 수축과 골반바닥근육의 이완을 느껴본다.

이것은 회음 운동과 반대되는 운동이고, 이 운동을 임신 기간이나 분만 직후에는 실시하지 않아야 한다.

이 운동을 하기 위해 바로 누운 자세에서 양 발을 지면에 붙이고 양 무릎을 세운다. 골반바닥근육을 완전하게 이완한다. 그리고 배꼽이나 허리선을 모으고, 숨을 완전히 내뱉으면서 "스스스스스스" 하는 소리를 낸다. 몇 초 동안 이 동작을 수행한다.

숨을 내뱉기 시작한 직후에, 배근육이 점차 수축하는지를 느껴본다. 허리선 주위의 복부가 줄어드는지를 느껴본다.

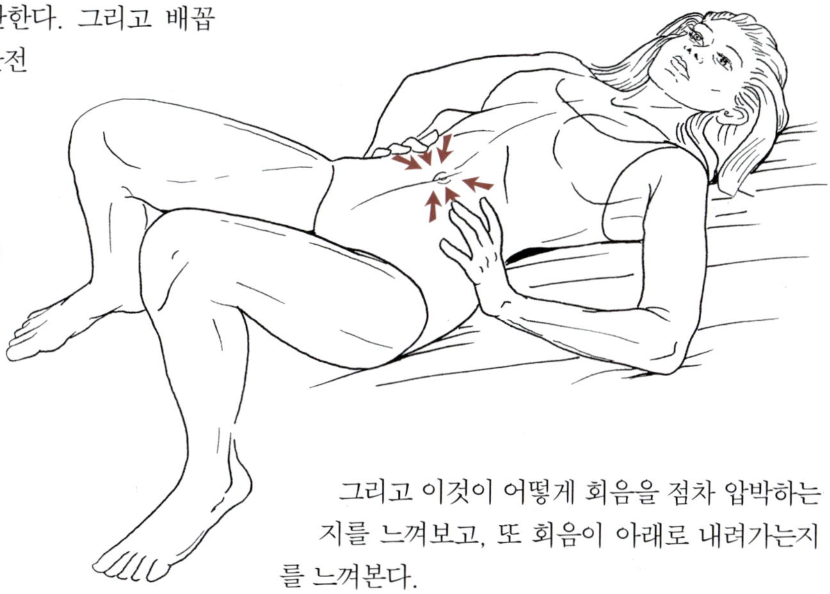

그리고 이것이 어떻게 회음을 점차 압박하는지를 느껴보고, 또 회음이 아래로 내려가는지를 느껴본다.

이것은 허리를 모래시계모양으로 만들 수 있다.

이번에는 "프프프프프프"하는 소리를 내면서, 숨을 조금 빠르고 강하게 내뱉는다. 그런 다음, "치치치치치치"하는 소리를 내면서, 더 강하게 숨을 내뱉는다. 끝으로, 이 운동을 하는 동안, 기침을 해 본다. 여러분은 배근육이 더 빠르고 강하게 수축하는 것을 알아내야 한다.

다음 순서를 실제로 느낄 수 있도록 이 운동을 몇 번 반복한다:
복부 수축 → 복부 중간 부위가 타이트해짐 → 회음을 압박함(만약 골반바닥이 긴장하지 않았다면 내려갈 수 있음).

2. 골반바닥근육의 수축과 배근육의 이완을 느껴본다

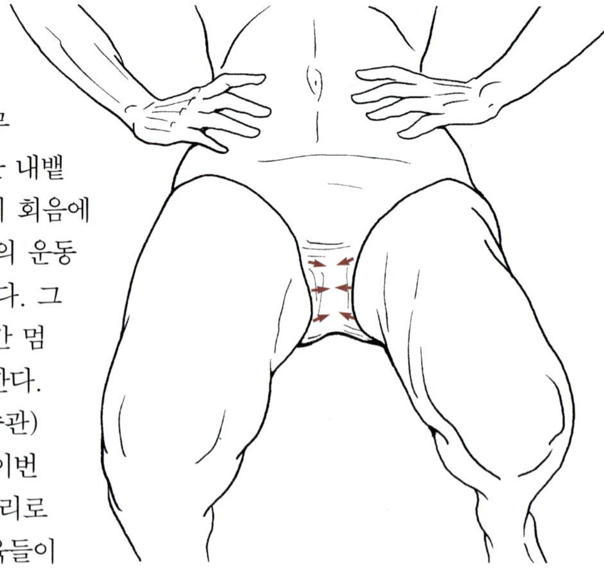

바로 누운 자세에서 양 발을 지면에 붙이고 양 무릎을 세운다. 이번에는 배근육을 이완한다. 숨을 내뱉으면서 "스스스스스스"하는 소리를 내고, 호흡이 회음에서 시작한다는 생각을 해 본다(p. 119과 p. 121의 운동과 비슷함). 날숨은 회음의 수축과 함께 시작한다. 그런 다음, 여러분은 배근육들을 느껴보고, 그 순간 멈춘다. 다시 숨을 들여 쉬고, 다시 운동을 시작한다. 새로운 습관(날숨을 쉬면서 회음을 수축하는 습관)이 형성되도록 이 운동을 12번 정도 반복한다. 이번에는 "프프프프프프"와 "치치치치치치"하는 소리로 위의 운동을 반복해 본다. 그리고 곧바로 배근육들이 수축하는 것을 느껴본다. 끝으로, 이 운동을 수행하면서, 짧은 순간에 최대의 힘을 내는 기침을 해 본다.

3. 골반바닥근육과 배근육을 동기화시킨다

이 운동을 시작하기 전에, 앞의 운동들을 완전하게 이해해야 한다. 여러분은 혼동을 피하기 위해, 다음날까지 기다릴 필요가 있다.

바로 누운 자세에서 양 발을 지면에 붙이고 양 무릎을 세운다. 다시 "스스스스스스" 소리를 내면서 숨을 내뱉는다. 그리고 회음을 수축하기 시작한다. 숨을 내뱉는 동안, 비키니를 입을 때 덮여지는 부위인, 가장 아래쪽 복부 근육만을 수축한다.

수축이 허리 레벨에 도달할 때, 수축을 멈춘다. 그리고 수축을 한 이후에는, 깊게 호흡하고 완전히 이완한다. "프프프프프"와 "치치치치치" 소리를 내거나 기침을 하면서, 새로운 움직임을 익힌다. 배근육이 수축할 때, 회음이 이완되지 않도록 주의해야 한다. 수축을 체크하기 위해, 항문과 질 사이에 있는 중심힘줄 부위에 두 개의 손가락을 놓는다. 그리고 다른 손은 아래 복부에 놓는다.

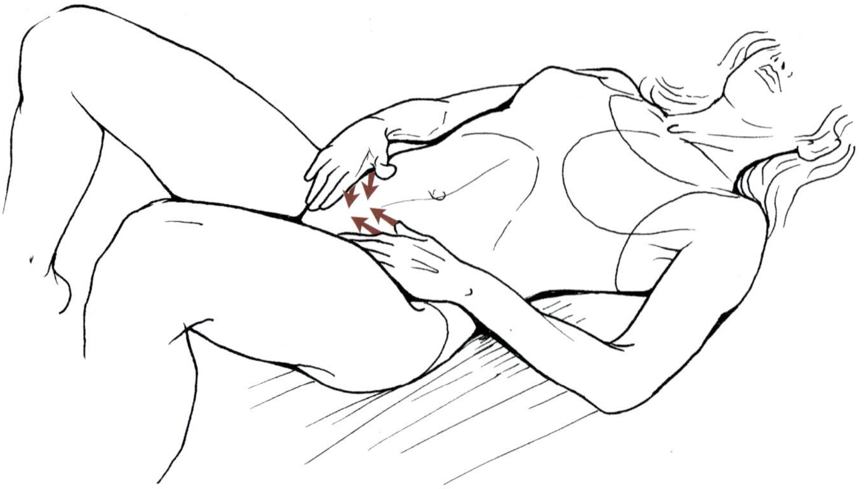

골반바닥근육과 배근육의 동기화는 회음근육을 관리하는 열쇠이다. 이제 이런 동기화는 어느 정도 자동적으로 일어나야 한다. 모든 컨디셔닝 운동과 마찬가지로, 여러분은 필요한 만큼 운동을 반복해야 한다. 운동을 며칠 동안 아침과 저녁으로 10번 정도 반복하는 것이 좋다. 물론 여러분의 리듬과 운동습관에 맞게 운동을 수행한다.

왜 "스스스스스", "프프프프프", "치치치치치" 라는 소리를 내거나, 혹은 기침을 해야 하는가? 날숨이나 수축과 함께, 위와 같은 여러 소리를 내는 것은 시간의 경과에 따른 근육 반응 능력을 향상시키기 위한 것이다.

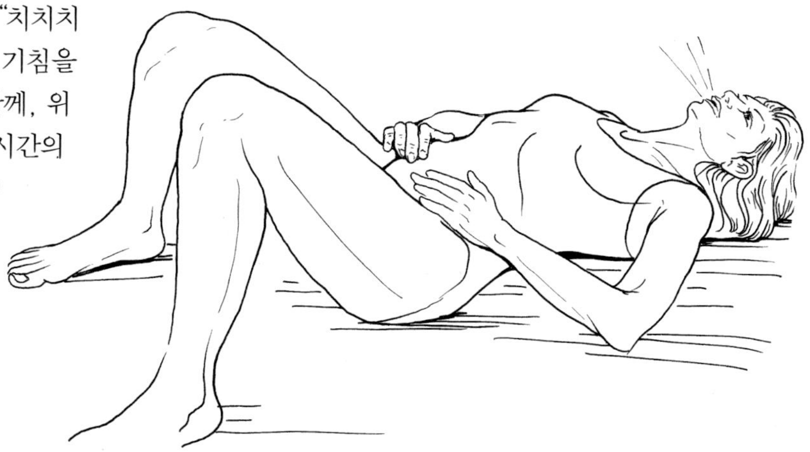

한편, 기침을 이용한 빠르고 강한 수축을 연습함으로써, 근육이 재치기, 갑작스런 웃음, 혹은 점핑과 같은 강하고 갑작스런 활동에 잘 반응하도록 준비시킨다.

4. 날숨과 수축을 반드시 협응시킬 필요는 없다

바로 누운 자세에서 양 발을 지면에 붙이고 양 무릎을 세운다. "스스스스스" 소리를 내면서 숨을 내뱉은 다음, 골반바닥근육을 먼저 수축하고, 연이어 배근육을 수축한다. 날숨이 끝난 이후에도, 이완하지 않고 그대로 수축을 유지한다. 그리고 가로막을 이용해 다시 숨을 들여 쉰다. 이때 복부 아래 부위를 제외한 나머지 복부를 모두 부풀린다. 앞의 운동처럼, "프프프프프" 혹은 "치치치치치" 소리를 내거나 기침을 이용한 운동을 반복한다.

5. 강한 운동을 시도한다

여러분이 앞의 운동들을 편안하게 하면서, 배근육을 이용한 강한 운동을 결합할 수 있다. 한 운동이 끝난 다음에는, 반드시 이완하고 심호흡해야 한다. 양 무릎을 세우고 누운 자세에서 이들 운동을 수행한다.

먼저, 숨을 내뱉으면서 골반을 뒤쪽번짐한다.
즉, 꼬리뼈를 지면으로부터 떨어지게 한다.

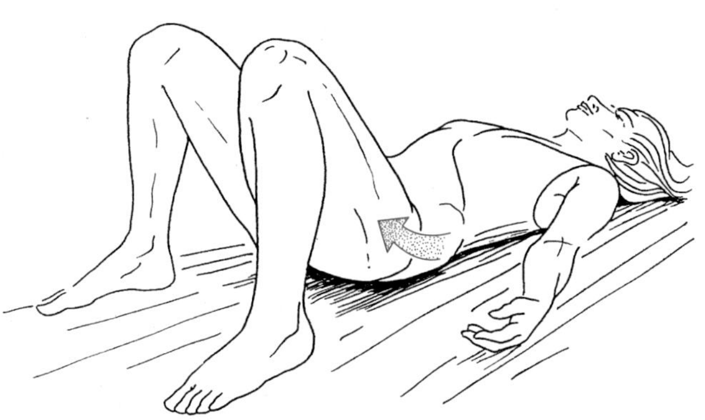

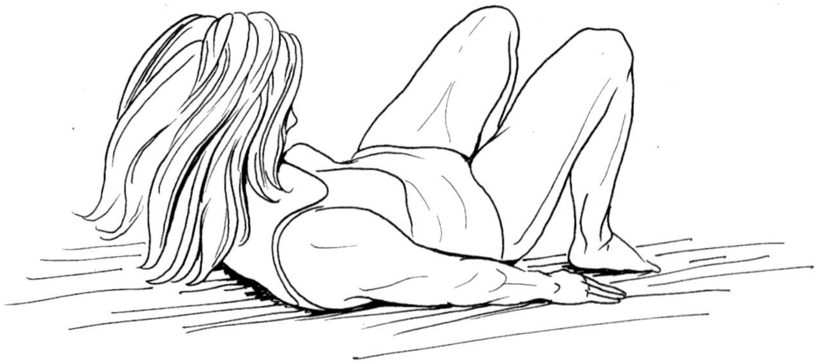

머리를 들어 올리고, 턱을 가슴 쪽으로 당긴다. 운동을 반복해 보지만, 이번에는 위의 운동에서 어깨를 위로 들어 올려 본다. 운동을 반복하고, 이번에는 본 단락(p. 127-128 참고)의 처음 3가지 운동에다 이 동작을 첨가시켜 본다.

양 무릎을 굽혀 가슴 쪽으로 당긴다.
이 운동을 반복하지만, 이번에는 좌우 무릎 위에 각각의 손을 놓고, 마치 무릎이 위로 올라오지 못하도록 저항을 준다(이 때 등을 굽혀서는 안된다).

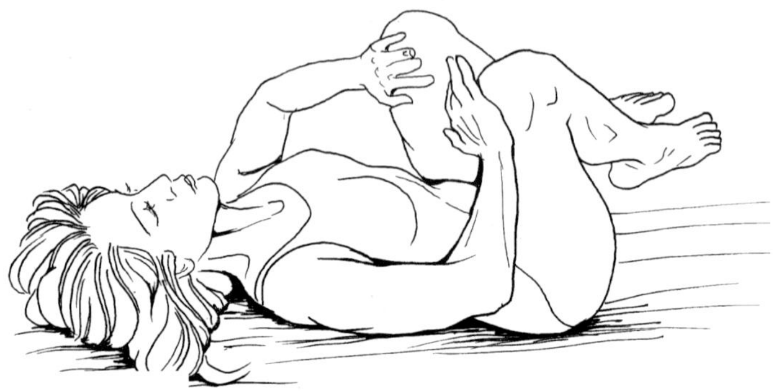

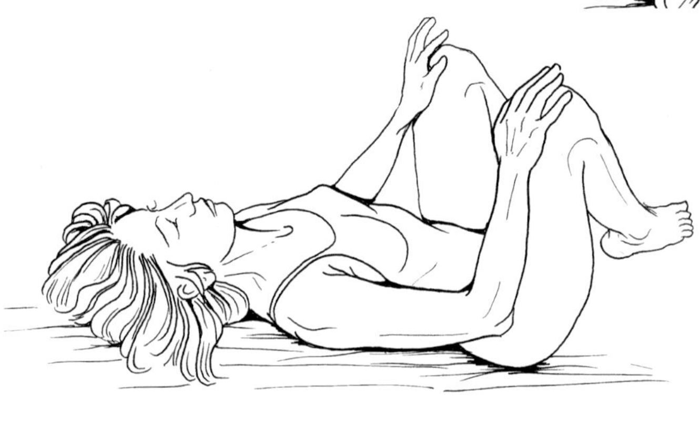

앞의 운동을 반복한다. 그렇지만 이번에는 오른손으로 왼쪽 무릎에 저항을 준다. 이 운동을 다시 반복해 보고, 왼손으로 오른쪽 무릎에 저항을 준다. 머리를 들어올리거나, 머리와 어깨를 들어 올려 위의 운동을 반복해 본다.

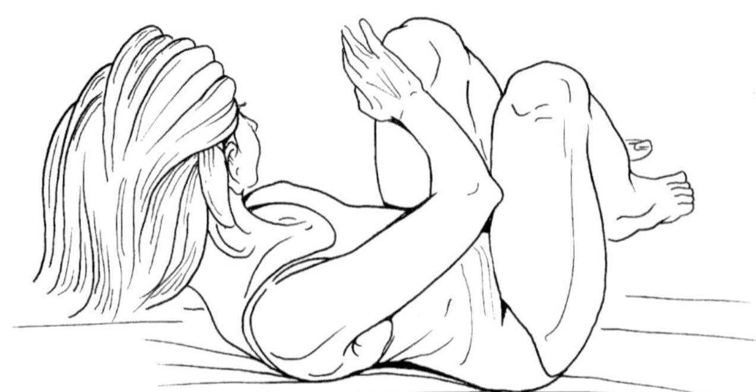

6. 이들 운동을 일상생활에 통합시킨다

예를 들어, 다음과 같은 동작을 할 때:

- 몸통을 똑바로 들어 올려 침대에서 일어날 때, 골반바닥근육을 먼저 수축하는 습관을 갖는다.
- 여러분이 의자에 앉거나 의자에서 일어설 때, 혹은 자동차를 타고 내릴 때, 앞의 운동을 기본적으로 반복해 본다. 그리고 여러분은 상체를 앞쪽으로 숙일 때나 무거운 물건을 운반할 때도 그 움직임을 반복할 수 있다.

볼기 근육을 위한 운동

1. 볼기 근육의 수축을 찾아 낸다

지면 바닥에 등을 대고 누운 후, 양 발을 의자나 비슷한 높이의 물체 위에 올려 놓는다. 그리고 발목이 손상되지 않도록 의자 가장자리 위에 쿠션을 받쳐 놓거나 수건을 말아 놓는다.

등을 대고 누운 후, 의자 위에 양 발을 평행하게 배치하여 올려놓는다. 그리고 양 팔을 옆으로 벌린다. 여러분의 체중이 어깨뼈와 의자에만 쏠리도록 양 다리와 엉덩이를 위로 들어올려 몸이 일직선되게 한다. 이 동작을 잘 취할 수 있도록, 골반을 가능한 높이 들어올린다.

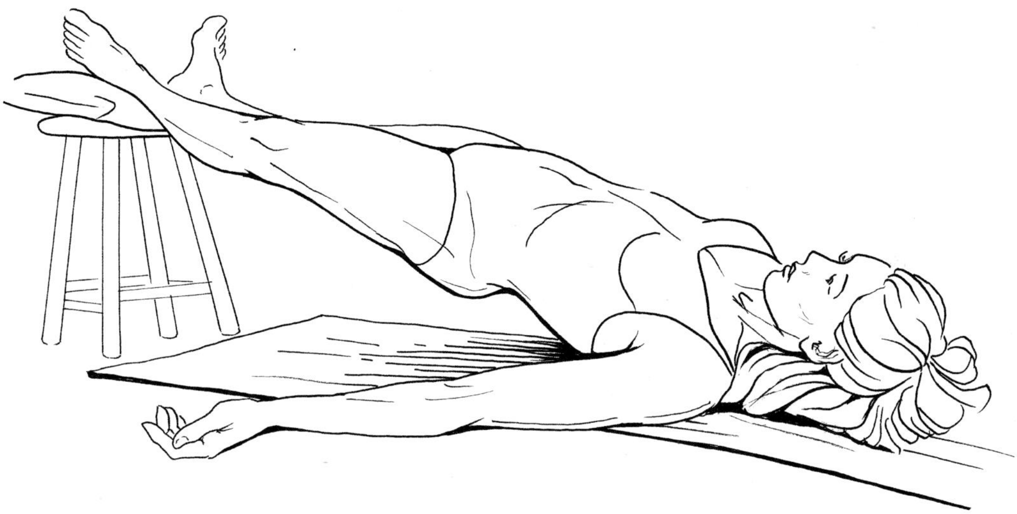

이번에는 골반을 뒤쪽돌림하도록 들어올린다. 마치 꼬리뼈에 의해 여러분의 몸이 들리도록 움직인다. 볼기 근육이 수축하는지를 느껴 본다.

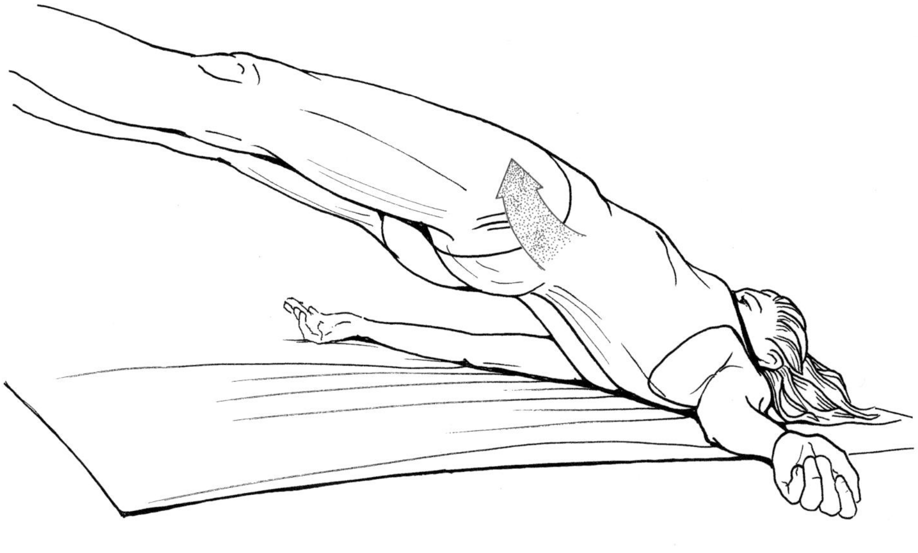

주의: 여러분은 볼기근을 이용하지 않고도 이 자세를 취할 수 있다. 여러분은 다른 근육을 사용할 수 있고, 또 골반의 앞쪽돌림을 이용하여 허리뼈 만곡을 만든다.

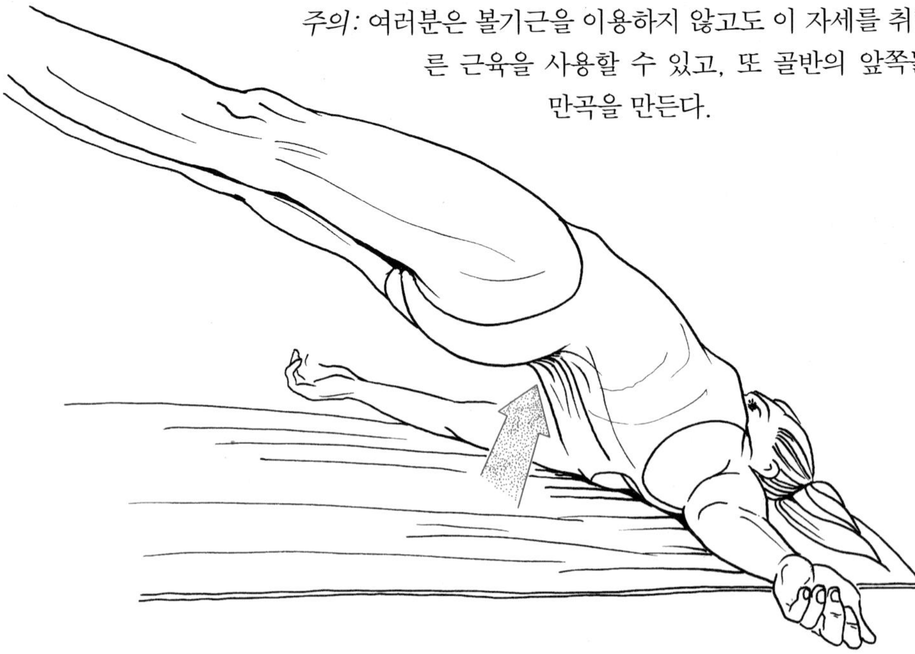

2. 볼기 근육과 골반바닥근육을 구분한다.

이 운동의 자세와 앞쪽 운동의 자세는 동일하다. 먼저, 볼기근을 이용하여 천천히 몸을 들어올리고, 그 다음, 골반이 뒤쪽 돌림되도록 여러분의 꼬리뼈를 숙인다. 이 자세를 잠시 유지하고, 골반바닥근육을 수축한다. 이 운동을 하는 동안 짧은 날숨이 여러분께 도움을 줄 것이다. 이제 근육을 완전히 이완하고, 등을 지면 위에 내려 놓는다. 이때 볼기근을 이용하여 천천히 내려 놓는다.

3. 강한 변화

앞의 운동을 반복해 본다. 여러분이 할 수 있는 만큼 들어 올린 후, 한쪽 발을 의자에서 뗀다. 그쪽 발쪽의 볼기근은 더 이상 수축하지 않고, 의자에 놓여 있는 발쪽의 볼기근이 두 배로 힘들어진다. 여러분은 이 방법을 이용해 볼기근을 강화시킬 수 있다.

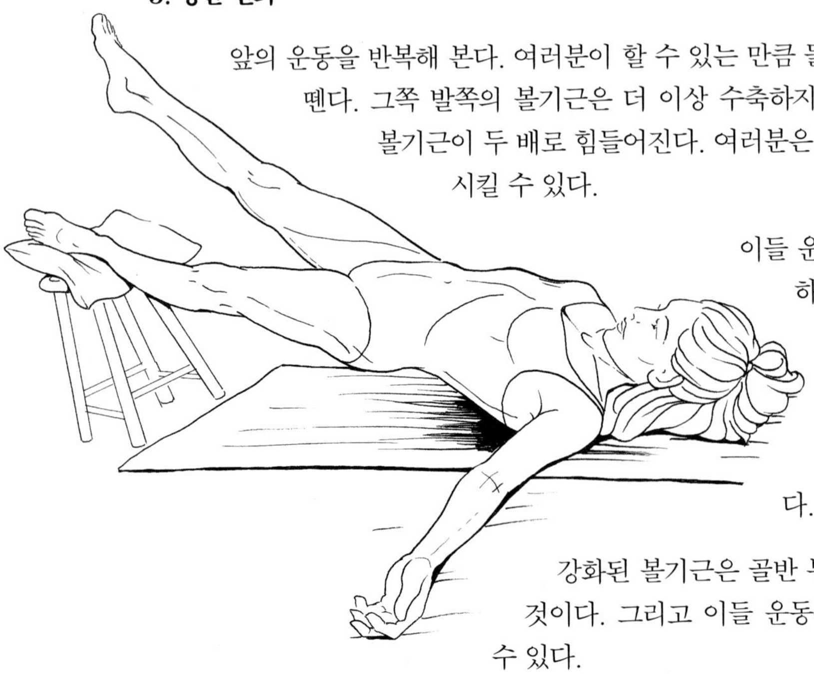

이들 운동은 임신기간 동안에 매우 유용하며, 특히 골반 부위가 불안정할 때 더욱 그러하다. 임신기간 동안 호르몬의 불균형으로 인해 종종 관절이 과도하게 움직일 수 있다는 것을 꼭 기억해야 한다.

강화된 볼기근은 골반 부위를 안정화시키는데 도움을 줄 것이다. 그리고 이들 운동은 고통스런 월경에도 도움을 줄 수 있다.

모음근을 위한 운동

1. 근육의 위치를 찾아낸다

이 운동은 일상생활에서 나온다:

테이블 옆에 있는 의자에 앉은 후, 한쪽 무릎을 테이블 다리에 붙인다. 그리고 마치 반대 무릎 쪽으로 그 무릎을 움직이듯이, 그 무릎으로 테이블 다리를 밀어 본다. 다른 근육을 이용하듯이 발로 지면을 밀지 않도록 주의해야 한다.

무엇이 움직임을 일으키는지를 확인해 본다. 여러분은 넓적다리 안쪽에 있는 근육의 수축을 느껴야 한다. 손을 그 근육 부위에 놓고 근육이 수축할 때의 움직임을 느껴 봐야 한다.

다시 한번 똑같은 운동을 수행한다. 그러나 이번에는 높은 넓적다리 부위의 근육을 수축하고, 낮은 근육은 이완하도록 노력한다. 여러분은 이 방법을 이용하여, *골반바닥근육 부근의 깊고 위쪽에 있는* 모음근들을 수축해 본다.

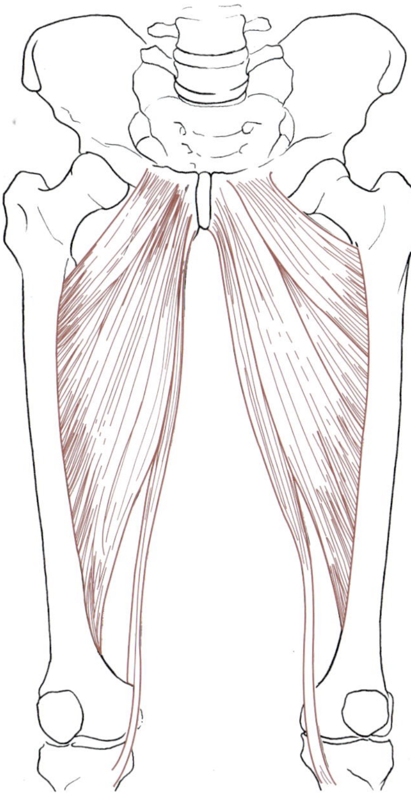

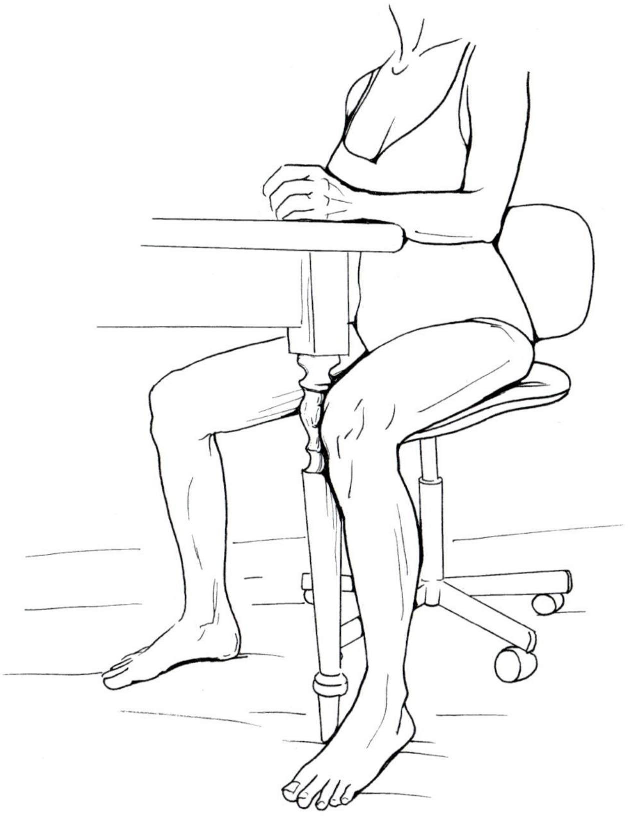

2. 회음근육과 모음근을 구분한다

똑같은 자세를 유지하면서, 수축된 근육을 이완하고, 회음을 수축한다(p. 117-126 참고). 이 부위의 수축이 어떠한지를 느껴본다. 궁둥두덩가지만이 이들 두 근육군을 분리시킨다.

3. 넙다리뼈의 안쪽 부위에 있는 깊은 근육들을 신장하고 근력강화한다

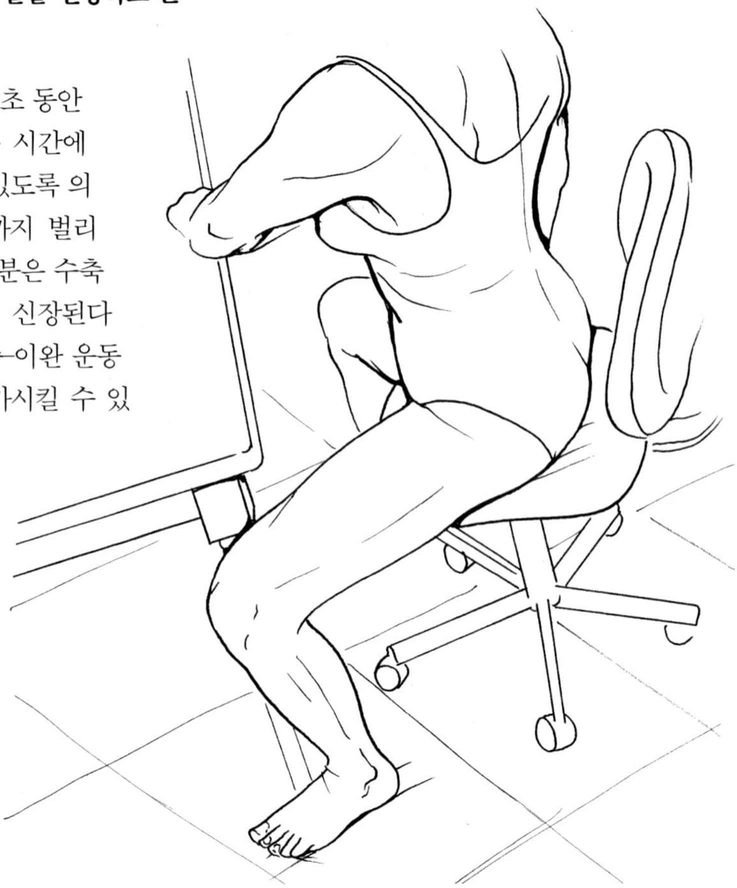

앞 페이지의 첫 번째 운동을 반복하고 2초 동안 수축을 유지한 다음, 수축의 2배 되는 시간에 이완한다. 넓적다리를 벌리고 앉을 수 있도록 의자를 회전시킨다. 넓적다리를 한계점까지 벌리지 않고 앉는다. 운동을 반복한다. 여러분은 수축이 일어난 이후에, 넓적다리가 더 쉽게 신장된다는 것을 알 수 있다. 여러분은 이런 수축-이완 운동을 이용하여, 엉덩관절의 가동성을 증가시킬 수 있다.

여러분이 할 수 있는 만큼 이 운동을 반복할 수 있다. 그리고 여러분은 동시에 깊은 모음근을 신장하고 근력을 강화시킨다.

4. 모든 모음근을 신장한다

분만 당일에 필요한 자세를 준비하기 위해, 안쪽 넓적다리 근육을 신장시키는 여러 자세를 찾아 본다. 그리고 동시에 엉덩관절 근육의 유연성을 유지한다.

예를 들면,

1. 쭈그려 앉은 자세에서, 양 무릎을 가능한 넓게 벌린 후, 한쪽 다리씩 옆으로 신장한다. 이때 한쪽 무릎을 쭉 펴고 발꿈치가 지면에 닿도록 한다.
2. 양쪽 팔꿈치를 이용하여, 여러분이 벌릴 수 있는 만큼 양쪽 무릎을 옆으로 번갈아 민다.

작은골반의 장기들(The organs of the lesser pelvis)

방광과 요도를 위한 운동

1. 느낌과 인지

여러분은 감각 인지와 상상력을 명확하게 할수록, 운동이 더욱 좋아질 수 있다는 것을 명심해야 한다. 우선 첫째로, 이들 운동은 여러 날 동안 꾸준히 연습되어야 하고, 관련된 여러 감각을 인지하는 훈련을 해야 한다. *요 구멍의 위치를 알아낸다:* 요 구멍은 소음순 사이에 위치하고, 음핵으로부터 아래로 약 0.5 cm 떨어져 있고, 질로 부터 위로 0.5 cm 떨어져 있다. 요 구멍은 약간 튀어나와 있다.

요관의 위치를 알아낸다: 오줌 눌 때, 오줌이 통과하는 내부 통로를 상상해 본다. 오줌이 근육성 통로를 통과할 때 미끄러지는 느낌을 느낄 수 있다. 그리고 다양한 감각을 가질 수 있도록, 오줌눌 때의 힘을 다양하게 변화시켜 본다(그러나 이것을 습관적으로 해서는 안된다).

전체 배뇨기간에 초점을 맞춘다. 배뇨하는 동안 이런 감각에 초점을 맞춘다. 특히, 오줌이 나오는 시기, 오줌의 강도, 그리고 오줌이 끝나는 시기를 느껴 본다.

배뇨 절박이 일어나는 시기와 위치에 주의한다. 배뇨절박은 요도 시작부위인 방광 바닥에서 발견된다. 아마 여러분은 하루에도 5~6번 정도 일어날 수 있는 배뇨 순간이나 배뇨 감각이 사라지는 순간에 익숙해져 있을 것이다. 이번에는 오줌을 주기 시작할 때의 느낌을 인지해 본다. 즉, 요도가 시작하는 방광 바닥의 삼각(trigone)과 요도 자체에서 일어나는 약간의 쑤시는 듯 한 느낌을 느껴 본다.

배뇨를 할 때, 방광이 비워짐에 따라 감각이 어떻게 점차 사라지는지를 인지해 본다.

2. 방광과 요도를 상상해 본다

일단 이들 다른 감각들을 여러분이 인지할 수 있다면, 다른 신체 구조물과의 연결을 시도해 본다.

여러분은 제일 먼저 오줌 통로를 요도의 외부 구멍 레벨에서 상상해 본 후, 약 5~6 cm 위쪽으로 올라가서, 두덩결합의 뒤쪽에 있는 요도를 상상해 본다. 선 자세를 취할 때, 요관은 등쪽으로 비스듬하게 올라가듯이 거의 수직이 된다.

여러분은 체적 변화에 따른 방광의 위치를 생각해 봐야 한다. 비워진 방광은 복부 앞쪽의 맨 아래쪽과, 두덩결합 뒤쪽에 위치한다. 그리고 방광이 찼을 때는, 두덩뼈 보다 더 높은 곳에 위치한다.

이제는 누운 자세, 엎드린 자세, 옆으로 누운 자세 등과 같은 다양한 자세에서의 방광과 요도를 상상해본다. 방광과 요도의 방향은 어떠한가? 예를 들어, 여러분이 바로 누운 자세를 취할 때, 요도는 경사지고, 방향은 지면을 향한다. 여러분이 엎드린 자세를 취하면, 요도는 아래쪽에서 위쪽으로 경사지고, 뒤쪽으로 올라간다.

필요하다면, 여러분 스스로 p. 50과 p. 52의 그림을 참고하기 바란다. 그리고 다양한 자세에 따른, 방광과 요도의 위치를 알 수 있는 그림들을 참고하기 바란다.

3. 요도를 위한 능동운동

여러분이 앞의 상상과 운동들을 마스터했다면, 다음 단계의 능동운동으로 진행할 수 있다.

여러분은 누운 자세를 취하거나, 일어나 앉거나, 골반을 앞쪽번짐하거나, 무릎을 벌려 쭈그려 앉기 자세를 취할 수 있는데, 이들 운동의 의도는 배뇨와 배뇨 사이에서 수행되는 것이다.

바깥요도조임근을 수축해 본다. 조임근을 수축하기 위해서는, 요도를 편평하게 만들듯이 요도를 꽉 조여야 한다. 요도조임근 처럼, 다른 조임근들(질과 항문)도 수축하면, 3개의 회음 구멍이 아주 작아져, 그들을 구분하기가 어려워진다. 부가적으로 요도조임근은 요생식구멍을 형성하는 근육의 바로 위 지점에 위치하고, 근육 감각이 매우 약한 편이다.

다른 두 조임근이 동시에 수축하는 것에 대해 걱정할 필요는 없다. 다른 감각과 구분하기 위해 점차적으로 그것을 여러분의 기준선으로 삼아야 한다. 튜브를 잠그는 것처럼, 요도를 수축한다.

감각이 애매하거나 다른 근작용과 혼동되더라도, 약 5초 동안 요도를 수축한다. 이제는 수축 시간의 2배 되는 시간으로 완전하게 이완하고, 심호흡을 한다. 그리고 여러번 이 운동을 반복한다. 이번에는 다른 방법으로 수축을 해 본다. 예를 들어, 아래와 같이 수축하여 요도를 압박한다:

- 전체 길이(6 ~ 7 cm)를 쭉 수축한다.
- 6초 동안 수축한 후, 약 2배 되는 시간으로 이완한다.
- 가능한 짧은 시간(2초 동안)으로 강하게 수축한다.

드디어 여러분은 배근육에 과도한 압박이 적용될 때 즉, 기침하거나, 웃거나, 쭈그려 앉거나, 걷거나, 점핑할 때(p. 82 참고), 조임근을 수축할 수 있게 될 것이다.

주의: 수축한 이후에는 수축 시간의 2배 되는 시간으로 완전하게 이완하고, 심호흡하는 것을 명심해야 한다. 이렇게 하는 이유는 다음과 같다:

- 그들과 대조해 봄으로써, 다른 감각에 대한 여러분의 인지능력을 증가시키기 위해
- 조임근의 과도한 긴장을 피하기 위해

4. 요도를 이완한다

여러분이 요도를 이완한다는 것은, 수축된 근육을 이완하기 위한 행위이고, 작용 자체를 증폭하기 위한 것이다. 전체 요도 길이의 직경을 확장시켜, 몇 초 동안 그대로 유지하고 있다고 상상해 본다(여러분의 다른 신체 부위가 동시에 이완된다는 것에 놀랄 필요는 없다). 수축 운동과 마찬가지로, 이완운동을 능숙하게 할 수 있을 때까지 여러 번 반복해 본다.

배뇨 동안의 운동이나 나중에 공부하게 될 방광과 관련된 운동을 위해, 요도를 이완하는 프로그램을 이용해 본다. 가장 중요한 것은, 배뇨 동안에 요도를 완전하게 확장하는 것이다.

5. 방광을 위한 운동

정상 배뇨는 여러분이 시작하거나 억제할 수 있는 작용 중의 하나이다. 정상 배뇨는 쉽게 이루어져야 하고, 또 불편이나 통증없이 이루어져야 한다. 한편, 복압의 도움 없이도 방광은 완전히 비워져야 한다. 끝으로, 방광은 하루에 5 ~ 8번 정도 비워져야 하고, 경우에 따라서는 밤중에도 여러번 비워져야 한다.

방광의 정상 기능을 해치는 병리들이 많은데, 그 중 몇몇 경우는 의학적 진단과 치료를 받아야 한다. 그

러나 모든 여성은 그들 병리들이 심각하지 않더라도, 정상 기능을 해칠 수 있는 특정 습관의 인지능력을 촉진시킬 수 있다. 다행스럽게도, 이들 병리는 간단하게 치료될 수 있다.

마무리 하지 못한 배뇨

예를 들어, 마무리하지 못한 배뇨에 해당되는 경우는 배뇨를 위해 어쩔 수 없이 게임을 중단해야 하는 아동이나, 방광을 완전히 비우지 않고 서둘러 게임하기 위해 되돌아가는 아동이다. 성인들도 전문적인 활동이나 일상 활동으로 인해 마무리하지 못한 배뇨를 경험을 할 수 있다. 또다른 예로는, 배뇨의 욕구가 자주 일어나는 임신부(p. 55 참고)와, 배뇨를 완전하게 마무리 하지 못하는 임신부이다. 이런 것에 의해, 방광을 완전하게 비우지 못하고 오줌을 남겨 놓는 습관이 점차 커지게 된다. 이것은 요로감염과 빈뇨의 원인이 된다.

여러분은 자신의 습관을 관찰하는 시간을 가져 본다. 특히 일상생활에 대한 습관을 관찰해 본다. 필요하다면, 적은 오줌의 양이라 하더라도 완전하게 배뇨를 할 수 있는 시간을 가져 본다.

강제 배뇨

어떤 사람은 가로막이나 배근육으로 방광을 아래로 누르는 습관을 가질 수 있고(p. 78 참고), 또 스트레스 때문에, 빠른 배뇨를 하거나 방광이 무긴장해질 수 있다. 그러나 이러한 습관이 방광을 완전하게 비우는데 도움이 될지라도, 그런 습관이나 작용을 버려야 한다. 방광을 완전하게 비우는데 요구되는 정상적인 작용은 방광 근육 자체의 수축 뿐이다.

자신을 관찰해 본다: 여러분은 배뇨를 할 때 방광이 작용하는지 아니면 복부의 압력이 작용하는지를 관찰해 본다. 복부의 압력이 오줌을 누기 시작할 때 일어나는지, 오줌을 누는 중간에 일어나는지, 아니면 오줌을 끝낼 때 일어나는지를 관찰해 본다. 또한 이런 상황에서, 운동은 단순해야 하고, 여러분의 관찰을 따라야 한다.

여러분이 항상 과도한 복부 압력을 이용하다면(특히 오줌을 누기 시작할 때), 아래와 같은 새로운 습관을 갖도록 노력해야 한다:

- 방광을 압박하지 않고, 배뇨가 수동적으로 일어나도록 기다려라! 그리고 배뇨되는 것을 방해하지 말라. 여러분은 점차 방광이 더 많은 작용을 하게 된다는 것을 알게 될 것이다. 그리고 방광이 수축할 때는 요도를 이완해야 한다(p. 136 참고).
- 배뇨가 시작되면 가능한 오랫동안 방광을 압박해서 안된다. 그리고 방광을 압박해야 할 때는, 가급적 적게 압박하도록 한다. 여러분은 "최종 밀기"가 더 이상 필요없다는 것을 알게 될 것이고, 그것은 단지 여러분이 가져야 할 시간적 문제임을 알게 될 것이다.

배뇨를 위해 시간적 여유를 갖는다

아래 아이템은 여러분께 생활스타일이나 환경을 고려하도록 하고, 또 그들이 여러분의 배뇨에 어떤 영향을 주는 지를 이해하게 만든다. 여기에 몇 가지 질문과 제안을 제시한다:

- 여러분의 화장실은 이완을 할 수 있을 만큼 여러분의 신체를 생각해 보거나, 시간적 여유를 가질 만큼 편안한 장소인가? 아니면, 가능한 빨리 화장실을 탈출하고 싶을 만큼 불쾌한 장소인가? 단순한 태도의 변

화도 주목할 만한 변화를 야기시킬 수 있다.

- 여러분은 배뇨의 중요성을 인지할 수 있는가? 그리고 꼭 필요한 활동을 위해 생활 속에서 여유를 즐길 수 있는가? 이와 같은 질문을 통해 사람들이 단순한 이런 활동을 어떻게 생각하고 어떻게 해석하는지를 알아 볼 수 있다. 이런 질문은 심리적 질문으로써 본 책에서 다루지 않지만, 반드시 언급되어야 한다. 방광에 대한 이런 간단한 제안이나 질문은 긴박한 배뇨의 재교육에 커다란 영향을 줄 수 있다. 이 운동들이 효과를 내지 못하면, 의사의 진료를 받아 본다.

오줌차단

이번에는 원하는 순간에 배뇨를 의식적으로 차단하는 것에 대해 이야기 해 보자. 여러분은 이미 알려진 운동들에 친숙해져 있을 것이다. 그러나 배뇨에 관련된 근육의 근력을 변화시키기 전에, 여러분은 먼저 근육의 근력을 명확하게 느낄 수 있어야 한다. 주의: 오줌차단을 잘못 적용되면, 이점보다는 불이익이 더 많기 때문에, 아래의 주의사항을 명심해야 한다:

- 배뇨절박이 일어날 때나, 배뇨하는 동안에는 오줌 차단을 하지 말아야 한다.
- 하루에 한번 이상 오줌차단을 하지 않아야 한다.
- 배뇨 동안에는 한번만 오줌차단을 한다.
- 완전하게 배뇨를 해야 한다.

이들 주의사항을 왜 명심해야 하는가? 중요한 것은 배뇨반사를 잘 유지해야 하는 것이다. 잠시 후, 방광 안에 오줌량이 충분히 남아 있지 않다면, 배뇨 절박이 중단될 수 있다. 이것은 방광의 불안정을 초래하거나 (p. 98 참고), 요로감염을 초래할 수 있다. 이렇듯 배뇨반사를 유지하는 것이 매우 중요하다. 만약 오줌량이 조금 남아 있더라도, 비슷한 위험이 발생할 수 있다. 즉, 요로감염을 초래할 수 있다.

여러분은 위의 주의사항을 따라야 하는 것이지, 방광근육을 집중적으로 훈련할 필요는 없다.

여러분은 요도조임근의 근력을 어떻게 평가할 수 있는가?

- 강한 조임근은 강한 배뇨가 시작하는 순간에도 그 배뇨를 완전하게 멈출 수 있다.
- 평균 근력을 가진 조임근은 비교적 빠르게 중간 오줌량의 배뇨를 멈출 수 있다.
- 약한 조임근은 매우 적은 오줌량의 배뇨도 멈출 수 없다.

자궁과 질을 위한 운동

자궁은 근육에 의해 직접적으로 지지를 받지 못하지만, 항문올림근에 견고하게 붙어 있는 질에 의해 지지되고 있다. 그러므로 다음 운동들은 질과 관련된 것이다.

1. 질관의 인지

질 부위의 감각은 다양하고 매우 대조적인 상황에서 일어난다:

- 성교하는 동안
- 정상적인 질 분비물이 나오는 동안

- 월경 동안
- 탐폰(tampon)을 착용하는 동안
- 분만 동안

위의 모든 상황(분만 동안은 제외하고)에서, 여러분은 질 표면의 느낌을 알 수 있고, 질의 위치를 상상할 수 있다.

2. 질을 상상해 본다

외부 구멍에서 위쪽 한계점까지 질의 전체 길이(약 10 cm)를 상상해 보고, 요도와 곧창자 사이의 위치를 상상해 본다(3장 참고). 여러분은 질의 기울기도 생각해 보아야 한다. 여러분이 똑바른 자세를 취했을 때는, 질이 골반강의 뒤쪽에서 앞쪽으로 내려간다.

3. 자궁을 상상해 본다

정상적으로 자궁은 방광 앞쪽에 위치하지만, 방광이 비워져 있을 때는 면, 자궁 몸통은 뒤쪽에서 앞쪽으로, 그리고 아래쪽에서 위쪽으로 경사지게 된다(p. 50 참고).

질은 수평하게 누워 있는 자궁에 반대 방향으로 비스듬히 누워 있다. 여러분이 방광과 요도에서 했던 것처럼, 아래의 다양한 자세에서 질과 자궁의 위치와 방향을 알아본다:

- 엎드려 누운 자세
- 바로 누운 자세
- 옆으로 누운 자세

여러분은 p. 52의 그림을 참고하여, 자세를 바꾸어 본다.

4. 질 부위의 골반바닥근육을 위한 인지와 강화운동

의자 높이의 좌석에 앉아서, 골반을 약간 앞쪽으로 경사지게 한다(앞쪽번짐). p. 121와 122의 운동을 반복한다. 이들 운동들은 3개의 주요 장기를 포함한 골반바닥의 근육 구조물을 위로 올리는 운동이다. 여러분은 골반의 특정 부위를 더 강하게 수축할 수 있는가?

- 요도를 위한 지지를 제공하기 위해, 골반의 앞부분을 수축한다.
- 항문과 곧창자를 지지하기 위해, 골반의 뒷부분을 수축한다.
- 요도와 곧창자 사이의 부분을 지지하고 들어올리기 위해, 중간 부분을 수축한다.

여러분이 정확한 위치를 알 수 있을지라도 중간 부위를 수축해 본다. 이번에는 질이 수직이 아니라 약간 비스듬하게 자리잡고 있다는 것을 상상해 보고, 또 항문올림근이 질을 앞쪽으로 더욱 비스듬하게 당기고 있다는 것을 상상해 본다.

5. 질 근육을 위한 인지와 강화운동

질은 유연한 관으로 되어 있고, 이웃 장기에 의한 압박으로 평편해지지만, 근육층이 있는 근육 구조물이다. 사실, 질은 이중으로된 근조직이지만, 실감이 잘 나지 않는다. 질을 위한 몇 가지 운동들이 아래에 제시되어 있다.

세로 수축

질 근육의 세로섬유 때문에, 질 자체가 짧아질 수 있다. 질은 다음과 같이 3부분으로 구성되어 있다: 바닥, 중간, 꼭대기. 여러분은 질을 위로 말아 올리듯이, 위쪽으로 수축하고 있다고 상상해 본다. 먼저, 질 구멍을 닫을 수 있는 수축을 시작하고, 그 다음 질의 아래 부분을 수축해 본다. 몇 초 동안 이런 수축을 유지한 다음, 완전하게 몇 초 동안 이완한다.

여러분이 명확한 수축을 느끼고, 골반바닥근육의 수축과 질의 수축을 구분할 수 있을 때, 중간 부분을 수축해 본다. 중간 부분의 수축도 아래 부분처럼, 몇 초간 유지한 다음, 완전하게 몇 초 동안 이완한다.

이번에는 자궁목 근처까지 이르는 질의 꼭대기 부분을 수축해 본다. 여러분은 탄성의 관이 짧아진다고 생각해 보고, 이런 수축은 골반바닥 근육이 질을 들어올릴 때의 느낌과 완전히 다르다. 다시 한번 명심해야 할 것은 모든 수축 이후에는 완전하게 이완해야 한다는 것이다. 그리고 여러분은 꼭대기 부분의 수축이 자궁 수축을 유도한다는 것을 알게 될 것이다(p. 124의 아래쪽 운동 참고).

질의 오른쪽과 왼쪽 수축

다음 운동들은 질의 좌우 수축 느낌을 향상시키는데 도움을 준다.

여러분은 질을 좌우로 절반씩 나누어 생각해 본다. 처음에는 좌우 구분없이 질의 내벽 전체를 수축해 보고, 그런 다음에는 각각 오른쪽과 왼쪽 내벽을 차례로 수축해 본다.

처음에는 이런 수축이 불가능하거나 혼동스럽게 보일 지라도, 혹은 이 단계에서 질의 수축이 다른 부위(회음 근육)의 수축을 유발하거나 호흡 정지를 유발시킬 수 있을지라도 놀라지 않아야 한다. 이런 형태의 작용을 공동운동(synkinesis)이라 하고, 이런 현상은 점차 조금씩 감소하게 된다. 이번에는 양쪽의 감각을 동시에 인지해 본다: 한쪽은 수축되어 짧아지고, 다른 쪽은 이완되어 길어진다. 점차 수축을 이완시켜야 한다.

제안: 혼동을 피하기 위해, 다른 쪽으로 이 운동을 시도하기 전에 다음날까지 기다리는 것이 좋다. 먼저 한쪽으로 조금씩 점차적으로 수축한 다음, 다른 쪽도 수축한다. 기억해야 할 것은, 수축 시간이 이완시간에 비슷해야 한다는 것이다.

조임근 처럼 수축하기

질의 전체에 분포되어 있는 원형 섬유 때문에 질의 폭이 좁혀질 수 있다. 그러나 이들 섬유는 외음수축근 안으로 두꺼워지는 아래 부분에서 주로 많이 발견된다(p. 57 참고). 이번에는 질의 입구를 차단하기 위해 질 구멍을 수축해 본다. 질의 조임근이 요도나 항문 조임근처럼 강하게 작용하지 않을 지라도, 질 조임근을 강화시킬 수 있다. 모든 수축 이후에는 반드시 완전하게 이완한다는 것을 다시 한번 명심해야 한다.

여러분이 탐폰을 착용하고 있다면, 여러분은 아마 탐폰이 미끄러지지 않도록 작은 수축하게 될 것이다. 이런 수축의 단점은 여러분이 긴 시간 동안 수축할 수 있지만, 의식적으로 이완할 수 있는 시간적 여유가 없다는 것이다.

그 다음, 여러분은 질의 두 윗부분을 포함하기 위해 위쪽으로 이동하여 조이는 동작을 할 수 있다.
끝으로, 자궁목 레벨의 질을 꽉 조이듯이, 질의 위쪽 부분을 수축한다. 보통 때처럼, 몇 초간 수축한 다음,

수축과 같은 시간 동안 이완을 한다.

6. 자궁근육을 강화한다

임신 후반부와 분만 당시의 자궁 수축에 대해 이야기해 본다. 이때 중요한 것은, 자궁 수축이 반드시 통증의 전조징후가 아니고 또 통증과 반드시 관련될 필요가 없다는 것이다. 예를 들어, 오르가즘이나 월경과 같은 때도 자궁수축이 일어난다.

자궁은 오르가즘 동안에 수축한다. 임신부는 배근육의 바로 아래쪽인 복벽 아래에서 자궁수축을 느낄 수 있다.

월경 동안에는, 자궁 상피가 자체적으로 떨어져 나가, 자궁 밖으로 배출된다. 자궁내의 특정 근섬유는 다른 근섬유 보다 강하게 수축하여, 월경과 관련된 통증을 일으킨다. 이와 동시에, 하부 복부의 혈관이 확장되어, 무겁고 고통스런 감각이 일어난다.

월경과 관련된 통증을 줄이고 또 신체 기능을 보다 효율적으로 하기 위해서는, 아래와 같은 간단한 운동을 월경기간 동안에 수행해 본다:

- 편안하게 바로 누운 자세나 옆으로 누운 자세를 취한 후, 쿠션의 도움으로 골반을 약간 뒤쪽으로 경사지게 한다. 가능하면 몇 시간 동안 이런 자세를 취해 본다(적어도 15분 이상). 이런 자세는 선 자세를 유지하는 근육들을 이완시킬 수 있다.
- 여러분의 몸, 특히 복부 부위를 따뜻하게 덮어 주어야 한다. 이것은 근육의 기본적인 긴장성을 이완하는데 도움을 주는데, 근조직들이 더 이상 따뜻해질 필요가 없어지기 때문이다.

이 모든 것들은 혈관확장과 멘스 배출을 증가시킬 것이다. 여러분은 이들 운동이 더 강한 활동을 할 때 보다도, 월경 동안의 혈액 소실을 더욱 증가시킨다는 사실에 놀라게 될 것이다. 신체 수행과 운동을 위해 긴장성을 유지해야 하는 활동적인 여성은 월경양의 감소를 경험하게 될 것이다.

곧창자와 항문을 위한 운동

여기에서는 먼저 이 부위의 감각을 인지해 보고, 다음을 상상해 본다:

- 항문과 곧창자 사이의 차이점을 상상해 본다.
- 곧창자의 여러 가지 움직임을 상상해 본다.

1. 배변반사: 감각을 찾는다

몇몇 사람들을 위한 조기의 화장실 훈련은 배뇨 명령과 연결되기 때문에, 가로막으로 밀기하는 것과도 연결된다(p. 78의 "차단된 들숨으로 밀기" 참고).

이것은 정상 배변반사나 배뇨를 쉽게 하는 작용을 해칠 수 있다.

반사작용은 곧창자의 충만감으로 시작한다. 이것은 주의를 하지 않으면, 쉽게 지나가버리는 정상적이고 습관적인 느낌이다. 여러분이 우선적으로 해야 할 것은 곧바로 배변하지 못하더라도, 배변에 관련된 느낌을 인지하는 것이다.

제안: 밤을 위한 진전적인 프로그램을 스스로 준비해야 한다. 느낌이 올 때는 그것을 주의해야 할 것이다.

곧창자가 차면, 신장되고 무거워지는 색다른 느낌을 느낄 수 있다. 이런 느낌을 느끼는 동시에, 여러분은 곧창자의 위치를 확인해 본다(무거운 느낌을 이용하여). 곧창자는 골반강의 뒤쪽 1/3 지점에 위치한다(p. 62 참고).

2. 곧창자를 상상한다

이것은 골반강의 가장 아래쪽에 있고 표층에 있는 항문에 대한 내용이 아니라 순수한 곧창자에 대한 내용이다. 곧창자는 5 cm 위쪽에 있고, 길이와 폭은 각각 약 10 cm와 4 cm 정도 된다. 곧창자는 엉치뼈만곡처럼, 앞쪽면이 오목한 형태이다.

요도에서 했던 것처럼, 여러분은 곧창자에 관련된 감각을 확인할 수 있는 시간적 여유를 가져야 한다. 여러분은 운동을 중단하지 않고, 여러 날 동안 운동을 수행해야 한다

그런 후, 여러분은 다음과 같은 결과를 명확하게 알 수 있을 것이다:

- 배변할 기회를 얻을 수 없다면, 조임근을 수축하여 배변하고 싶은 느낌을 지연시킨다.
- 배뇨할 기회를 얻었다면, 배뇨를 시작하기 위해 곧창자 소매(rectal sleeve)가 수축하는 느낌인, 전혀 다르고 활동적인 감각을 확인하는 순간을 얻는다. 이것은 배출반사의 시작이다.

3. 곧창자를 재교육하고 근력강화한다

여러분은 항문반사를 이용해 곧창자가 배변하는 자신의 기능할 수 있도록 만들어 준다. 이런 경우에는, 가로막 밀기로 배변을 시작하지 않는다. 감각이 나타나는 순간마다 가로막 밀기를 지연하고, 관찰해 본다.

가로막 밀기를 미루는 이유는 곧창자 아래쪽의 대변을 압박하는 근력을 사용하지 않기 위해서다.

그것이 일어날 때, 곧창자가 팽창되고, 더 이상 대변 배출에 참여하지 않을 것이다. 그리고 다른 근육으로 대체되기 때문에, 곧창자가 다소 덜 수축하게 될 것이다. 장거리를 달릴 때는, 곧창자가 무긴장성으로 될 것이다.

부가적으로, 대변 압박은 곧창자 바닥의 부피를 크게 만들 것이고, 항문조임근의 극심한 압박과 과도한 신장을 유발시킬 것이다. 이것은 통증과 치핵을 일으킬 수 있다. 또 이것은 종종 변비에서 볼 수 있듯이, 곧창자에서의 과도한 변 누적의 원인이 될 수 있다.

곧창자가 정상적으로 수축하면, 변을 곧창자의 좁은 관을 통해 밀어내는데, 이것은 전체 체적이 줄어들기 때문에, 항문에 대한 압박이 줄어들게 된다. 조임근이 더 이상 팽창되지 않고 이완될 때, 배변 과정이 쉽게 일어난다.

시간적 여유를 갖고, 밀기를 하기 전에 몇 초 동안(20~40초) 곧창자가 줄어드는 것을 상상해 본다. 이런 간단한 운동을 수행함으로써, 여러분은 최종 배변 순간을 제외하고는 밀기가 필요없다는 것을 점차 알게 될 것이다. 곧창자 근육은 자체적으로 다시 긴장성을 얻게 되어, 모든 기능을 하게 될 것이다.

4. 곧창자 전체 길이의 긴장성을 향상시킨다

여러분은 다음 운동을 통해 곧창자 근육을 강화시킬 수 있다. 물론 이들 운동은 배변 작용과 관련되지 않는

순간에 수행되어야 한다.

세로 수축

곧창자의 근섬유들은 수축으로 인해 곧창자의 전체 길이를 따라 줄어들 수 있다. 엉치뼈를 따라 곧창자를 상상해 보고, 곧창자를 3부분으로 나누어 생각해 본다: 아래, 중간, 위. 곧창자의 각 부분은 1인치를 조금 넘는다. 먼저, 방귀나 대변을 참을 때처럼, 가장 아래쪽 부분인 항문 위쪽을 수축해 본다. 이것은 곧창자를 쥐어 짜듯이 곧창자 통로를 위쪽으로 이동시키는 것이다. 이것은 항문을 앞쪽으로 당겨 곧창자를 위쪽으로 옮기는 항문올림근의 수축과는 다른 느낌이다(p. 125 참고). 6~7초간 수축한 다음, 완전하게 이완한다. 중력과 같은 무게가 곧창자를 어떻게 신장하고, 곧창자를 어떻게 아래 방향으로 밀어내는지를 느껴 본다. 곧창자를 이웃 장기와 혼동하는 것은 일반적인 현상이지만, 시간과 경험의 경과에 따라 점차 그들을 명확하게 구분할 수 있을 것이다.

그 다음, 중간 부분을 아래 부분과 같은 형태로 수축해 본다. 곧창자의 중간 부분은 꼬리뼈 바로 위쪽인 엉치뼈와 밀접하게 붙어 있다. 몇 초 동안 수축한 다음, 이완을 하면서 심호흡을 한다. 마지막으로, 엉치뼈 중간 부위인 곧창자의 가장 위쪽 부분을 수축해 본다. 그리고 다시 이완하면서 심호흡을 한다.

원형 섬유의 수축

원형 섬유를 수축하여, 곧창자를 위로 당기기 보다는 곧창자 내부를 좁힐 수 있다. 원형 섬유는 다른 근섬유보다 더 깊숙이 위치한다. 곧창자의 전체 길이를 좁히도록 수축해 본다. 그리고 세로 근섬유 처럼, 3부분으로 나누어 생각해 본다. 몇 초간 수축한 이후에, 다시 이완한다.

이들 운동에서, 가장 중요한 것은 아래 부위의 근력이다. 대개 이 부위에서 곧창자 통로가 확장되어 있다. 위로 당기는 운동과 원형 운동을 시도하기 위해, 앞쪽의 질을 먼저 수축하고, 그 다음 뒤쪽의 꼬리뼈쪽을 수축해 본다.

명심해야 할 것은 수축을 한 다음에는 반드시 이완을 해야 한다는 것이다.

이들 운동은 곧창자가 팽창되어 있는 부위(아래 부분)나, 곧창자처짐증, 치핵[1]에 도움을 준다. 특히 아래의 두 가지 새로운 습관과 관련하여 이들 운동을 하면, 더욱 좋은 효과를 얻을 수 있다:

- 차단된 들숨 밀기를 피하거나, 밀기를 하려고 할 때는 가능한 오래 동안 기다려야 한다.[2]
- 변기에 앉기 전에 몇 초 동안, 쭈그려 앉기 자세(혹은 비슷한 자세)를 취한다(p. 84-86 참고). 이 자세에서, 곧창자는 약간 앞쪽에서 뒤쪽으로 신장되고, 꼬리뼈와 두덩뼈 사이의 거리가 길어진다. 이 자세에서 중요한 것은 넓적다리를 굽혀, 몸통이 앞쪽으로 숙여지도록 하는 것이다. 이 자세는 양변기가 있는 현대식 화장실 보다는 재래식 화장실을 이용할 때 더욱 적합할 것이고, 또 배변 작용을 더욱 좋게 만들 수 있다.

여러분이 배변 통로를 반복적으로 지연시킬 때, 반사를 일으키는 느낌이 사라진다. 여러분이 반복적으로

---

1. 치핵이 발생하면 반드시 의사의 진료를 받아야 한다.
2. 차단된 들숨 밀기는 항문, 뒤쪽 회음, 골반바닥 전체에 강한 압력을 가한다. 만약 압력이 강하고 습관화되면, 탈장을 초래할 수 있다(p. 100-101 참고).

이런 신호를 무시하거나 대변 이동을 위해 차단된 호흡 밀기를 이용한다면, 위의 사항이 심각한 문제가 된다. 이것이 매일 발생한다면, 반사가 점차 악화되고, 곧창자 근육의 작용이 떨어지게 될 것이다.

이런 방법을 통하면, 음성적인 주기(negative cycle)가 설정된다. 반사가 무시되고 악화되며, 차단된 호흡 밀기를 통하여 배변을 일으켜야 한다. 여러분의 직장에서 이런 사항을 변화시킬 수 없다면, 이들 운동을 가정에서 하도록 하는 것이 중요하다. 관련된 장기의 감각과 작용에 집중할 수 있는 충분한 시간적 여유를 가질 수 있도록, 전날 밤의 프로그램을 계획해 본다.

5. 조임근을 위한 운동

쭈그려 앉기 자세에서 시작하거나 누운 자세에서 무릎을 가슴 쪽으로 굽힌 상태에서 시작한다.

강한 수축

여러분이 할 수 있는 만큼 타이트하게 항문을 수축한다. 수축 느낌은 골반바닥근육이 아니라, 항문에서 느껴져야 한다(질 운동을 할 때 경험했던 것 처럼, p. 121-125 참고). 골반바닥근육이 골반강을 분리하기 때문에, 그들을 수축하는 것은 전체 영역을 반영할 수 있다. 반대로, 특정 부위의 항문조임근만 수축할 때는, 작은 관이 좁아지는 것과 같은 느낌을 느껴야 한다.

세로 수축

조임근은 약 2 cm의 두께와 길이로 되어 있다. 조임근을 전체 길이로 타이트하게 할 수 있는 지를 느껴본다. 몇 초 동안 수축을 유지한 다음, 완전하게 이완하면서 심호흡을 한다. 그리고 3~4번 정도 반복한다.

보다 강한 운동

이번에는 복압과 관련된 이들 운동을 매일 반복해 본다(p. 82 참고). 명심해야 할 것은 수축 이후에 반드시 완전하게 이완해야 한다는 것이다.

여러분이 변비나 치핵으로 고생하고 있다면, 이 운동이 여러분께 큰 도움이 될 것이다. 그 이유는 이 운동이 긴장과 팽창을 반복함으로써 혈액 공급을 활발하게 해 주기 때문이다. 또 이 운동은 조임근을 강화시킬 뿐만 아니라, 압박에 잘 견디도록 하고, 또 팽창하는 순간에 더욱 유연해지도록 만든다.

6. 배변 작용을 수용한다

배뇨와 마찬가지로, 여러분이 배변 작용을 어떻게 경험하는지를 알아 본다. 시간적 여유를 갖고, 경험을 즐기는데 필요한 인지능력을 가져 본다.

배변 훈련에 대한 좋지 못한 부모의 고집이나, 배변하는 것이 더럽고 부끄러운 일이라는 인식들이 단순한 배변 작용에 깊고 나쁜 영향을 줄 수 있다. 배변(배뇨)은 신체에 의해 동화되지 못하는 물질을 단순하게 배출 작용이다. 그것은 본질적으로 나쁜 것이 아니다.

작은골반의 장기들을 감압한다(Decompressing the organs of the lesser pelvis)

거의 하루 종일 선 자세를 취하면, 아래골반의 장기들이 지속적인 압박을 받게 된다(p. 82-83 참고). 우리는 3장에서 장기들이 압박되지 않도록 도와주는 지지 시스템과 현수 시스템을 살펴 보았다. 그러나 압박이 증가하거나 장시간 적용될 때는 이들 시스템이 손상될 수도 있고, 그래서 통증이 발생할 수 있다. 중요한 것은 편안한 자세를 찾아주거나, 능동적인 감압을 찾아줌으로써 이들 압박을 경감시키는 것이다.

경사진 면 위에 누워서 감압한다

가슴보다 골반이 더 올라간 자세로 눕는다면, 골반장기들이 몸통의 위쪽으로 쏠리게 되어, 더 이상 골반장기들이 회음을 압박하지 않게 된다. 침대 발을 위로 올리는 것과 같이, 몸 전체가 경사진 표면 위에 놓여져야 한다. 단순히 골반 밑에 베개 만을 받쳐 놓는 것은 골반의 뒤쪽돌림만이 일어나기 때문에 골반장기의 감압을 일으키지 못한다.

호흡을 통해 감압한다

편안한 지면 바닥 위에 무릎을 세우고 바로 누운 자세를 취한다. 팔꿈치를 어깨 높이로 올려 양 팔을 넓게 벌린다.

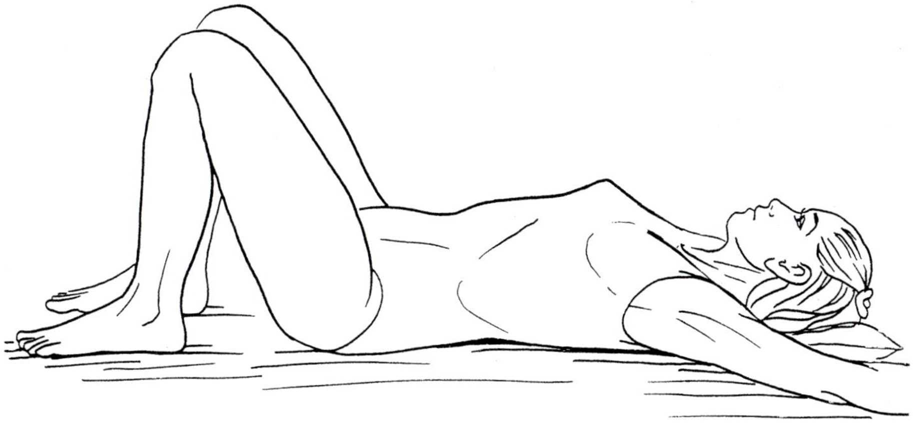

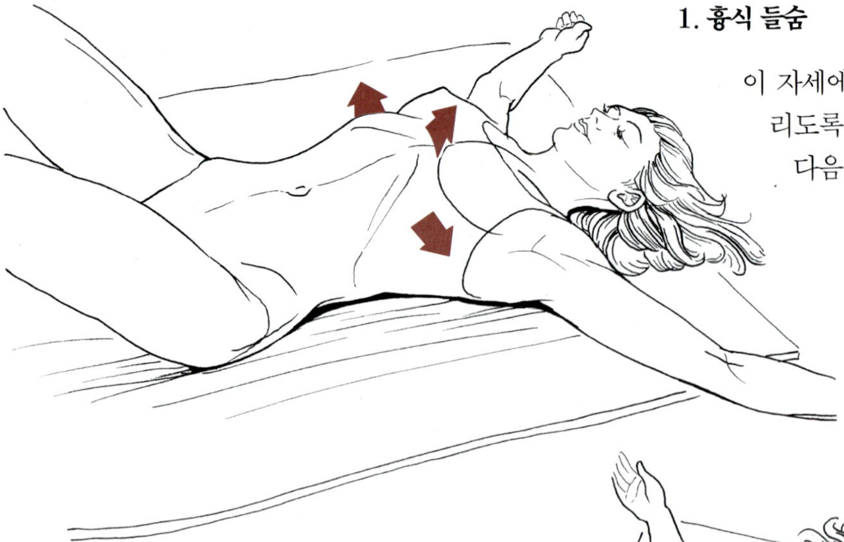

1. 흉식 들숨

이 자세에서, 갈비뼈를 앞뒤로 넓게 벌리도록 숨을 깊게 들여 마신다. 그런 다음, 숨을 내뱉으면서 이완한다.

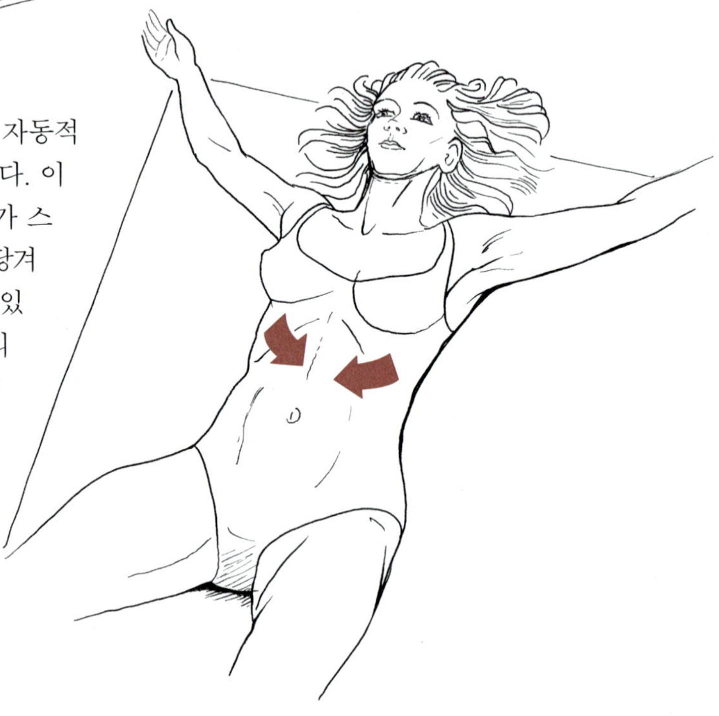

여러분은 갈비뼈가 자동적으로 원래 위치로 되돌아오는지를 느껴 본다. 이렇게 되는 이유는, 폐가 뒤당김되고, 공기가 스스로 빠져 나가고, 또 갈비뼈가 안쪽으로 당겨지기 때문이다. 폐의 탄성 강도를 느낄 수 있도록 이 동작을 여러 번 반복해 본다. 그리고 숨을 내뱉을 때 갈비뼈를 뒤쪽으로 당긴다.

2. 날숨으로 복부를 감압한다

깊은 들숨을 쉬면서 갈비뼈를 확장시킨다. 그런 다음, 이번에는 날숨을 쉬면서, 갈비뼈가 그대로 확장되도록 유지한다. 이것은 정상적인 동작이 아니고, 거의 불가능한 것처럼 보인다. 여러분은 "스스스스스스"하는 소리나 "치치치치치치"하는 소리를 내면서, 이런 동작을 한다. 이런 운동이 조금 힘들지라도 놀랄 필요는 없다. 이들 운동은 점차 조금씩 쉬워질 것이다.

여러분은 복부가 가슴 쪽으로 당겨지는 것을 느껴본다. 폐가 갈비뼈를 더 이상 당길 수 없기 때문에, 이제는 갈비뼈가 복부 장기를 위쪽으로 당기게 되는데, 이것은 아래 장기들을 감압시키는 복부 진공 작용을 일으킨다.

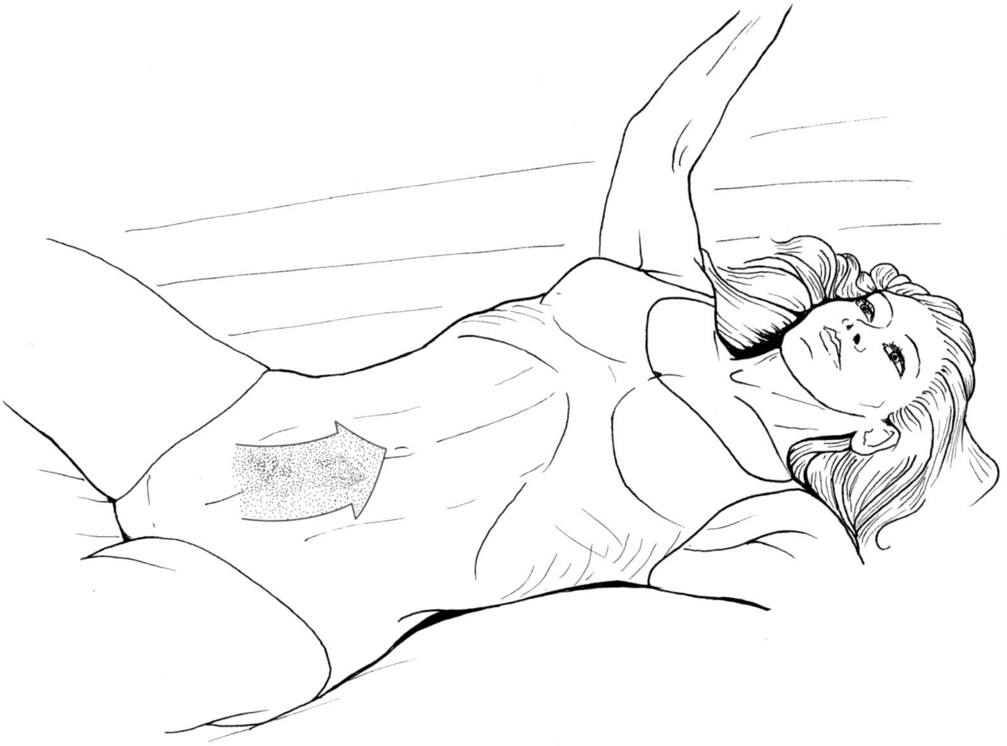

3. 감압 부위를 돕는다

이제 여러분은 오른쪽이나 왼쪽, 혹은 위쪽이나 아래쪽으로 여러분이 원하는 복부 부위의 압력을 감소시킬 수 있다. 복부를 3부분으로 나누어 생각해 본다:

1. 위쪽, 배꼽 위쪽
2. 중간 부위, 배꼽 바로 아래쪽
3. 아래쪽, 작은골반이 위치하는 부위

갈비뼈를 확장하면서 다시 호흡을 한다. 여러분은 가장 어려운 부분인 복부의 위쪽 부위를 당길 수 있는가? 여러분은 배꼽 아래 부위를 느끼고 가동시킬 수 있는가? 작은 골반의 장기들을 가동시킬 수 있는가? 여러분은 매우 부드럽게 이들 운동을 수행해야 하고, 신체의 깊은 안쪽 중심을 위쪽으로 당겨야 한다.[1]

4. 인접효과(neighboring effects)를 억제한다

아마 여러분은 다음과 같은 근육들이 골반장기를 당기는 것으로 알고 있었을 것이다:배근육, 항문올림근, 볼기 근육. 폐에 의한 골반장기의 견인에만 집중하기 위해, 여러분은 이완할 수 있는 부위를 이완한다.

1. 이 위치는 다양한 문화에 따라 여러 이름을 가지고 있다. 예로, 중국에서는 dan tian, 일본에서는 hara이다.

5. 한 장기만에 집중하는 감압 운동

아래골반의 장기들을 생각해 본다(p. 48-62 참고). 아래 장기들을 위로 당기기 위해 위의 운동을 이용해 본다:

- 방광과 요도를 위로 당기기 위해(배근육을 수축하지 않고)
- 자궁과 질을 위로 당기기 위해(항문올림근을 이완하고)
- 곧창자와 항문을 위로 당기기 위해(볼기 근육과 항문올림근을 이완하고)

6. 다른 자세와 상황

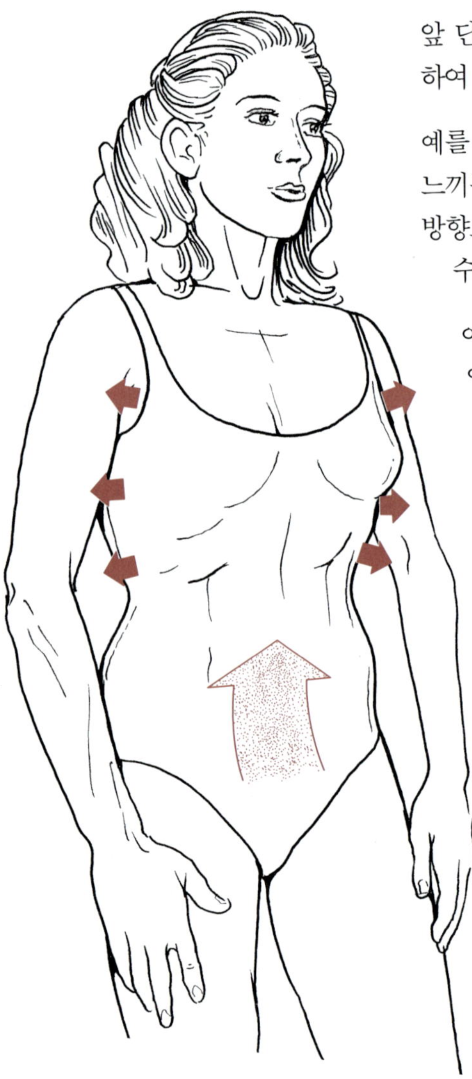

앞 단계의 모든 운동에 친숙해진 다음, 여러분은 다른 자세를 이용하여 이들 운동을 수행할 수 있다.

예를 들어, 의자에서 일어서거나 반대로 의자에 앉을 때 여러분이 느끼는 변화들로는 어떤 것들이 있는가? 장기의 무게가 그들을 아래 방향으로 당기고, 넓적다리의 자세가 골반바닥의 참여를 증가시킬 수 있다.

이번에는 쭈그려 앉은 자세를 취한다. 이 자세는 작은 골반의 압박을 더욱 증가시키고, 운동의 수행을 어렵게 만든다.

가장 좋은 방법은 일상생활에서 이들 운동을 수행하는 것이다.

그들 운동은 골반장기를 가동시키는데 유용하고, 골반장기의 압박을 이완하는데도 유용하다. 어디에 있든지, 어떤 방법을 사용하든지 간에 여러분은 이들 운동을 연습할 수 있고, 또 계획된 운동 회기 동안 강하고 반복적인 방법으로 이들 운동을 연습할 수도 있다. 만약 장기들이 무겁거나 탈장되기 시작할 때는, 이들 운동과 함께 골반뼈 가동술을 적용하면 많은 도움이 된다(p. 103-110 참고).

주의: 이들 운동은 특히 산후 기간에 좋다. 이들 운동이 태아에게 해를 입을 수 있기 때문에, 임신 동안에는 이들 운동을 가급적 피하는 것이 좋다.

제 9 장

가이드라인
(Guideline)

분만 이전, 동안, 이후에 회음을 어떻게 보호하는가?
(How to protect the perineum before, during and after delivery)

다음 페이지들은 본 책의 내용을 복습하고, 다른 환경에서 지켜야 할 주의사항을 거론할 것이다. 골반뼈 구조물, 회음 근조직, 그리고 아래 골반의 내부 장기에 대한 효과를 검사할 것이고, 꼭 해야 할 운동과 꼭 하지 말아야 할 운동에 대해 간단하게 설명할 것이다.

주의: 본 가이드라인은 회음과 직접적으로 관련되는 것들에 대해 다루고 있다. 물론, 다른 내용들도 많이 다루고 있지만, 그들은 본 책의 주류가 아니다.

사춘기 이후를 위해(For the post-puberty period)

이 기간은 사춘기가 끝나고, 첫 임신할 때까지이다. 그러나 만약 임신을 하지 않았다면, 폐경기까지 연장된다.

실제로는 대개 임신하기 전까지 회음을 검사받지 않는 경우는 드물다. 이런 경우, 상대적으로 적은 지식을 갖고 있는 신체 영역에 대한 가이드로써, 여러분은 이 책을 간단하게 읽을 수 있을 것이다. 물론, 여러분은 p. 103에서 충고된 것을 제외하고는, 모든 운동을 연습할 수 있을 것이다.

P. 82에서 기술된 것처럼, 여러분의 회음 부위가 종종 무거운 압박을 받게 되는 생활을 하고 있다면, 상황은 달라진다. 특히 아래의 3가지 상황을 잘 고려해야 한다. 왜냐하면, 이들 상황이 비교적 자주 그리고 종종 놀랍도록 회음부에 강한 압박을 줄 수 있기 때문이다:

- 격렬한 스포츠
- 배근육의 발달로 잘록해진 허리(p. 74 참고)
- 호흡 병리에 의한 빈번한 기침.

이런 경우, 여러분은 회음에 대해 많은 관심을 가져야 하고, 또 예방적인 관리를 해야 한다. 신체에 대한 철저한 이해와 신체 자각에 대한 느낌은 전체 근조직의 적절한 상태를 달성하는데 필요하고, 또 p. 97–101에서 거론된 병리를 예방하는 데도 필요할 것이다. 그리고 임신 기간의 회음을 준비하는데도 필요할 것이다.

회음 근육을 운동하기 위해(p. 116–125 참고). 그리고 회음과 복부 근육 사이의 높은 협응 능력을 발달시키기 위해(p. 127–129 참고), "운동 연습" 페이지를 이용해 본다.

임신기간을 위해(For the duration of the pregnancy)

임신 기간 동안, 여러분의 몸은 상당한 변화를 겪게 된다. 특히, 골반, 복부 및 가슴 등이 더욱 그러하다. 보다 중요한 것은 아래 상황을 해 줌으로써, 각각의 운동을 여러분의 전신(whole body)에 대한 광범위한 인식으로 통합하는 것이다.

- 전신에 대한 각 신체 영역의 이미지를 상상해 봄으로써,
- 신장과 호흡운동과 같은, 전신에 관련된 운동을 해 줌으로써,
- 운동들을 여러분의 일상 생활과 통합함으로써,

골반 뼈

임신 초기

이 기간 동안, 골반은 대개 불안정하다. 3개의 골반뼈 사이에서 과도한 움직임이 있다면(p. 31–32), 여러분은 아래의 관절에서 통증을 경험하게 될 것이다:

- 두덩결합
- 엉치엉덩관절(골반 뒤쪽의 작은 관절). 이 관절은 관절 바로 앞쪽에 위치하는 궁둥신경(좌골신경)에 간접적인 영향을 줄 수 있다. 이런 경우가 발생하면, 임신 초기 동안 골반을 안정화시키기 위해, 궁둥

이 근육을 강화시킬 필요가 있다(p. 131-132의 운동 참고). 이 것은 임신 8개월까지 행해질 수 있다.

임신 중기와 말기

이 기간 동안, 여러분은 아래의 운동을 수행해야 한다:

- 골반의 가동성을 증가시키는 운동. 태아가 지나가는 통로를 넓히는데 도움을 줄 수 있다.
- 이웃한 구조물에 대한 골반의 가동을 증가시키는 운동. 앞쪽돌림/뒤쪽돌림과 신장하는 운동(p. 111-112 참고).
- 골반 내의 변화를 더 잘 이해시킬 수 있는 운동(p. 87-89 참고).

여러분은 이들 운동에 친숙해져야 한다. 다른 운동들을 무시하지 않고, 여러분께 가장 잘 맞는 운동을 확인해야 한다. 쿠션이나 스툴과 같은 다양한 지지를 통해 운동을 경험해 보아야 한다.

분만 당일에 이들 운동을 배운다는 것은 너무 늦은 일이다. 두말할 필요도 없이 분만 전에, 이들 운동을 배워 두는 것이 중요한 순간에 여러분께 가장 잘 맞는 자세를 알 수 있게 한다. 여러분께 편안함을 제공할 수 있도록 미리 부속품 목록을 준비할 수 있다. 예를 들어, 여러분이 쪼그려 앉기를 할 때(p. 86 참고) 여러분의 발꿈치를 받쳐 줄 수 있는 어떤 물건이 필요할 수 있다. 그러나 산과병동은 여러분을 위한 그런 지지를 제공하지 않을 수도 있다(부속품을 준비 못할 수도 있다).

골반바닥근육

이 기간동안 일어나는 호르몬 변화 때문에, 골반관절의 결합조직들이 일시적으로 더욱 유연해진다(이런 현상은 골반바닥의 결합조직을 포함해 모든 결합조직에서 일어난다).

이런 현상은 자궁의 무게 증가에 의해 더욱 심해지고, 아래골반에 압박을 가하게 된다. 이런 변화의 결과로서, 회음 부위가 무거워지고 팽창해지는 느낌을 갖기 시작한다. 이런 이유 때문에, 운동을 규칙적으로 반복하는 것이 중요하다(p. 116-125 참고). 운동은 하루에 5~6분 정도가 적당하다.

골반바닥근육은 2가지 이점을 가진다:

- 운동은 좋은 긴장성을 촉진함으로써 근육의 팽창을 방지한다.
- 운동은 분만으로 인한 압박과 신장에 잘 적응하도록 근육을 준비시킨다.

이런 결과들을 촉진하기 위해, 운동 페이지에 있는 규칙을 고려해야 한다: 항상 근수축 기간과 근이완 기간을 동등하게 하면서 운동을 실시한다.

가로막, 배근육과 골반바닥근육

여러분이 분만의 밀기단계에서 사용할 근육의 협응 운동을 연습해 보고, p. 78-79에서 설명된 여러 종류의 밀기 방법을 경험해 본다. 그러나 이때 밀기 방법을 너무 과도하게 수행해서는 안된다. 실제로 중요한 것은 분만 이전에 밀기 방법을 어떻게 사용하는지를 아는 것이다. 분만 순간에 도달했을 때, 어떻게 해야 하는지를 여러분이 실제로 느껴 볼 수 있도록 이론적으로 아는 것이 아니라, 실제로 반복하는 것이다.

임신 초기 부터, 가로막의 압박이 아래골반의 여러 구멍에 어떤 영향을 주는지를 구분하는 연습을 한다. 여러분은 화장실에 갈 때마다. 통제된 밀기(controlled push)로 불리는 강한 오줌 누기 연습을 해 본다. 결코 힘을 사용해서는 안된다. 여러분이 압박의 방향을 느껴볼 때, 압박이 방광 쪽으로 가해져야 하며, 항문 쪽으로 가해져서는 안된다. 반대로, 배변할 때는, 부드럽지만 정확한 압박이 방광 쪽이 아니라, 곧창자와 항문 쪽으로 가해지도록 시도해 본다. 이들 운동을 너무 심하게 하지 않도록 주의한다. 오히려, 그 운동들을 사용할 수 있을 만큼만 연습해 본다. 정상 상태에서는, 가로막의 압박 없이 배뇨와 배변이 수행된다.

자궁과 질쪽으로 밀기해서는 안된다. 그 대신, 자궁과 질 쪽으로 압박의 방향이 향한다고 생각해 본다. 분만 당일, 여러분은 상상으로 압박하듯이, 자궁과 질 쪽으로 압박을 줄 수 있을 것이다. 여기에서 요구되는 밀기 방향은 대변할 때 압박을 주는 방향과 완전히 다른 방향이다. 대변할 때의 압박 방향을 여기에서 이용한다면, 태아가 뒤쪽 회음과 중심힘줄 쪽으로 밀려가게 된다(p. 45 참고). 여기에서 제시된 간단한 운동을 연습해 봄으로써, 여러분은 회음이 팽창하는 것을 막을 수 있고, 또 외음절개술이 필요하지 않을 것이다(p. 45 참고).

경막외주사를 고려해 본다.

여러분은 위의 운동을 수행하면서, 경험하는 느낌에 특별히 주의를 집중해 본다. 여러분이 움직임들을 이끌고, 움직임들을 수행하는 동안 그들을 느낄 수 있도록, 움직임에 집중한다. 왜 경막외주사를 맞아야 하는가에 의문이 든다. 그 이유는, 경막외주사가 통증도 완화시키지만, 수축과 신장할 때의 다른 감각도 변화시키거나 둔화시키기 때문이다. 밀기 단계(bearing-down phase) 동안, 경막외주사가 움직임에 대한 여러분의 참여를 더 쉽게 하는데, 반드시 필요한 것은 아니다.

그러나 여러분 스스로 감각과 그들의 효과 사이의 관계에 초점을 맞춤으로써 미리 준비했다면, 여러분은 그들을 기억할 수 있을 것이고(심지어 둔화된 상태이더라도), 또 분만에 참여하는데 그들을 사용할 수 있을 것이다.

내부 장기

방광

임신 4개월째부터, 자궁이 방광을 압박하기 시작하고, 그 결과에 의해 배뇨를 자주 하게 된다. 배뇨가 일어날 때, 다음과 같은 간단한 규칙을 따른다: 배뇨반사기전을 유지하기 위해 방광을 완전하게 비운다(p. 54 참고).

분만하기 전에, 여러분의 인지능력을 높이고, 요도와 방광의 긴장성을 높이는 운동들(p. 135-138 참고)을 연습한다. 이것은 근육조직을 좋은 상태로 유지하는데 도움을 줄 것이다. 태아가 내려가는 동안(p. 55 참고), 요도는 크게 신장될 것이고, 이들 운동은 태아의 압박을 이겨낼 수 있는 준비과정이다.

자궁

태아가 성장함에 따라, 자궁의 크기도 점차 커진다. 임신 동안, 특히 임신 마지막 주, 여러분의 자세가 태아의 자세에 영향을 줄 수 있다.

이것은 출산하는 순간 뿐만아니라, 여러분의 회음에도 매우 중요하다(p. 88-89 참고).

그 이유는 무엇인가? 여러분이 의자에 앉아 쉴 때, 독서를 할 때, 혹은 소파에 앉아 뜨개질 할 때와 같이 주로 앉아 있거나 누워 있다면, 태아의 머리가 아래쪽 향하는 두정위 자세를 취하겠지만, 태아의 등이 여러분의 등 쪽으로 휘어지게 된다. 즉, 태아의 얼굴이 앞쪽으로 향하게 되어, 태아의 머리가 산도(birth canal)를 통과하는데 긴 시간이 소요될 수 있다. 비록 태아의 머리가 두정위 자세를 취하고 있을지라도, 위의 자세는 최적의 자세가 아니다. 그 이유는:

- 태아 얼굴의 면적이 뒤통수보다 더 크기 때문이다. 그리고
- 뒤통수를 앞쪽으로 가져가는데 더 많은 머리 돌림이 필요하기 때문이다.

태아의 좋은 자세는 얼굴이 엉치뼈쪽을 바라보는 것이다(뒤통수가 앞쪽으로 향하도록). 이런 자세일 때, 가장 작은 직경의 머리 부위가 외음에 맞물리기 때문에, 분만시의 사고 위험이 줄어들고, 또 산모의 회음 손상 위험도 줄어든다. 사실, 앞쪽으로 몸을 기울이는 특정 자세들이 좋은 태위 자세를 얻는데 도움을 줄 수 있다. 태아는 마치 해먹에서처럼, 앞쪽으로 떨어지는 경향이 있다. 즉, 태아의 얼굴이 엉치뼈를 바라보게 되고, 태아의 등이 산모의 복부 쪽으로 향한다.

곧창자

태아가 성장함에 따라, 작은창자와 큰창자가 점차 복부의 뒤쪽과 옆쪽으로 밀리게 된다. 산모의 소화과정도 종종 느려지고, 결국에는 변비가 발생할 수도 있다. 이런 현상은 항문과 곧창자의 긴장성을 향상시키는 운동들을 규칙적으로 해야 하는 필요성을 보여 준다(p. 141-145 참고).

분만을 위해(For the delivery)

분만 전에, 적어도 임신의 마지막 몇 주를 남겨 놓고, 이 단락을 읽어 본다. 분만 당일은 너무 늦다.

회음을 이완하고 더욱 유연하게 만든다.

배출(expulsion)이란 용어는 분만의 마지막 단계를 의미한다(p. 92에 있는 출산과정의 설명 부분을 참고한다). 짧은 기간의 분만이라 하더라도, 회음의 손상 위험이 존재할 수 있다. 그러나 몇 가지 간단한 주의와 활동을 숙지함으로써, 여러분은 회음 손상을 막을 수 있을 것이다.

골반 부위를 마사지한다.

회음은 분만 몇 시간 전까지도 완전하게 신장되지 않을 것이다. 여러분은 마사지를 해 줌으로써 회음을 유연하게 만들 수 있다. 2~3개 손가락으로 외부 피부를 따라 마사지해 준다. 이때 마사지 방향은 중심힘줄을 형성하는 근섬유의 방향이나, 다른 어떤 방향으로 마사지 하더라도 괜찮다(p. 39 참고). 또한, 궁둥두덩가지의 안쪽, 대음순의 외부 표면, 그리고 외음과 항문의 바깥쪽을 마사지한다.

목욕을 한다.

배출 단계 이전에 목욕하는 것은 좋은 생각이다. 15분에서 30분 정도 따뜻한 물(뜨거운 물이 아님)로 목욕하거나, 물이 엉덩이 까지 오는 목욕을 하면, 일반적으로 회음 조직의 유연성이 증가하고, 또 회음 근육을 이완시킨다.

따뜻한 압박을 이용한다.

배출하기 몇 시간 전에, 따뜻한 물로 적신 타월이나 따뜻한 마른 수건으로 회음 부위에 압박을 적용한다. 온기와 습기는 미묘하지만, 목욕과 비슷한 효과를 가질 것이다.

핵심: 연습과 위생의 문제 때문에, 산과병동에서 이들 기법들을 사용한다는 것에 상당히 논란이 일 수 있다. 조산사나 산과팀원에게 여러분의 소망을 의논하는 것도 꼭 필요한 사항이고, 또 분만 동안에 발생할 수 있는 우발적인 사고들을 예상하는 것도 꼭 필요하다.

배출을 돕는 밀기 방법을 적용한다.

P. 76–79에서 보았듯이, 배출은 차단된 압박이나 날숨에 의해 동반될 수 있다.

이들 두 가지 방법은 각자의 장점과 단점을 가지고 있는데, 중요한 것은 날숨으로 밀기가 회음의 손상을 덜 일으킬 수 있다. 실제로 배출을 돕기 위해, 여러분은 배출반사를 이용해야 한다(p. 74 참고). 이때 밀기 방법을 너무 빠르게 적용하면, 배출반사가 일어나지 않을 수 있다.

어느 부위로 밀기를 하는가

많은 여성들은 회음의 중간부위에서 일어나는 사고들을 상상한다. 그런 생각은 다른 사람들이 "화장실에서 힘줄 때처럼 아래쪽으로 힘을 주어 밀어내라!"는 말을 했을 때 강화된다.

해부학에 대한 정확한 지식은 실제로 여러분의 신체를 보호할 수 있는 힘이 된다. 3개 구멍의 형태(p. 20–27 참고), 골반강(p. 28) 그리고 회음과 얕은 층 근육(p. 36와 p. 40)을 보여주는 골반을 복습할 시간을 가져 본다. 그들 그림을 살펴보면, 여러분은 태아가 굽은 통로를 따라 내려간다는 사실을 알게 될 것이다. 이런 출구는 회음의 중심에 위치하는 것이 아니라, 앞쪽 회음 내에 위치한다. 보다 정확하게 말하면, 질 구멍의 위치는 두덩결합 바로 옆쪽이 아니라, 앞쪽 회음의 약간 뒤쪽에 위치한다.

이런 상세한 해부학적 지식은 너무 심한 밀기 방법을 사용하지 않고도, 태아의 출구를 여러분이 따라갈 수 있도록 돕는다:

- 뒤쪽 방향으로 밀기를 하면, 중심힘줄이 신장될 수 있다.
- 앞쪽으로 밀기를 하면, 요도에 가해지는 압박이나 팽창을 피할 수 있다.

간단하게 요약하면, 아래 처럼 밀기를 하지 않아야 한다:

- 수직으로 밀기
- 화장실에서 힘줄 때 처럼,
- 두덩뼈 쪽으로 밀기

그러나 여러분은 질구멍 방향으로 밀기를 해야 한다. 여러분은 이것이 불가능한 것처럼 생각되는가? 이런 이유 때문에, 우리는 여러분이 밀기 방향을 정확하게 느끼는데 도움을 주는 운동들을 소개하고 있다.

밀기 방법을 언제 중단하는가?

여러분은 분만 동안, 밀기를 중단하라는 주문을 받게 된다. 이런 주문이 가능한 것은, 태아가 골반뼈에 맞물리지 않고 서서히 아래쪽으로 내려가는 시기가 있고, 또 너무 강한 밀기를 계속하면 회음이 손상될 수 있기 때문이다. 이런 상황에서, 여러분이 너무 강하지만 바람직한 정도의 밀기를 느낀다 하더라도, 중요한 것은 여러분의 회음을 위해 밀기를 중단하는 것이다.

산후 기간을 위해(For the postpartum period)

산후 기간이란 분만 이후의 기간으로, 두 단계로 나누어질 수 있다:

- 분만 후 8~12일은 모든 구조물이 심하게 신장되었다가 다시 회복되는 과정이다. 이 기간 동안, 여러분은 너무 많은 일을 하지 않고 조심해야 한다.
- 첫 단계가 지난 후 몇 주는 운동을 점차 증가시키고, 회음의 긴장성을 증가시키는 기간이다.

여러분은 회음에 대한 체크를 규칙적으로 받아야 하고, 만약 필요하다면 회음의 긴장성을 증가시키는 치료를 받도록 권장한다

골반뼈

분만은 골반뼈의 움직임을 과도하게 만들 수 있다. 그로 인해 골반뼈들은 정상 균형에 나쁜 영향을 줄 수 있는 뼈의 위치로 남게 될 수 있다. 그러나 이런 뼈 위치의 불균형은 도수물리치료로 회복될 수 있다. 그리고 8장에서 설명된 골반 가동에 대한 운동을 연습하려면, 적어도 6주는 기다려야 할 것이다.

골반바닥근육

분만에 따라, 회음 근육이 신장되거나, 팽창되거나, 찢어질 수 있다. 이런 이유 때문에, 복압을 이용하지 않고 점차적으로 수축하는 것이 중요하다.

여러분은 p. 118-120에 제시된 운동을 반복할 수 있고, p. 121의 두 번째 운동을 반복할 수 있다. 이때 운동은 부드럽게 이루어져야 한다. 즉, 근수축이 활성화될 정도로만 운동해야 한다. 하루에 여러 번 운동을 반복한다. 예를 들어, 젖을 먹일 때나, 젖병을 물릴 때에도 운동을 한다. 이때 강한 운동을 유발하는 쭈그려 앉기 자세 보다는 쉽게 운동할 수 있는 누운 자세를 선택한다.

배근육

여러분이 봤던 복부 운동(p. 74)은 회음에 너무 강한 압박을 줄 수 있다. 배근육이 강해지면 복부 장기가 점차 뒤쪽으로 이동하게 되어, 전반적인 균형이 약화될 수 있다. 많은 여성들은 뱃살을 빼기 위해 서둘러 복부 운동을 시작하는데, 분만 6주가 될 때까지는 복부근력운동을 피하는 것이 좋다. 6주가 지난 이후에, 복부 강화운동을 시작하고, p. 128에 제시된 두 번째 운동과 세 번째 운동을 조심스럽게 따라 한다.

이것은 산후 요실금을 초래할 수 있다. 한편, 복부 강화 운동을 하기 전에 항상 골반바닥근육을 먼저 수축해야 한다. 그리고 여러분이 배근육을 운동하는 내내, 골반바닥근육의 수축을 유지해야 한다. 이런 형태의 근력강화 운동과 긴장성을 증가시키는 방법은 대개 물리치료적인 방법으로 이루어질 수 있다. 여러분 혼자 힘으로 시작하려면, 복압이 강하게 발생하는 상황을 피해야 한다. 특히, 물건을 들어올리거나 운반할 때 더욱 그러하다. 아기를 안고 걷거나, 큰 가방을 들 때도 가능하면, 복압이 커지는 상황을 피해야 한다 (p. 82 참고).

여러분은 분만하기에 앞서 산후 기간을 위해 계획을 세워야 하고, 적어도 산후 2개월까지는 물건을 들거

나 운반하는 것을 피할 수 있는 일상생활을 구성해야 한다. 이 기간 동안 가장 유용한 운동은 호흡을 통한 복부 장기의 감압 운동이다(p. 145-148 참고). 여러분은 하루에 3~4번만 이들 운동을 반복해야 한다.

골반장기

방광과 요도

방광과 요도가 압박되었다가, 분만에 의해 팽창되는데, 이것에 의해 많은 문제들이 발생할 수 있다. 분만 직후, 배뇨절박에 관련된 감각들이 사라진다. 이런 현상이 일어나면, 방광이 채워지고, 골반강의 윗부분에 많은 공간을 차지한다. 이것은 자궁이 원래 형태로 되돌아가는 것을 방해할 수 있다. 이런 상태가 발생하면, 의사에게 진료를 받아야 한다.

이런 문제가 장기간 지속되면, 분만 후 첫 2개월 동안에 오줌의 흐름을 억제할 수 없는 문제가 발생할 수 있고, 방광이 내려갈 수 있다: 방광과 자궁 사이의 압박 균형이 역전될 수 있고, 자궁 때문에 방광이 제한된 위치에 그대로 남게 될 수 있다.

이것은 산후 요실금을 일으킬 수 있다. 산후 2개월 동안 회음에 과도한 압박이 가해지지 않는 한, 이런 상태는 대개 일시적이고, 골반 구조물이 점차 원래 위치로 되돌아오면 사라진다.

자궁

자궁은 몇 시간 이내에 최초의 크기로 되돌아간다. 그러나 걸이인대(현수인대, suspensory ligament), 즉 둥근인대와 자궁엉치인대(p. 60-61)가 신장되고, 자궁이 뒤쪽으로 당기게 된다(혹은 뒤쪽번짐). 자궁이 제 위치로 돌아갈 수 있도록 하기 위해서는, 산후 초기 때 자궁이 앞으로 떨어지기 때문에(자궁 무게에 의해), 엎드려 누운 자세를 취하는 것이 좋다. 나중에 여러분은 네발기기 자세에서 골반바닥 근육의 수축 운동을 수행할 수 있다(p. 111-112). 다음 주의사항을 꼭 지켜야 할 것이다:

- 허리뼈의 휘어짐을 유도할 수 있기 때문에, 너무 푹신한 침대에 엎드려 눕지 않아야 한다.
- 배근육이 신장되는 느낌을 가진다면, 이 자세를 장시간 취해서는 안된다.

곧창자

곧창자도 분만 동안에 팽창된다. 여러분은 이 시기에 변비가 발생하지 않도록 하기 위해서, 많은 노력을 해야 한다. 특히 배변할 때 가로막으로 밀기하는 것을 피해야 한다. 이런 밀기 방법은 골반장기의 탈장을 초래할 수 있다.

외음절개술 혹은 찢어짐

여러분이 외음절개술을 받았거나 찢어졌다면, 다음 사항에 주의를 기울여야 한다:

- 상처가 감염되는 것을 방지한다. 배뇨할 때 오줌이 질 쪽으로 흐르는 것을 막기 위해, 궁둥뼈를 뒤쪽으로 당기면서, 골반을 앞쪽으로 기울인다.
- 배변할 때, 항문을 앞에서 뒤쪽으로 닦아야 한다(뒤에서 앞쪽으로 닦아서는 안된다). 그리고 변기에 질이 접촉되지 않도록 해야 한다.
- 대변을 본 후, 깨끗한 물(광천수)로 회음부위를 씻어야 한다.

- 골반바닥 운동을 시작하기 전까지 한동안 기다려야 한다. 외음절개술로 인한 반흔조직은 특별한 관리를 받아야 하고, 상처가 잘 아물 때까지 골반바닥 운동을 재개해서는 안된다.

폐경기와 폐경기 이후(For the menopausal and postmenopausal periods)

50대 여성은 폐경기에 접어들고, 이 시기는 호르몬의 변화로 인해 회음의 상태가 다시한번 변하게 된다. 이 시기때 근육의 근력과 탄성이 소실되고, 너무나 쉽게 과도한 신장을 당할 수 있다. 많은 여성들은 복부 부위와 외음 주위가 무거워지는 느낌을 호소한다. 이들 증상은 과도한 압박이 회음에 가해졌을 때 증가한다(p. 82 참고). 특히 피곤할 때, 장시간 서 있을 때, 혹은 장시간 신체 활동을 했을 때 뚜렷해진다.

요실금과 탈장(p. 97-101 참고)과 같이, 회음에 관련한 문제점들은 폐경기 때도 나타날 수 있다. 이런 문제점들은 출산으로 인한 병변의 결과이다. 그리고 이런 문제점들은 근조직이 강하고 탄력이 있을 때는 문제가 되지 않는다. 노화의 결과로 인한 회음 근육의 긴장성과 탄성의 소실은 문제를 야기시킨다. 출산으로 인해 여러분이 요실금으로 고생한 적이 있다면, 여러분은 폐경기 때도 비슷한 문제에 노출되기 쉽다.

이 기간 동안 여러분의 건강을 향상시킬 수 있는 몇 가지 과제를 수행할 수 있다:

- 약 55세 때, 인지능력과 근육의 긴장성을 향상시키기 위해, 이 책에서 제시한 운동을 연습함으로써 준비를 시작한다. 신체 특정 부위에 대한 학습 목적으로써 운동을 수행하고, 또 피로나 약증의 징후를 인지하는 목적으로 운동을 수행한다. 또한 근육의 근력과 탄성을 유지하는 목적으로 운동을 수행한다.
- 회음 탈장을 유발시킬 수 있는 모든 상황을 피하도록 노력한다. 특히, 배변할 때 가로막으로 밀기하는 것을 피해야 한다. 그리고 변비가 발생하지 않도록 주의해야 한다. 필요하다면 의학적 처치를 받는다.
- 폐경기나 폐경기 이후, 여러분은 운동하는 시간을 증가시켜야 한다. 특히 근력을 강화하는 운동에 집중해야 한다(p. 116-126 참고). 1주일에 2번 정도 20분 동안 운동한다. 그리고 여러분의 회음 상태에 따라 더 많은 운동을 할 수 있다.
- 끝으로, 운동을 여러분의 일상생활 속에 접목시킨다.

이 시기에서는, 수축한 이후에 이완하는 것을 배워야 하고, 수축하는 시간과 이완하는 시간은 비슷해야 한다. 그리고 운동을 하는 동안에 깊고 완전하게 호흡하는 방법을 배워야 한다. 좋은 산소섭취에 의해 조직의 질이 향상된다.

찾아보기

가

나

다

마

바

사

아

자

차

카

타

파

하

기타